臨床のための腎病理

標本作製から鑑別診断まで

[監修] 自治医科大学腎臓内科教授 湯村和子

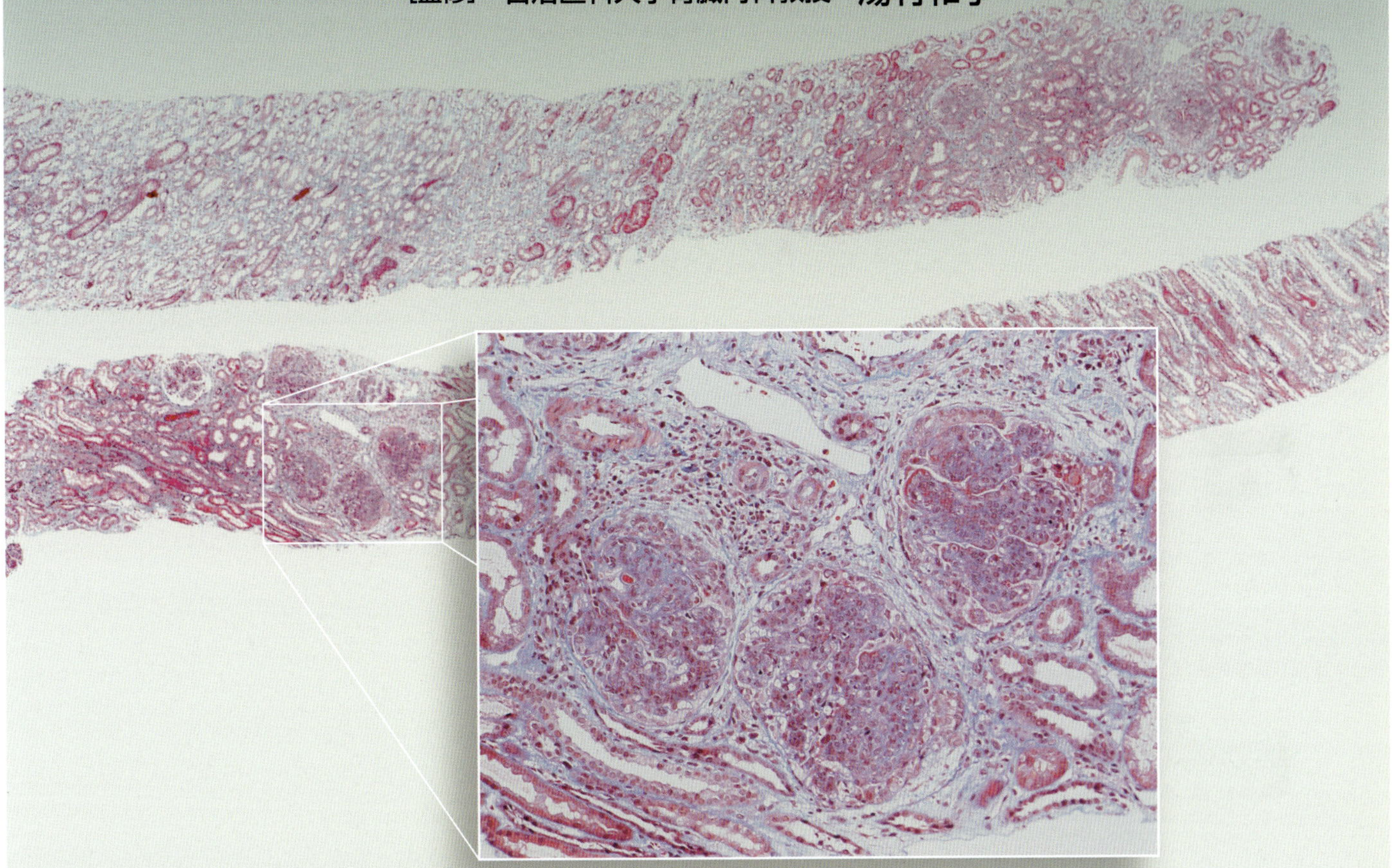

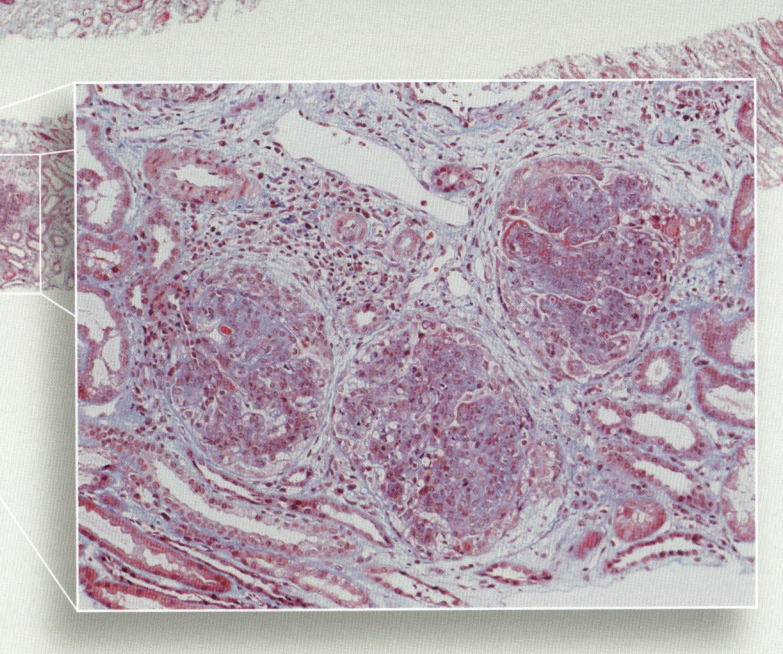

日本医事新報社

序　文

　毎年，腎生検は約1万件ほど実施されている。腎生検の病理所見はすぐさま臨床の現場にフィードバックされ，直ちに治療方針を決めなければいけないことがほとんどである。腎病理診断は，病理医が読んで病理組織所見報告となるが，病理検査室がある病院でも，病理医が腎臓病理を専門あるいは得意にしているとは限らない。臨床医は，種々のレベルの病理組織所見報告をもとに理解し，判断し，治療方針を決めなければならない。この病理報告書だけで，標本をみないで治療を決めることは少ないと思うが，臨床医は臨床医の視点をもって腎病理組織像を理解し判断することが，腎疾患診療にあたっては最も重要なことと考える。病理医と臨床医，標本作製に関わる技師，このような人々の相互の意見交換，理解がなされることで，真の医療に結びつくと考える。

　腎組織標本作製に関わる技師の方にも，良い標本をつくる努力をお願いしたい。良い標本であれば組織診断も容易なのに，悪い標本では情報を得ることが難しい。臨床医もどのようにしたら良い標本をつくってもらえるのか悩むこともあるであろう。本書では，技師の方々に，「腎生検組織標本の作製手順（第2章）」を提示し，このような手順で標本をつくったら良い標本ができるということがわかる仕組みになっている。臨床医は，本書を技師のところへ持って行って，こんな標本で組織を読みたいと説明すればいいのである（十分良い標本をつくっている技師の方がいらしたら，是非とも秘密にしないで，そのコツを教えていただきたい）。

　臨床医は本書で，腎生検所見を判断できるようになることが診療の深みを増すことに通じる。

　病理医もわずかな腎組織で判断することは容易でなく（時には，このようなつらい経験もするであろう），的確な臨床情報を得て，理解することが必要である。腎生検を実施するのが直接受け持ち医でない場合もあり，腎生検術者に明確にどのような腎組織を採取してほしいかを伝えることも必要である。

　私自身苦労しながら腎臓病理を学んできたが，今の高度な医療の中では多忙な臨床に追われ，学ぶことに時間をかける暇がないと感じている。要領よく腎臓病理を学ばないことには，経験が少ない腎臓病医はそのまま患者に対応することになり，適切な治療が提供できないのではと，心配である。そのような方々のためにも本書をご利用いただきたい。本書は，腎臓病理医の方々が詳細に病理所見を記載した書

籍とは異なり，技師・病理医・臨床医が一緒になってつくった，腎生検組織標本の作製手順（第2章）と腎生検で診断できる腎疾患（第3章）から成り立っている。

　1人しか腎専門医のいない施設でも多数いる施設でも，同じように腎組織所見が十分に判断できる日を私は夢みている。私1人の夢ではないと思う。『1人で見る夢は，夢で終わるが，みんなでみる夢は，現実となる』（オノヨーコ）。臨床医も病理医も技師も協力して腎生検組織標本から情報を得る努力をすべきである。

　腎生検組織標本の作製手順はかつて一緒に仕事をしていた東京女子医科大学・腎臓病総合医療センター・病理検査室の技師の方々に執筆を依頼した。多忙な日常業務の合間に，原稿を書いていただき心より感謝したい。

　東京腎臓研究所の山中宣昭先生には超多忙の中，若い方々のためにと無理をお願いして，顕微鏡の進歩についての解説執筆と，私共の病理学的記載にミスはないかをご教示いただいた。

　本書を企画したのは私が自治医科大学に移る前であった。ここに至るまで5年間かかった。その間，CKD（慢性腎臓病）がクローズアップされ，思いもかけず広く腎疾患が注目されるようになってきた。読者の求めている本はどんな本であるのか，出版局の阿部尚子氏にご指導いただき，何度もリフォームしながら，ここまでたどりついた。

最後に，長くお世話になった東京女子医科大学第4内科の皆様にも感謝申し上げる。

2010年1月

栃木にて　　湯村和子

推薦のことば

最近慢性腎臓病［CKD］と言う言葉を耳にすることが多くなった。腎疾患の患者が全国何時でも発生しているからである。したがって，蛋白尿や血尿等の尿異常に関して相談を受ける医師の数が多くなっている。それらの医師がCKDをはじめとする腎疾患に関する知識が十分でなく，患者の対応に際して困る場合が多いと推測される。臨床の現場では腎生検等を実施していない医師でも，腎生検の所見を理解して治療にあたらなければならないことが多くなっている。

私は本書はそのような腎臓の専門ではない医師が，腎疾患患者の診療にあたる時に大いに役に立つ本だと高く評価している。

監修にあたられた湯村和子教授は長年腎疾患患者の治療にあたられてきたベテランの医師であり，本書の監修者として最適の方であると考え，あえて推薦の文を書かせて頂いた。

自治医科大学 学長　高久史麿

腎病理に関する書物は数多いが，腎病理のみならず腎臓病の臨床に精通している湯村先生の編集になる「臨床のための腎病理」はひと味違う。腎臓の病理は腎臓専門医と患者にとって生命線と言える。今回，湯村先生の編集，執筆された「臨床のための腎病理」は学生，研修医のみならず腎臓専門医，また検査技師や一般医にもきわめて重宝なテキストである。

腎臓専門医が腎生検をし，検査技師により腎病理標本が作製され，病理医がその標本を読んで，また臨床現場に報告するという流れの中で，何がポイントなのかがわかりやすく書かれている。

湯村先生は膠原病や血管炎による腎障害の病理や臨床を得意分野としているが，これまでの臨床や病理の経験をふまえて執筆してあるので，腎疾患別にポイントが明確で，画像も鮮明であり，経過による変化も実にわかりやすい。

是非とも腎臓病の臨床に携わる者が座右に置きたい一冊である。

自治医科大学内科学講座腎臓内科学部門 教授　草野英二

目次

第1章

腎生検の適応となる腎疾患 *2*

第2章　腎生検組織標本作製手順と所見の基本的読み方

Ⅰ　光顕標本の作り方 *10*

Ⅱ　腎生検の光顕所見の読み方のポイント *26*

Ⅲ　腎生検に頻用される免疫組織化学（蛍光抗体法・酵素抗体法） *34*

Ⅳ　蛍光抗体法と酵素抗体法の使いわけと所見の読み方 *64*

Ⅴ　電顕情報を得るための試料作製法 *66*

Ⅵ　電顕レベルでの糸球体の構成要素と疾患との関連 *88*

第3章　腎生検で診断できる腎疾患

Ⅰ　光顕所見が診断の決め手になる腎疾患

　1.　微小変化型ネフローゼ症候群（MCNS）★★★ *96*

　2.　疾患としての巣状糸球体硬化症（FSGS）★★ *100*

　3.　急性糸球体腎炎（AGN）とハンプ★ *106*

　4.　急速進行性腎炎（RPGN）と半月体形成★★★ *112*

　5.　間質性腎炎★ *126*

II 光顕・蛍光抗体法さらに電顕にて診断する腎疾患

1. IgA 腎症★★★ 128
2. 膜性腎症★★★ 136
3. ループス腎炎──多彩な組織型★★★ 148

III 電顕所見が最終的な病理診断に有用な腎疾患

1. 基底膜菲薄病★ 164
2. アルポート症候群★ 166
3. ミトコンドリア脳筋症★ 170
4. ファブリー病★ 174
5. 糸球体沈着症 176
   - 5-1. 膠原線維糸球体沈着症★ 177
   - 5-2. Immunotactoid 腎症（ITG）と Fibrillary 腎症（FGN）★ 181
   - 5-3. アミロイド腎症★★ 187

IV 腎血栓および血管病変 192

1. 糖尿病性腎症 193
2. 腎移植生検病理像の話題の病変 196

第4章

機器の進歩と活用 204

文 献 211
索 引 215

執筆者一覧

監修

湯村和子　（自治医科大学腎臓内科教授）

編集

山中宣昭　（東京腎臓研究所所長，日本医科大学名誉教授）
湯村和子　（自治医科大学腎臓内科教授）
新田孝作　（東京女子医科大学第4内科教授）

執筆

山中宣昭　（東京腎臓研究所所長，日本医科大学名誉教授）
城　謙輔　（仙台社会保険病院病理部主任部長）
北村博司　（国立病院機構千葉東病院臨床研究センター専任室長）
堀田　茂　（東京女子医科大学腎臓病総合医療センター病理検査室）
湯村和子　（自治医科大学腎臓内科教授）
小池淳樹　（聖マリアンナ医科大学診断病理学准教授）
大野真由子　（東京女子医科大学腎臓病総合医療センター病理検査室）
中山英喜　（東京女子医科大学腎臓病総合医療センター病理検査室）

臨床のための腎病理

第1章 ▶ 腎生検の適応となる腎疾患

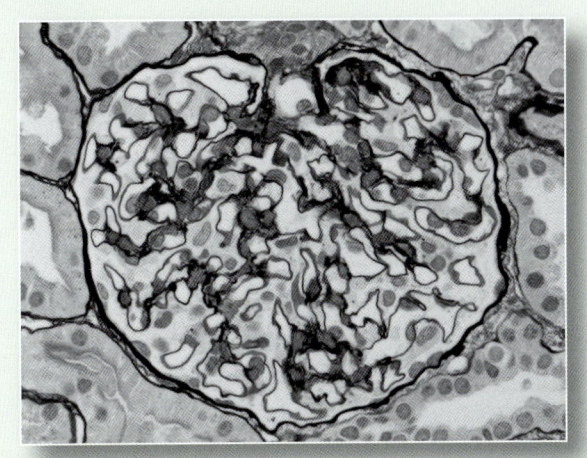

腎生検の適応となる腎疾患

　腎生検は，腎疾患の病理形態学的診断のみならず治療方針の決定や予後の推測，治療効果の判定などに用いられる。主に尿異常（尿蛋白や血尿）があれば，糸球体障害を疑い，糸球体腎炎の確定診断を行い，糸球体腎炎の適切な治療方針を決定するのに腎生検は不可欠で，腎臓病にとってきわめて重要な検査の1つである。

　時に尿異常のない腎疾患でも間質・尿細管・血管などの障害を疑い，腎生検を行うことがある。腎生検を行う以上，採取された腎組織から得られる情報を十分に読み取らなければいけない。採取される腎組織に，糸球体が10個以上採取できていること（採取組織が少ないと，その標本から得られる情報が少なくなる）も重要な条件である。

　尿所見に加え重要な検査は，腎・膀胱超音波検査である。最近では，エコーガイド下に腎生検を行うが，腎生検施行前に，腎機能障害がある場合，急激に腎機能が悪化したのか，慢性に腎機能が悪くなったのかを知ることもでき，重要である。

　同時に，よくみられる泌尿器科的疾患（水腎症，片腎，多発性嚢胞腎など）の診断も行っておかなくてはいけない。そのためには，腎生検の適応となる腎疾患の熟知，腎生検を行う前の臨床診断も重要である。さらに，腎組織を評価に耐える標本に作製することも欠かすことはできない（第2章で記載）。病理学的確定診断がつくことで，腎生検の意義が見出され，より質の高い治療を行えることにつながる。十分に検討された結果が集約されることで，腎炎の治療が確立され，腎不全への移行を阻止することが可能となる。

　全国で年間約1万件施行される腎生検の病理診断が十分に治療に活かされるためにも，腎生検を施行する臨床医と病理医との密接かつ良好な関係が確立されていくことが望まれる。このことは医療の基本姿勢である。

1 腎生検の適応と腎疾患

　腎生検は，進行が予測される，病態が改善しない腎炎にとって，不可欠な検査である。腎生検の目的は，「患者さんの治療に還元できる」ことが，第一である。再度の腎生検は，治療の見直し（治療効果の判定）のみならず，腎炎の予後判定にも重要であるが，治療を行った上での腎生検の組織診断は難しいことが多い。病理医の腎生検組織所見の記載をどのように判断するかは，臨床医の"腎病理の理解度"によって決まる。腎疾患患者を受け持つ医師は，腎生検の必要性と患者ならびに家族にインフォームド・コンセントをとる時点で，その責任において"最低限の腎病理を判断する力"を磨き，治療に関わる病理所見を病理医とともに議論しなくてはいけない。

　表1に示す5つの臨床分類のうち，腎生検を行う頻度が高い疾患は慢性糸球体腎炎とネフローゼ症候群である。表2にネフローゼ症候群をきたしやすい基礎疾患を示す。

　もちろん，急速進行性腎炎も重要な腎生検適応疾患であるが，高齢で実施できないこともある。急性糸球体腎炎は，回復する腎炎である。遷延する場合に腎生検を行う。良性血尿の場合は，後ろ向き検討では，血尿のみ持続していても腎機能低下は少ないとの報告がある。しかし，長期間の血尿持続があり，患者が希望し，医師も腎生検施行が患者の不利益にならないと判断した場合や，腎機能低下が危惧される場合には腎生検を行うべきである。まず，血尿のみの場合は泌尿器科的な疾患を否定しなければならない。IgA腎症の初期は血尿のみであることも多く，経過を追って腎生検施行の時期を判断することが重要である。沈渣による赤血球の変形の有無も重要な所見である。

表1 ● 糸球体腎炎のWHO臨床分類と特徴

慢性糸球体腎炎 （症候群）	持続性尿異常のみで症状がない．検尿で発見 [腎生検ではIgA腎症が最も多い．膜性腎症もありうる]
急性糸球体腎炎 （症候群）	感染を契機に起こり（先行感染），臨床的に高血圧，蛋白尿・血尿，浮腫・乏尿傾向が重要である 非溶連菌感染でも起こりうる [腎生検では主に管内増殖性腎炎である]
急速進行性糸球体腎炎 （症候群）	臨床診断が重要で，数週間～数カ月で急激な腎機能低下を認める ANCA関連腎炎が代表的，特発性もあるが少数 [腎生検では半月体形成性腎炎の組織像を示す]
無症候性（良性）血尿 （症候群）	臨床的には血尿のみ　比較的腎予後良好 [IgA腎症ではない増殖性腎炎や，光顕的には微小変化で電顕で基底膜菲薄病と判定される例が含まれる]
ネフローゼ症候群	診断基準：尿蛋白1日3.5g以上，血清総蛋白6g/dL以下または血清アルブミン3.0g/dL以下 [様々な組織像が認められる]

表2 ● ネフローゼ症候群をきたす基礎疾患

1. 一次性ネフローゼ症候群（原発性腎疾患に起因するもの）：組織診断名
   微小変化群，膜性腎症，巣状糸球体硬化症，膜性増殖性腎炎など

2. 二次性ネフローゼ症候群（続発性腎疾患に関するもの）
   ① 代謝性疾患：糖尿病，全身性アミロイドーシス（種々の原疾患による）など
   ② 全身性疾患：全身性エリテマトーデス（SLE）：ループス腎炎，顕微鏡的多発動脈炎（MPA），紫斑病性腎炎，Goodpasture症候群（少ない），Wegener肉芽腫症（少ない）
   ③ 腫瘍：ホジキン病，リンパ性白血病，多発性骨髄腫（この場合，アミロイドーシスによる），癌（気管支癌，大腸癌，乳癌など）
   ④ 循環障害：腎動静脈血栓症，収縮性心膜炎，うっ血性心不全など
   ⑤ 過敏反応：花粉，蛇毒，昆虫咬，治療用血清，水銀，金製剤など
   ⑥ 感染症：マラリア，梅毒，B型肝炎，感染性心内膜炎，チフス，結核，帯状疱疹，サイトメガロウイルス感染症など
   ⑦ 先天性腎疾患：先天性ネフローゼ症候群，遺伝性腎炎
   ⑧ その他：移植腎，妊娠中毒症，肝硬変など

①～③は，常に念頭に置かなくてはいけない頻度が高い基礎疾患である

表3 ● CKDのステージ分類

ステージ	定義 (mL/分/1.73m²)	対策・方針
CKD ハイリスク群	腎障害(−) 90≦GFR 糖尿病，高血圧など CKDの家族歴がある	①アルブミン尿定量と定期検査による早期発見 ②生活習慣の改善 ③リスク因子の軽減（原疾患の治療も含む）
CKD ステージ1	腎障害(＋) 90≦GFR (腎機能正常)	①専門医と協力して治療（一般医＞専門医） 腎障害の原因の精査と治療方針の決定（一部は専門的な治療：副腎皮質ステロイド，免疫抑制薬等）ためにも腎生検が必要
CKD ステージ2	腎障害(＋) 60≦GFR＜90 (腎機能軽度低下)	②連携パスによる患者管理 精査・初期治療後のかかりつけ医への逆紹介／CKD診療ガイドラインに基づく治療の継続／CKDの進行を促進する因子の除去（特に，尿蛋白の持続は腎機能の低下につながるため） ③積極的治療 腎障害を治癒させるための総合的治療の実施 ⇒ 腎生検が必要な場合が多い
CKD ステージ3	30≦GFR≦60 (腎機能中等度低下)	①専門医と協調した治療（専門医＞一般医） 腎機能低下の原因の精査と治療方針の決定，原因の治療 ②連携パスによる患者管理 精査・治療後のかかりつけ医への逆紹介とパスに基づいた治療（CKDの進行を促進する因子の除去） ③腎機能低下の進行を遅延させるための総合的治療時に腎生検が必要な場合がある
CKD ステージ4	15≦GFR≦30 (腎機能高度低下)	①原則として専門医による治療 ②腎不全合併症の検査と治療（CVDの発症予防を含む） ③腎不全と腎代替療法の教育 このステージより低下した腎機能では，原則として腎生検を行わない （ただし急速進行性糸球体腎炎や急性腎不全が疑われる場合は別）
CKD ステージ5	GFR＜15 (末期腎不全)	①専門医による治療（腎不全合併症の治療，CVDの発症予防） ②透析導入の準備・透析療法の開始 ③総合的腎不全治療，腎移植の推進

「CKD診療ガイド」より一部改変

2 慢性腎臓病（CKD）と腎生検時期の関係

CKDの定義は，以下の①または②のいずれかまたは両方が3カ月以上存在する場合である。
①尿異常，画像診断，血液検査・病理組織検査で腎障害の存在が明らかな場合
②GFRが60mL/分/1.73m²以下

健診における尿検査（蛋白尿検査−試験紙法）の実施は腎疾患，主に糸球体疾患の早期発見となる。糸球体障害では一般的には，蛋白尿and/or血尿を認める。尿異常のない腎疾患でも間質性腎炎などの尿細管・間質の障害が考えられる場合は積極的に腎生検を行う。

表3のCKDの腎機能別にみたステージ分類とその対策の中にも記載されているが，腎生検はCKDステージ1〜2で最も適応になる。ステージ3の場合は，急速に腎機能が低下した場合に適応となることが多い。つまり，治療により腎機能の低下を阻止し，回復することが期待できる場合に腎生検を行うべきである。

腎臓医と一般医の"病診連携"に記載されているように，尿蛋白が1日0.5g以上認める場合や尿蛋白＋血尿の場合は，できるだけ早くに腎生検を行うことが望ましい。しかし，血尿だけでも注意が必要である。最近は血尿が初発で，CKDの状態で発見されるANCA関連腎炎（放置すると急速進行性腎炎に進展）もある。ループス腎炎でも膜型ループス腎炎の場合は，CKDの尿異常として発見される頻度

表4 ● 腎生検による組織診断のための臨床情報（できるだけ腎生検時に近い情報が必要）

① 年齢，性，身長・体重
② 尿異常：蛋白尿：[随時尿での尿蛋白の程度のみならず1日蓄尿による尿蛋白量（g/Crでもよい）]
　　　　　血尿：尿潜血だけでなく尿沈渣での赤血球数も必要
　　　　　　　　赤血球を認める場合は赤血球変形の有無を確認
③ 腎機能　eGFR：(mL/分/1.73m^2) ＝ 194×年齢$^{-0.287}$×血清クレアチニン$^{-1.094}$
　　　　　　　　　　　　　　　　　（女性は×0.739）
④ 血清クレアチニン，BUN，尿酸，総蛋白，アルブミン
⑤ 血圧

備考には2次性腎疾患のための診療情報（たとえば，関節リウマチなど），検査値（たとえば，血清補体値など）も記入する
③ eGFRは**表5**参照

も高い。

3　腎生検時に最低限必要な臨床情報（表4）

　少なくとも，腎超音波検査で，両側の腎臓に形態学的な左右差なく，異常を認めないことが原則である。腎機能が軽度低下していれば，腎臓内部エコーの異常や皮質の菲薄化が認められることがある。もちろん，臨床診断名の記載は必須である。表4に記載した臨床情報は生検時点での記載が重要である。
　その他，①発症から腎生検に至るまでの大体の期間，②さらに治療に関しては，主に副腎皮質ステロイドなどの投与開始の場合にはその投与期間の記載があれば，病理所見への治療の修飾を判断できる。
　腎生検採取組織における腎病理所見上の活動性や進行性を病理診断することは，最も大切な事項（☞第2章Ⅱ7）であるが，その上で様々な合併症，特に年齢，原疾患の治療の反応性を考慮し，副作用が出にくい治療を選択すべきである。

〈湯村和子〉

表5A ● 男性推算GFR値早見表

男性 血清クレアチニン値(mg/dL)	年齢 20	25	30	35	40	45	50	55	60	65	70	75	80	85
0.60	143.6	134.7	127.8	122.3	117.7	113.8	110.4	107.4	104.8	102.4	100.2	98.3	96.5	94.8
0.70	121.3	113.8	108.0	103.3	99.4	96.1	93.3	90.7	88.5	86.5	84.7	83.0	81.5	80.1
0.80	104.8	98.3	93.3	89.3	85.9	83.1	80.6	78.4	76.5	74.7	73.2	71.7	70.4	69.2
0.90	92.1	86.4	82.0	78.5	75.5	73.0	70.8	68.9	67.2	65.7	64.3	63.1	61.9	60.8
1.00	82.1	77.0	73.1	69.9	67.3	65.1	63.1	61.4	59.9	58.5	57.3	56.2	55.2	54.2
1.10	74.0	69.4	65.9	63.0	60.6	58.6	56.9	55.3	54.0	52.7	51.6	50.6	49.7	48.8
1.20	67.3	63.1	59.9	57.3	55.1	53.3	51.7	50.3	49.1	48.0	46.9	46.0	45.2	44.4
1.30	61.6	57.8	54.9	52.5	50.5	48.8	47.4	46.1	45.0	43.9	43.0	42.2	41.4	40.7
1.40	56.8	53.3	50.6	48.4	46.6	45.0	43.7	42.5	41.5	40.5	39.7	38.9	38.2	37.5
1.50	52.7	49.4	46.9	44.9	43.2	41.8	40.5	39.4	38.4	37.6	36.8	36.1	35.4	34.8
1.60	49.1	46.1	43.7	41.8	40.2	38.9	37.7	36.7	35.8	35.0	34.3	33.6	33.0	32.4
1.70	46.0	43.1	40.9	39.1	37.7	36.4	35.3	34.4	33.5	32.8	32.1	31.4	30.9	30.3
1.80	43.2	40.5	38.4	36.8	35.4	34.2	33.2	32.3	31.5	30.8	30.1	29.5	29.0	28.5
1.90	40.7	38.2	36.2	34.6	33.3	32.2	31.3	30.4	29.7	29.0	28.4	27.8	27.3	26.9
2.00	38.5	36.1	34.2	32.8	31.5	30.5	29.6	28.8	28.1	27.4	26.8	26.3	25.8	25.4
2.10	36.5	34.2	32.5	31.1	29.9	28.9	28.0	27.3	26.6	26.0	25.5	25.0	24.5	24.1
2.20	34.7	32.5	30.9	29.5	28.4	27.5	26.6	25.9	25.3	24.7	24.2	23.7	23.3	22.9
2.30	33.0	31.0	29.4	28.1	27.1	26.2	25.4	24.7	24.1	23.5	23.0	22.6	22.2	21.8
2.40	31.5	29.6	28.0	26.8	25.8	25.0	24.2	23.6	23.0	22.5	22.0	21.6	21.2	20.8
2.50	30.1	28.3	26.8	25.7	24.7	23.9	23.2	22.5	22.0	21.5	21.0	20.6	20.2	19.9
2.60	28.9	27.1	25.7	24.6	23.7	22.9	22.2	21.6	21.1	20.6	20.2	19.8	19.4	19.1
2.70	27.7	26.0	24.7	23.6	22.7	21.9	21.3	20.7	20.2	19.8	19.3	19.0	18.6	18.3
2.80	26.6	25.0	23.7	22.7	21.8	21.1	20.5	19.9	19.4	19.0	18.6	18.2	17.9	17.6
2.90	25.6	24.0	22.8	21.8	21.0	20.3	19.7	19.2	18.7	18.3	17.9	17.5	17.2	16.9
3.00	24.7	23.2	22.0	21.0	20.2	19.6	19.0	18.5	18.0	17.6	17.2	16.9	16.6	16.3
3.10	23.8	22.3	21.2	20.3	19.5	18.9	18.3	17.8	17.4	17.0	16.6	16.3	16.0	15.7
3.20	23.0	21.6	20.5	19.6	18.9	18.2	17.7	17.2	16.8	16.4	16.1	15.7	15.5	15.2
3.30	22.2	20.9	19.8	18.9	18.2	17.6	17.1	16.6	16.2	15.9	15.5	15.2	14.9	14.7
3.40	21.5	20.2	19.2	18.3	17.6	17.1	16.5	16.1	15.7	15.3	15.0	14.7	14.5	14.2
3.50	20.9	19.6	18.6	17.8	17.1	16.5	16.0	15.6	15.2	14.9	14.6	14.3	14.0	13.8
3.60	20.2	19.0	18.0	17.2	16.6	16.0	15.5	15.1	14.8	14.4	14.1	13.8	13.6	13.3
3.70	19.6	18.4	17.5	16.7	16.1	15.5	15.1	14.7	14.3	14.0	13.7	13.4	13.2	13.0
3.80	19.1	17.9	17.0	16.2	15.6	15.1	14.7	14.3	13.9	13.6	13.3	13.0	12.8	12.6
3.90	18.5	17.4	16.5	15.8	15.2	14.7	14.2	13.9	13.5	13.2	12.9	12.7	12.4	12.2
4.00	18.0	16.9	16.0	15.3	14.8	14.3	13.9	13.5	13.1	12.8	12.6	12.3	12.1	11.9

腎臓専門医に紹介し，連携して治療する

☐ CKDハイリスク群・CKDステージ1・CKDステージ2
☐ CKDステージ3 腎機能低下に対する病態評価と経過観察を要する
☐ CKDステージ3 腎臓専門医への紹介が望ましい
☐ CKDステージ4 腎臓専門医での治療が必要となる場合が多い
☐ CKDステージ5 腎臓専門医での治療が必要

日本人男性のGFR推算式（Crの3項目の式）

$$eGFR(mL/分/1.73m^2) = 194 \times Cr^{-1.094} \times 年齢^{-0.287}$$

Crには，酵素法で測定された血清クレアチニン値を用いる

表5B ● 女性推算GFR値早見表

女性 血清クレアチニン値 (mg/dL)	年齢 20	25	30	35	40	45	50	55	60	65	70	75	80	85
0.60	106.1	99.5	94.5	90.4	87.0	84.1	81.6	79.4	77.4	75.7	74.1	72.6	71.3	70.0
0.70	89.6	84.1	79.8	76.3	73.5	71.0	68.9	67.1	65.4	63.9	62.6	61.3	60.2	59.2
0.80	77.5	72.7	68.9	66.0	63.5	61.4	59.5	57.9	56.5	55.2	54.1	53.0	52.0	51.1
0.90	68.1	63.9	60.6	58.0	55.8	54.0	52.3	50.9	49.7	48.6	47.5	46.6	45.7	45.0
1.00	60.7	56.9	54.0	51.7	49.7	48.1	46.6	45.4	44.3	43.3	42.4	41.5	40.8	40.1
1.10	54.7	51.3	48.7	46.6	44.8	43.3	42.0	40.9	39.9	39.0	38.2	37.4	36.7	36.1
1.20	49.7	46.6	44.2	42.3	40.7	39.4	38.2	37.2	36.3	35.4	34.7	34.0	33.4	32.8
1.30	45.5	42.7	40.5	38.8	37.3	36.1	35.0	34.1	33.2	32.5	31.8	31.2	30.6	30.1
1.40	42.0	39.4	37.4	35.8	34.4	33.3	32.3	31.4	30.6	29.9	29.3	28.7	28.2	27.7
1.50	38.9	36.5	34.7	33.2	31.9	30.9	29.9	29.1	28.4	27.8	27.2	26.6	26.2	25.7
1.60	36.3	34.0	32.3	30.9	29.7	28.8	27.9	27.1	26.5	25.9	25.3	24.8	24.4	24.0
1.70	34.0	31.9	30.2	28.9	27.8	26.9	26.1	25.4	24.8	24.2	23.7	23.2	22.8	22.4
1.80	31.9	29.9	28.4	27.2	26.1	25.3	24.5	23.9	23.3	22.7	22.3	21.8	21.4	21.1
1.90	30.1	28.2	26.8	25.6	24.6	23.8	23.1	22.5	21.9	21.4	21.0	20.6	20.2	19.8
2.00	28.4	26.7	25.3	24.2	23.3	22.5	21.9	21.3	20.7	20.3	19.8	19.5	19.1	18.8
2.10	26.9	25.3	24.0	23.0	22.1	21.4	20.7	20.2	19.7	19.2	18.8	18.4	18.1	17.8
2.20	25.6	24.0	22.8	21.8	21.0	20.3	19.7	19.2	18.7	18.3	17.9	17.5	17.2	16.9
2.30	24.4	22.9	21.7	20.8	20.0	19.3	18.8	18.2	17.8	17.4	17.0	16.7	16.4	16.1
2.40	23.3	21.8	20.7	19.8	19.1	18.5	17.9	17.4	17.0	16.6	16.3	15.9	15.6	15.4
2.50	22.3	20.9	19.8	19.0	18.3	17.6	17.1	16.7	16.2	15.9	15.5	15.2	15.0	14.7
2.60	21.3	20.0	19.0	18.2	17.5	16.9	16.4	16.0	15.6	15.2	14.9	14.6	14.3	14.1
2.70	20.5	19.2	18.2	17.4	16.8	16.2	15.7	15.3	14.9	14.6	14.3	14.0	13.8	13.5
2.80	19.7	18.5	17.5	16.8	16.1	15.6	15.1	14.7	14.4	14.0	13.7	13.5	13.2	13.0
2.90	18.9	17.8	16.9	16.1	15.5	15.0	14.6	14.2	13.8	13.5	13.2	13.0	12.7	12.5
3.00	18.2	17.1	16.2	15.5	15.0	14.5	14.0	13.6	13.3	13.0	12.7	12.5	12.3	12.0
3.10	17.6	16.5	15.7	15.0	14.4	13.9	13.5	13.2	12.8	12.5	12.3	12.0	11.8	11.6
3.20	17.0	15.9	15.1	14.5	13.9	13.5	13.1	12.7	12.4	12.1	11.9	11.6	11.4	11.2
3.30	16.4	15.4	14.6	14.0	13.5	13.0	12.6	12.3	12.0	11.7	11.5	11.2	11.0	10.9
3.40	15.9	14.9	14.2	13.5	13.0	12.6	12.2	11.9	11.6	11.3	11.1	10.9	10.7	10.5
3.50	15.4	14.5	13.7	13.1	12.6	12.2	11.8	11.5	11.2	11.0	10.8	10.5	10.4	10.2
3.60	14.9	14.0	13.3	12.7	12.2	11.8	11.5	11.2	10.9	10.7	10.4	10.2	10.0	9.9
3.70	14.5	13.6	12.9	12.4	11.9	11.5	11.1	10.8	10.6	10.3	10.1	9.9	9.7	9.6
3.80	14.1	13.2	12.5	12.0	11.5	11.2	10.8	10.5	10.3	10.0	9.8	9.6	9.5	9.3
3.90	13.7	12.8	12.2	11.7	11.2	10.8	10.5	10.2	10.0	9.8	9.6	9.4	9.2	9.0
4.00	13.3	12.5	11.9	11.3	10.9	10.6	10.2	10.0	9.7	9.5	9.3	9.1	8.9	8.8

腎臓専門医に紹介し，連携して治療する

（日本腎臓学会 編：CKD診療ガイド2009）

☐ CKDハイリスク群・CKDステージ1・CKDステージ2
☐ CKDステージ3 腎機能低下に対する病態評価と経過観察を要する
☐ CKDステージ3 腎臓専門医への紹介が望ましい
☐ CKDステージ4 腎臓専門医での治療が必要となる場合が多い
☐ CKDステージ5 腎臓専門医での治療が必要

日本人女性のGFR推算式（Crの3項目の式）

$$eGFR(mL/分/1.73m^2) = 194 \times Cr^{-1.094} \times 年齢^{-0.287} \times 0.739$$

Crには，酵素法で測定された血清クレアチニン値を用いる

臨床のための腎病理

第2章 ▶ 腎生検組織標本作製手順と所見の基本的読み方

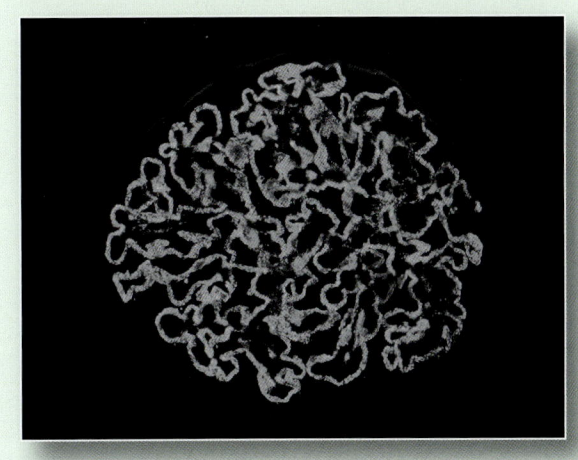

I 光顕標本の作り方

1 光顕標本作製の流れ

1）腎生検組織の分配と固定

必要な機器など
- LM用固定液：10％〜20％リン酸緩衝ホルマリン液
- EM用固定液：2.5％グルタルアルデヒド—カコジル酸緩衝液（25％グルタルアルデヒド：カコジル酸緩衝液＝1：9）
- 凍結組織包埋用：OCTコンパウンド，クリオディシュ，など（☞第2章Ⅲ 3 蛍光抗体法の流れ）

採取された腎生検組織は処理をする過程で，乾燥させないことが大切である[*1]。生検組織が，2本〜3本または1本でも十分採取されていれば，組織の両端から1mmほどをEM（電子顕微鏡：電顕）用に，次に両端から1.5mmほどをIF（蛍光抗体法）用に切り分け，残りはLM（光学顕微鏡：光顕）用にする。包埋するときに組織が曲がらないように，固定液に入れるときにも注意する。

[*1] 電顕標本のためには採取した腎組織を生理食塩水を浸したガーゼに置くことは絶対禁忌である。先に電顕標本を切りわける。残りの採取切片を直ちに切りわけられない場合は，生理食塩水でぬらしたガーゼに採取組織を置くが，しみた程度にする。

◎**注意するポイント**
① 腎生検組織の採取が不十分なときは，臨床的に疑う腎疾患の診断に必要な検査ができるように，LMと，EMまたはIFに切りわける。
② 腎生検組織が，切りわけられないほど小さいときは，LMだけにする。LMからの情報が腎組織診断には重要であり，EMやIFが必要ならば，酵素抗体法や，もどし電顕で対応できる。
③ 一度，固定液やコンパウンドなどにピンセットが触れた場合，必ずピンセットの先をきれいな生食ガーゼなどで拭き取ることが重要である。特に固定液が付いたままIF用検体をつまんで凍結包埋すると，蛍光染色で本当は陽性なのに陰性になってしまうので注意を要する。

◎**腎生検作製に適した固定液**

採取された腎生検組織をよりよい染色にするには，まず腎生検標本を作製するために適した固定液を準備することが最も重要である。固定液を2種類用意するのは現実的ではない。腎生検においては，10〜20％緩衝ホルマリン液[*2]を推奨する。

[*2] 当施設では10％を用いているが，20％緩衝ホルマリン液を用いる施設もある。施設により異なる。

◎**腎生検組織検索に不向きな固定液**
① Duboscq Brazil，Buin，Calnoi液：
〔マッソン染色などには優れているが，ともに酢酸が含まれているので赤血球が溶血する。免疫グロブリンの抗原性保持の観点からも適していない〕
③ 10〜20％ホルマリン水溶液：緩衝液で稀釈
〔図1で示すように，非緩衝ホルマリン固定では尿細管上皮の扁平化，軽度の破壊および内腔の拡張が目立ち，染色性も低下し，免疫的検索にも不向きである〕

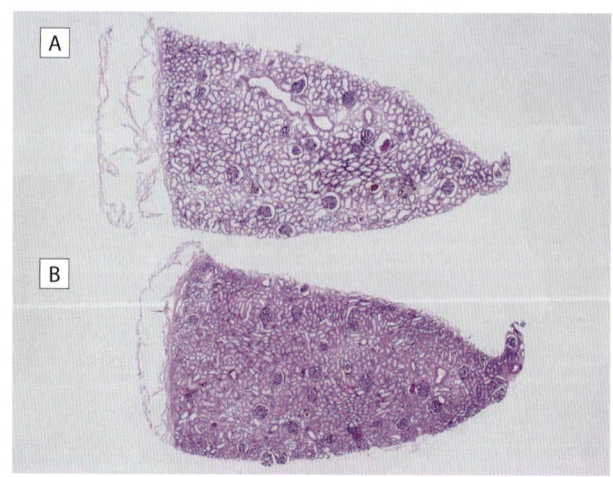

図1● 10％ホルマリン液固定標本（PAS染色）

A：非緩衝，B：緩衝

◎固定時間

固定時間は浸透固定で一昼夜または振盪器で常に固定液が動いている状態（図2）で最低3時間以上必要である。固定は必ず室温で行う。温度の低い状態で固定すると固定不十分となり，PAM染色を行ったときに銀が全体にのってしまい，全体的に黒くみにくい標本になる。

2）包埋

必要な機器など

汚れていないパラフィン，ピンセット，ブロック（カセット，木製など），自動浸透機

前日，自動浸透機にセットした検体を間違えないように，できるだけ平らになるように包埋する。

3）薄切

必要な機器など

スライドガラス各種，薄切りナイフ，シャーレ，蒸留水など

生検組織を無駄に切り込まないように，面が出たところから薄切をする。Aから切り始め，Bで切り終わるように薄切する（図3）。

残りの組織は，再検索できるように保存する。

◎腎生検用薄切（連続切片）

HE，PAS，マッソン，HE，PAS，エラスチカマッソン用の順に2μm×30枚，PAM用1μm×5枚，免疫組織用3μm×10枚を連続切片にする。

必要に応じ特殊染色用切片を必要枚数追加する。

図4〜6に使用しているスライドガラスパッケージを示す。

使用ナイフは図7に示す。

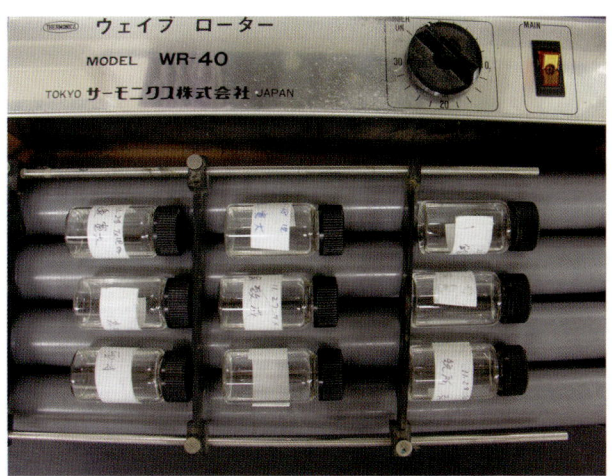

図2● 振盪固定している状態

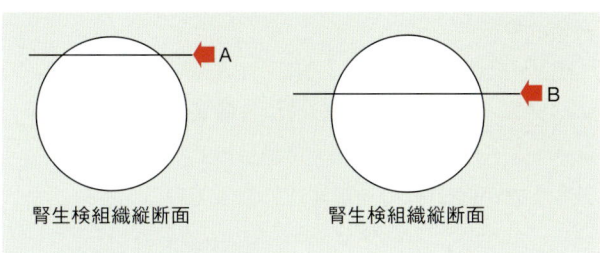

図3● 無駄のない薄切の仕方
Aで切り始め，Bで終わるようにする

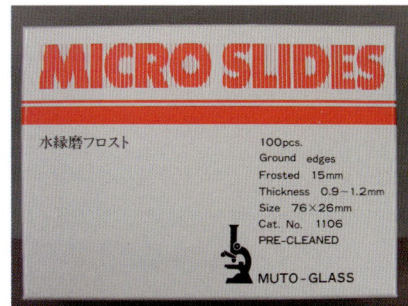

図4● HE，PAS，マッソン染色用スライドガラス（武藤No.1106）

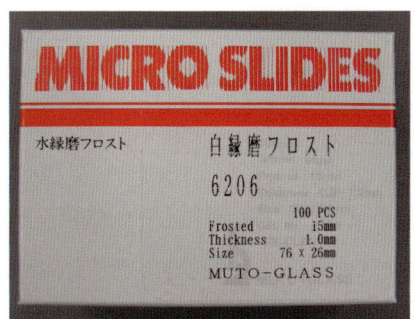

図5● PAM用スライドガラスは特別によく洗浄されたものを使用する（武藤No.6202）

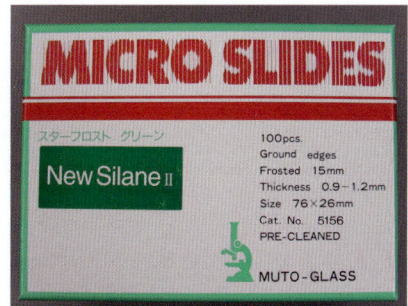

図6● 免疫染色用スライドガラス（武藤No.5156）

◎好ましい薄切のポイント

[適切な切片の厚さ]

一般の摘出標本は3〜4μm程で薄切することが多いが，腎生検を診断する上では厚すぎる。腎生検標本は，細部まで観察できるようにできるだけ薄く薄切することが望ましい（ただし，コンゴー赤染色はむしろ厚めにするべきで5〜6μmがよい）。

この時，氷などでパラフィンブロックを決して冷やさないようにする。一見薄く薄切できているようにみえるが，実際は薄く切れていないことが多い。

[連続切片の必要枚数]

30〜35枚程度（1枚のスライドガラスに4〜5枚のせる）作製するとよい。

[連続切片の重要性]

糸球体の球体の半分程度の範囲まで観察することができ，切片の最初には含まれていなかった病変や新たな糸球体が深部に行くにしたがってみつかることがあり，多くの情報が得られ，診断する上で有用である。このためにはスライドガラス上に切片を切った順に並べていく努力が必要である。

直径20〜25cm位の大きめのシャーレに蒸留水またはイオン交換水を満たし，薄切した切片を連続で順番に35枚浮かせる（図8）。これらの切片をLM染色用スライドガラス（図4, 5）に薄切した順番に5切片ずつのせ，7枚のプレパラートを作製する。

LM用薄切が終わったら，次に酵素抗体法用切片を3μmで10枚切り，酵素処理など免疫染色中に剥げないようにシリコンコーティングされたスライドガラス（図6）に1枚ずつのせる。

標本をスライドガラスにのせ，染色仕上がりの様子を示す。

HE―PAS―マッソン―HE―PAS―エラスチカマッソン―PAMの順番で7枚，1番目のHEの名前シールに一番近い切片から7番目のPAMの最後の切片までが計35枚の連続切片になっている（図9）。

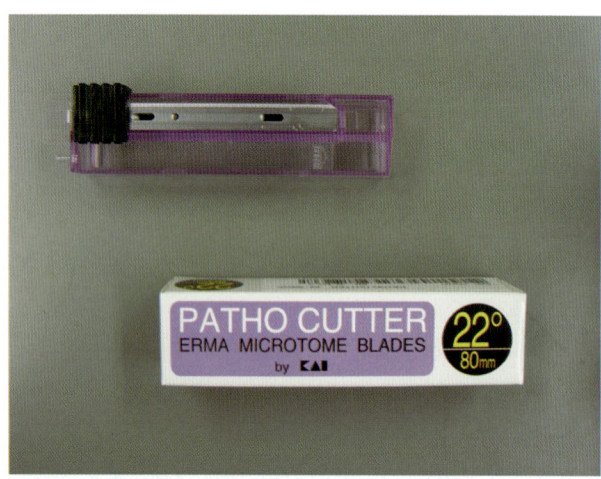

図7●ナイフはエルマ（貝印社製）22 Typeを使用

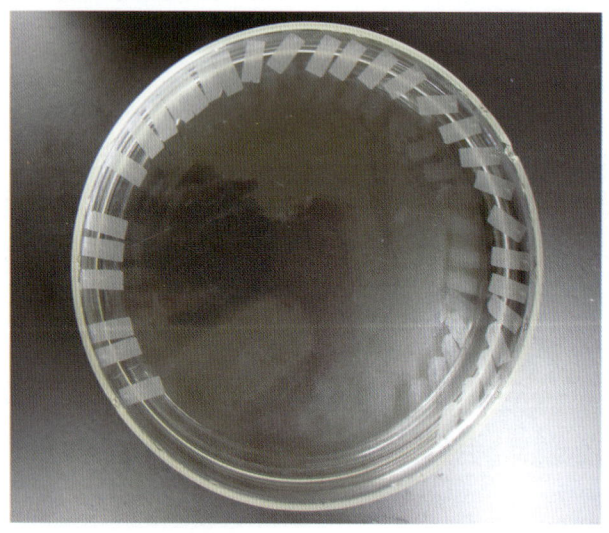

図8●連続切片を水を張ったシャーレに浮かせた様子

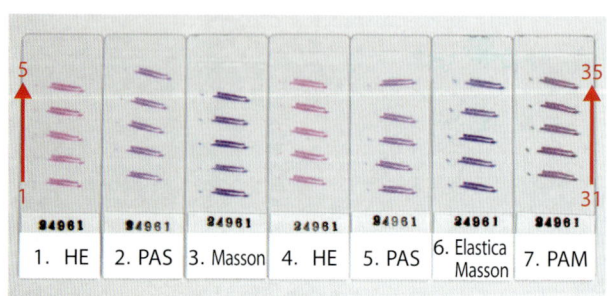

図9●染色仕上がりスライドガラスの様子

2 各種染色の手順

1) ヘマトキシリン・エオジン（Hematoxylin-Eosin；HE）染色

腎生検においても，HE染色は全体像を把握し病変の大体の見当をつけるのに適した，最も基本的な染色である。染色原理は，ヘマトキシリンの酸化によりヘマチンを生成し金属イオンを介して，核酸の負の荷電と結合して核を染める。石灰化部，粘液等も負の荷電を持っているので染色される。エオジンは酸性色素で負に荷電している。酢酸を加えてより酸性にし，陽荷電を多くして，より染色しやすくする。

染色される組織

（細胞）核・軟骨組織・石灰化部 ➡ 青紫色〜暗紫色（ヘマトキシリン）

細胞質・細胞外成分（膠原線維）➡ 淡紅色〜濃桃色（エオジン）

赤血球・好酸顆粒 ➡ 鮮紅色

POINT（図11）

⑧脱水・透徹・封入

　脱水・透徹・封入は，各染色とも共通する最終過程である。純アルコールで脱水後，キシロール3槽を各5分で透徹し，封入する（腎生検標本は切片が薄く退色が早いため，十分な脱水・脱アルコール・透徹が必要である）。

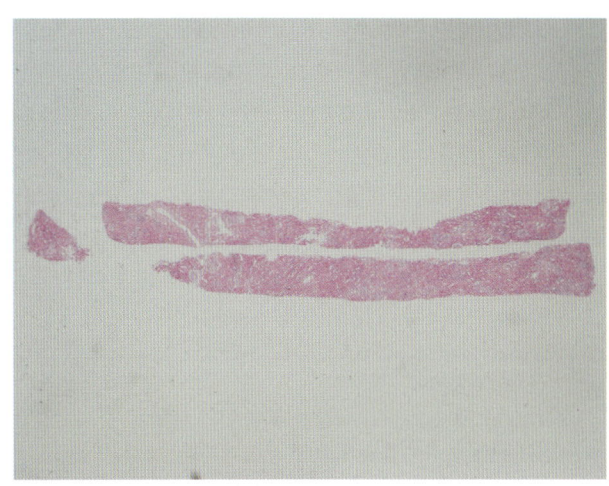

図10 ● HE染色した腎生検標本

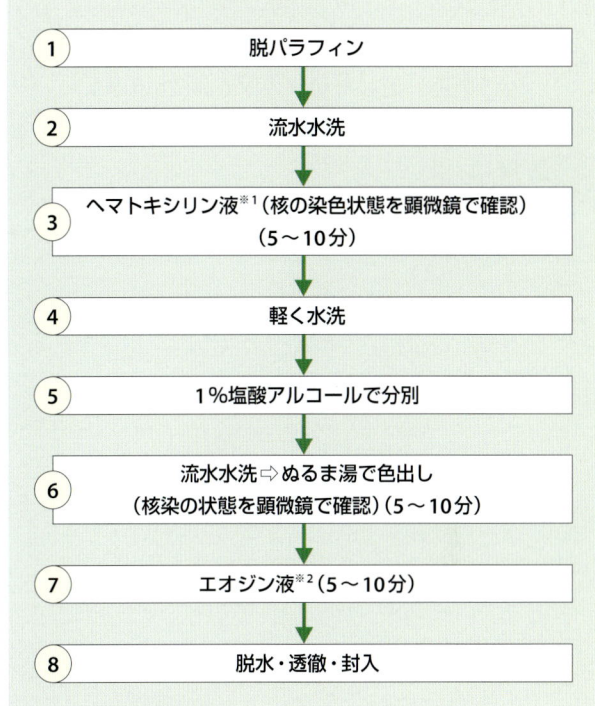

図11 ● HE染色の流れ

（※は後述「主な試薬の作製方法」を参照。以下同様）

2) Periodic Acid Schiff (PAS) 染色

組織内のグリコーゲンや粘液多糖類を染め出す染色。腎組織では，基底膜およびメサンギウム基質は，成分に糖蛋白を含んでいるためPAS陽性を呈する。細菌，真菌などもPAS陽性を示す。染色原理は，過ヨウ素酸により糖質を酸化させアルデヒド基を生じさせて，Schiff（シッフ）試薬により赤紫色に反応させる（PAS反応陽性）。

> **染色される組織**
> 細胞核・軟骨組織・石灰化部 ➡ 青紫色〜暗紫色
> PAS反応陽性物質 ➡ 赤紫色
> 糸球体（基底膜・メサンギウム基質）・尿細管・血管の基底膜・近位尿細管刷子縁・細胞内グリコーゲン・硝子滴顆粒・糖蛋白・糖脂質・中性ムコ多糖類・粘液・真菌

このPAS染色法は，一般的な腎生検用である。

PAS染色に適した切片の厚さは2μmがよい。切片の厚さによる染色性の違いの比較（PAS染色）を図14に示す。

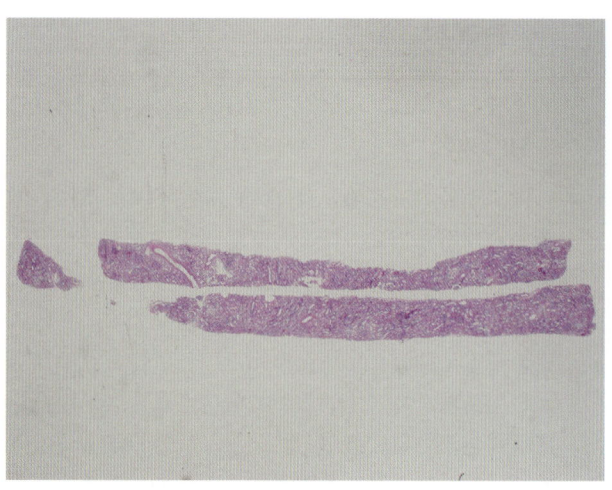

図12 ● PAS染色をした腎生検標本

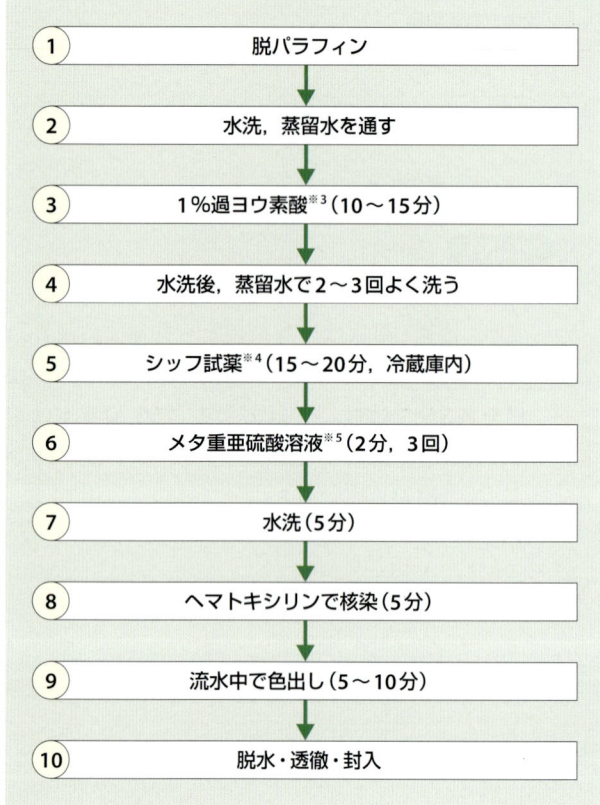

図13 ● PAS染色の流れ

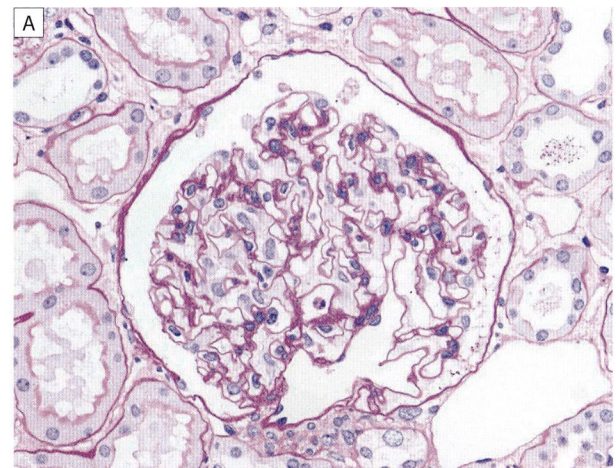

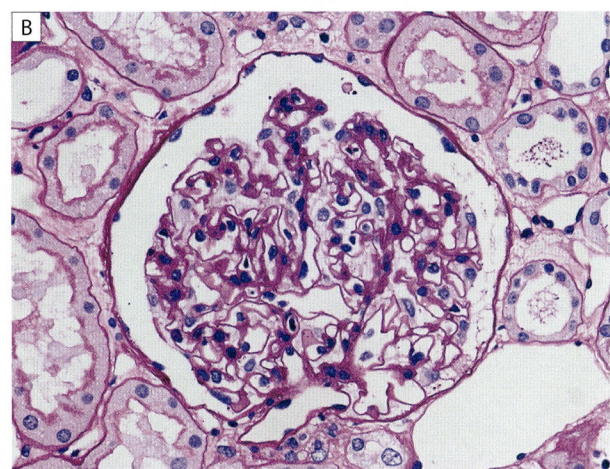

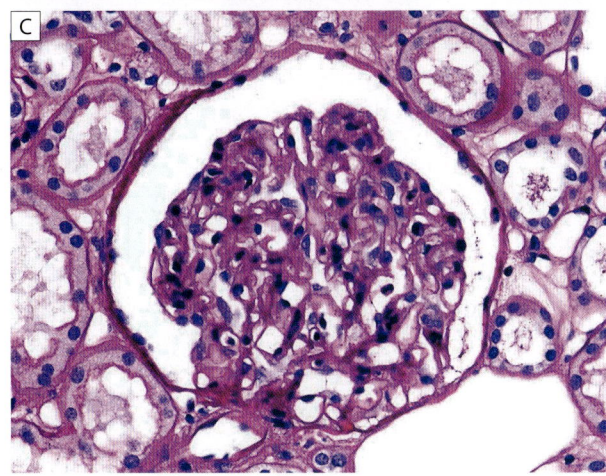

図14● PAS染色の切片の厚さによる違い

A：1μm
B：2μm
C：4μm

3）マッソン（Masson）染色

膠原線維を選択的に染色することができる。染色原理は，分子量の異なる一連のアニリン色素を用いて染色する。鉄ヘマトキシリンで核を染め，その後に小色素分子（酸フクシン，ポンソーキシリジン）が細胞の細網孔へ浸透し，ついで大色素分子（アニリン青）が膠原線維の粗構造に入り込み青色に染めわける（図16）。

染色される組織
細胞核 ➡ 黒（鉄ヘマトキシリン）
膠原線維・細網線維・基底膜・粘液・硝子体物質 ➡ 青（アニリン青）
細胞質・糸球体内の免疫複合物・ハンプ・赤血球・筋線維・線維素 ➡ 赤色（酸フクシン）
弾性線維 ➡ 淡赤色

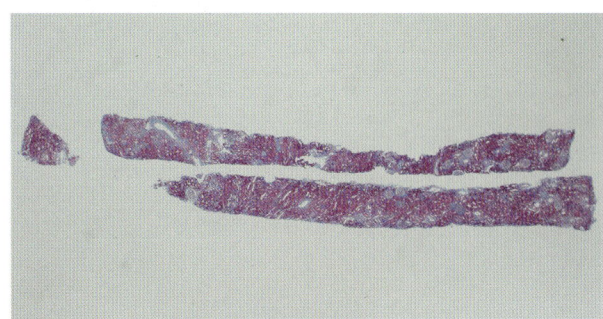

図15● マッソン染色した腎生検標本

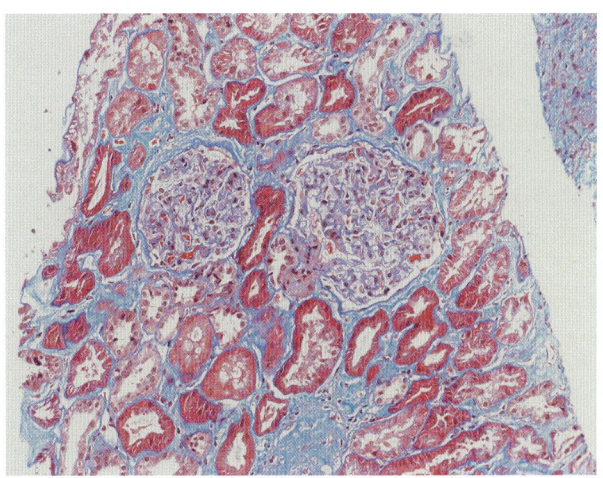

図16● マッソン染色による膠原線維

線維組織が青色に染まり，間質などの線維化がよくわかる

POINT

③鉄ヘマトキシリンの染色前に軽くカラッチのヘマトキシリンで染めるとよい。鉄ヘマトキシリンが共染すると，後染色ののりが悪くなる。

⑥酸性フクシン・ビーブリッヒスカーレット混合液は，顕微鏡をみながら染める。近位尿細管が十分赤色に染まることを確認。

⑧5％リンタングステン酸水溶液は，間質の線維が完全に白く抜ける前の薄いピンクで止める。

⑩アニリン青は，膠原線維の染まり方を顕微鏡でみながら止める。スライドガラスに付いた染色液は，ティッシュまたは濾紙を数枚重ね，染色台のはじに置き，まずスライドの裏を拭いて裏返し，余分な染色液を吸い取る。

⑪⑩の処理後，直ちに脱水用のアルコールへ入れる。

マッソン染色は糸球体に沈着した免疫複合体（Immune Complex）が特異的に赤染するため，重要な染色である。

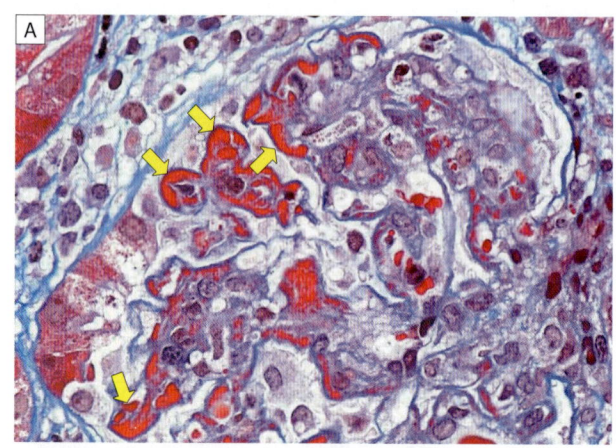

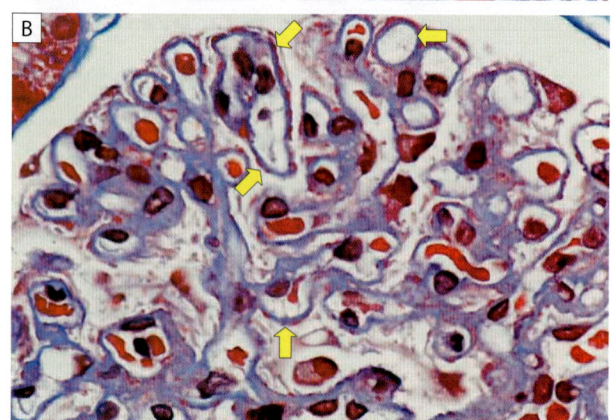

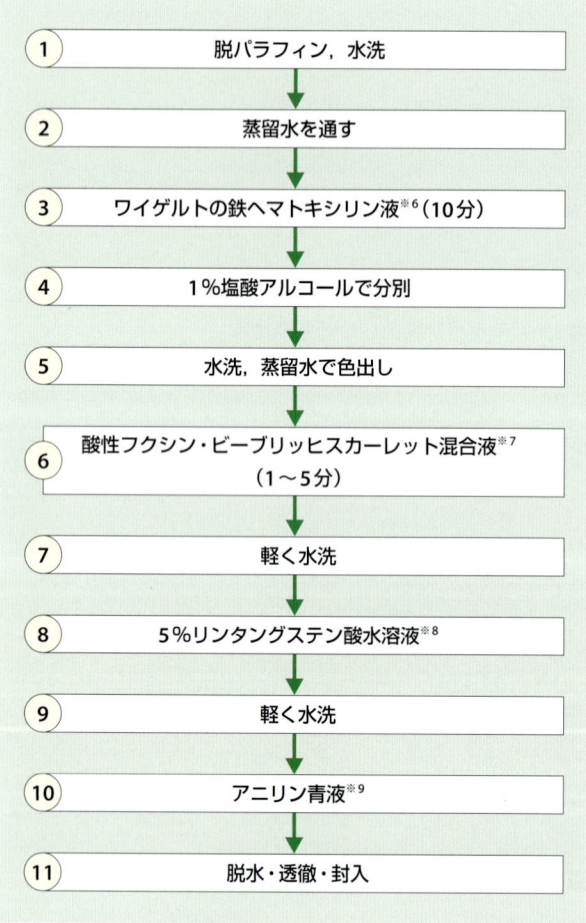

図17● マッソン染色の流れ

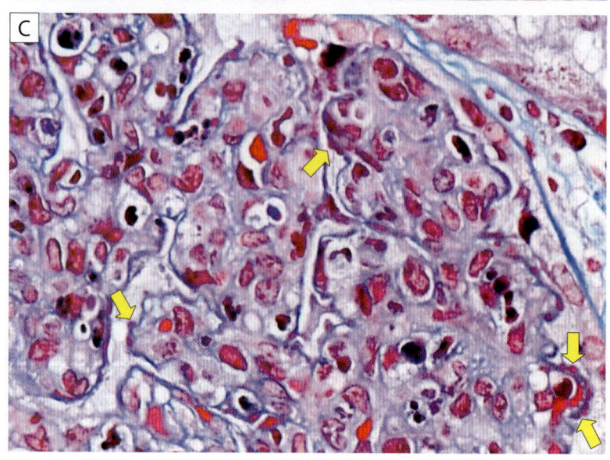

図18● マッソン染色した糸球体の免疫複合体

A：糸球体内皮下沈着物（赤：矢印）
B：糸球体上皮下沈着物（赤：矢印）
C：糸球体のハンプ（赤：矢印）

4）PASM-HE染色

 主として，糸球体基底膜，ボウマン囊基底膜，尿細管基底膜，メサンギウム基質，毛細血管基底膜，間質結合組織の膠原線維などを染色する。また，真菌，細菌なども染色される。腎生検では，糸球体基底膜の二重化，スパイクの形成，ボウマン囊基底膜の壊れ，糸球体の癒着，メサンギウム基質の変化，尿細管周囲の毛細血管の病変の評価に有用である。

 染色原理は，過ヨウ素酸で酸化することにより多糖類からアルデヒド基が形成され，このアルデヒド基の部分にメセナミン銀錯塩を結合させる反応を利用している。

 PAS染色のシッフ試薬の代わりに，メセナミン銀を使用するが，基本原理は類似している。

 PAM染色だけでは生検組織の全体の様子がわかりづらいので，後染色にHE染色をする。このために正しくは，PASM-HE（Periodic acid silver methenamin-HEの略）と表記すべきである（PASM-マッソンなどもある）。

> **染色される組織**（図19, 20）
> 細胞核・軟骨組織・石灰化部 ➡ 青紫色～暗紫色
> 細胞質 ➡ 淡紅色～濃桃色
> 基底膜・平滑筋基底膜・レニン顆粒・真菌 ➡ 黒色
> 膠原線維 ➡ 黒褐色

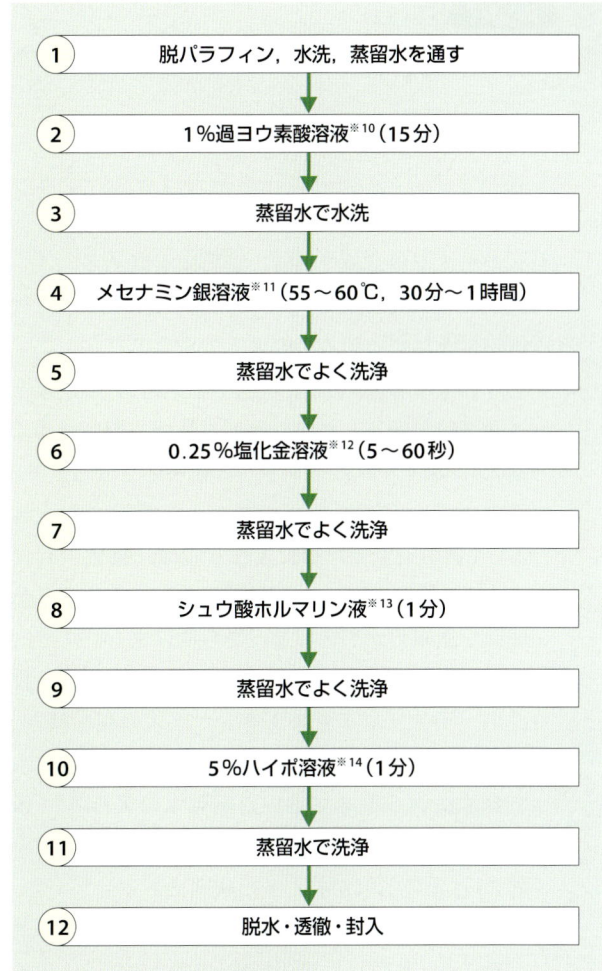

図21 ● PASM-HE染色の流れ

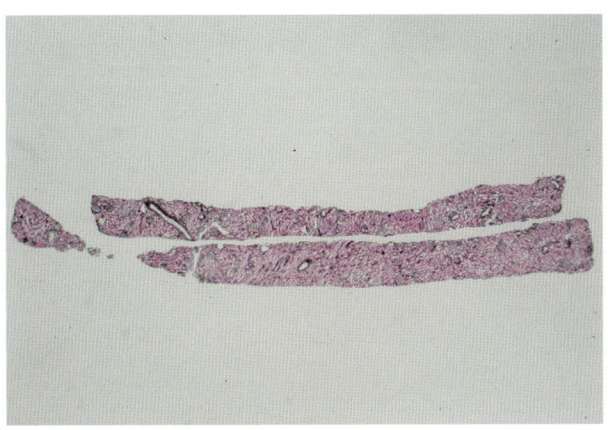

図19 ● PASM-HE染色をした腎生検標本

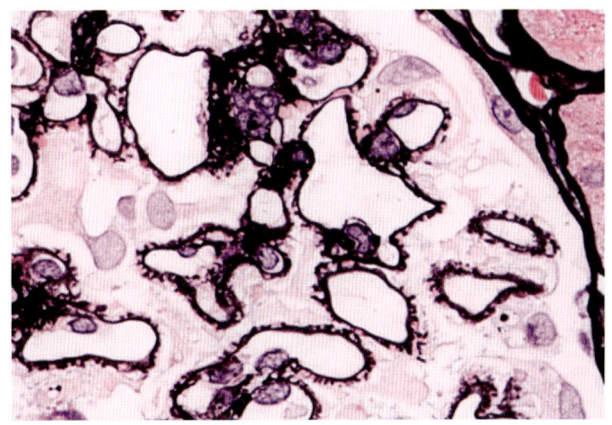

図20 ● 膜性腎症のスパイク形成

PASM-HE染色では基底膜のスパイク形成がわかりやすい

POINT（図21）

○ 使用するガラス器具は硝酸で処理し，蒸留水を通す。
○ 染色中は金属製カゴなどを使わない。
① 脱パラフィンのアルコール系列はきれいなほうがよい。
④ メセナミン銀溶液と同時に蒸留水も暖める。
　銀液に入れる前に蒸留水に入れると，切片に気泡が付きにくく銀液の温度も安定する。
　切片により染色時間は一定でないため，ときどき顕微鏡で確認しながら適切な時間を判断する。
○ 図22に示すようにセットして銀反応させる。
　銀液の温度が50℃前後でスライドガラスを入れる。1個の染色ドウゼに入れるのは，染色の利便性から4枚以下にする。顕微鏡で確かめながら基底膜が濃褐色か黒色になったら次に進む。
　銀が反応したら，蒸留水でスライドガラスを1枚洗い，ティッシュでスライドガラスの裏を拭き，鏡検し銀の具合をチェックする。よければ蒸留水で軽く洗い，暖めておいた蒸留水に入れる。銀をのせすぎない。
　図23は銀染色液が終わった状態である。
⑥ 塩化金もメセナミン銀同様に蒸留水でスライドガラスを1枚洗い，塩化金の中で2～3回スライドガラスを揺り動かす。すぐに蒸留水で軽く洗い，鏡検し，よければ蒸留水に入れる。
⑧ シュウ酸ホルマリンやハイポ溶液には長く入れすぎない（1分以内）。切片が剥れたりして，後染色ののりが悪くなる。
⑫ HE染色は切片が薄いので，染まりにくいため，時間を長めにする。
○ ヘマトキシリンは2倍のカラッチを使う。
○ スライドガラスは，コーティングしたものは使用しない。コーティングガラスは銀がスライドガラスにたくさん付着してしまうため，塩化金に入れても落ちない。

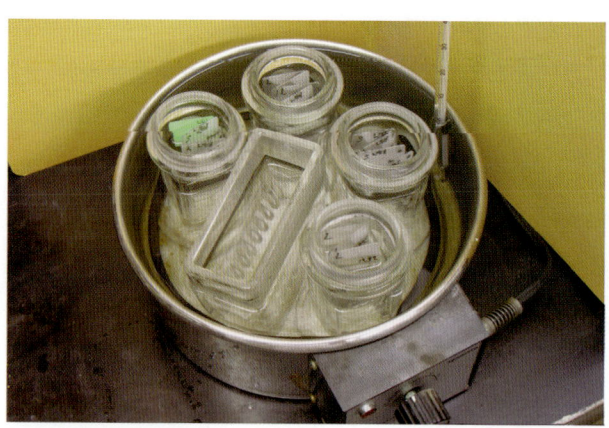

図22 ● 銀反応

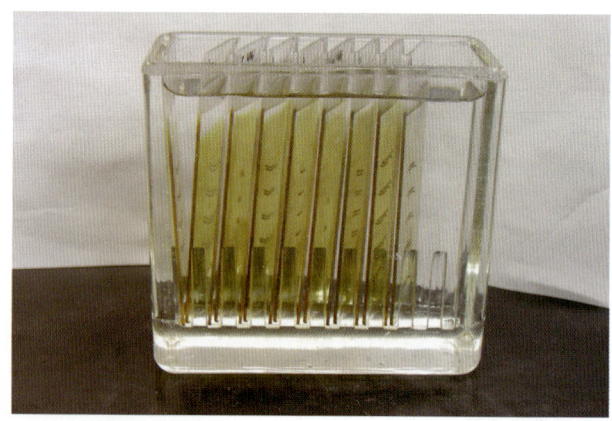

図23 ● 鍍銀の状態

暖めた蒸留水に入れてしばらくすると，スライドガラスが金色になる

◎ 切片の厚さによる染色性の比較（図24, 25）

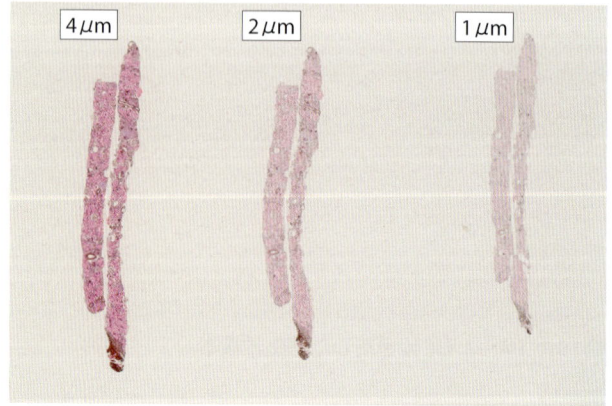

図24 ● 切片の厚さが異なるPASM-HE染色標本

◎よいPASM-HE染色の判断の基準

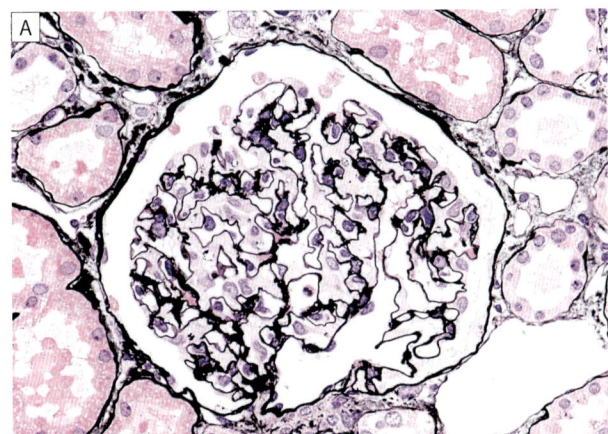

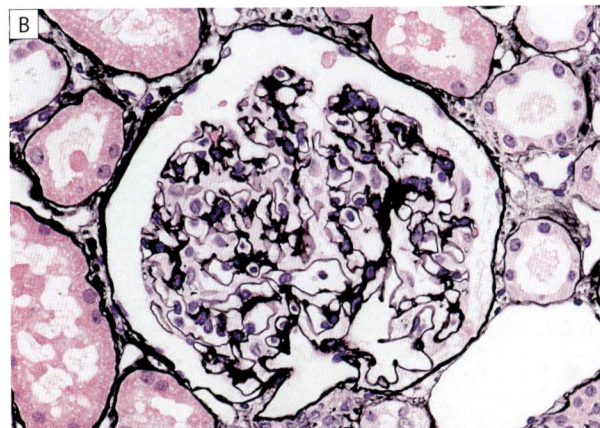

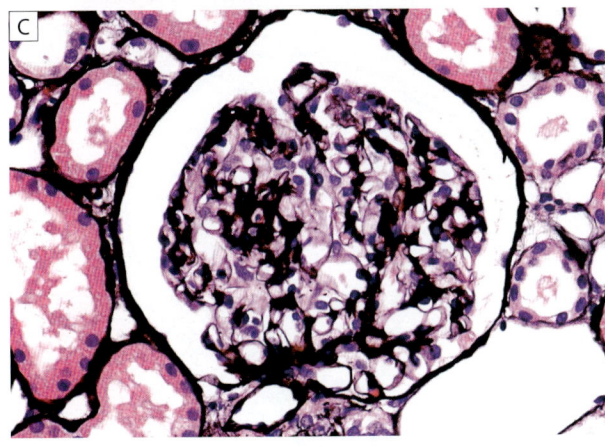

図25 ● PASM-HE染色の切片の厚さによる違い

A：1μm
B：2μm
C：4μm
一見してAとCの写真では違う印象を受ける。4μmの切片では，レンズのいろいろな深度で焦点が合ってしまい，基底膜の状態がまったく不明で，一つ一つの細胞が重なりあい，細胞が増えているようにみえる

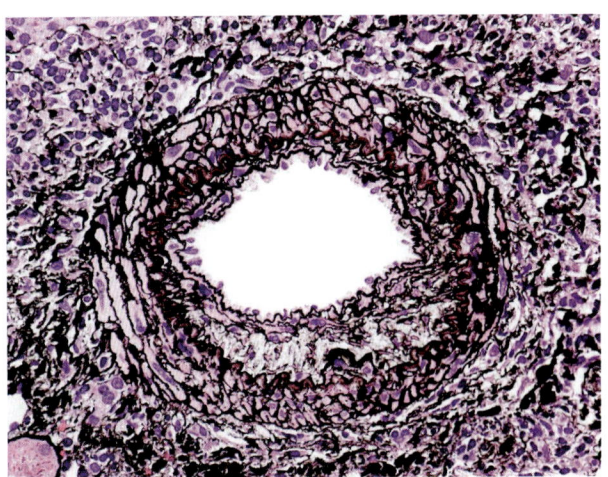

図26 ● よいPASM-HE染色の判断

血管中膜平滑筋細胞の基底膜の一つ一つがPAM陽性の編み目構造として染色されていることが，良いPASM-HE染色の目安となる

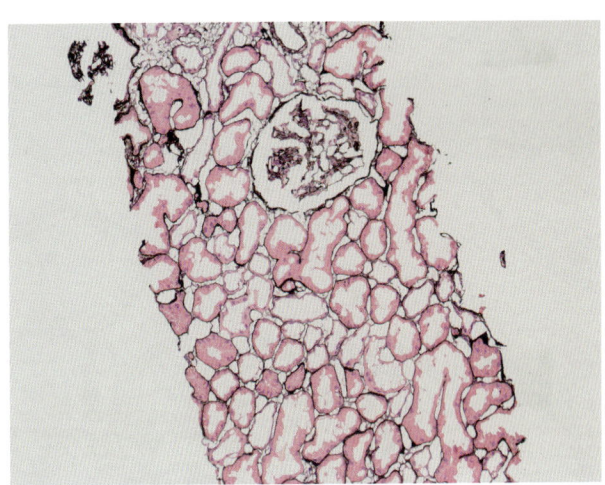

図27 ● 固定不良でみるPASM-HE染色
（固定液が凍結してしまった場合）

組織中で氷の結晶ができてしまい，尿細管や糸球体がボロボロになっている

◎新しいチオセミカルバジド処理の染色ポイントと染色性

チオセミカルバジド（シグマ）を媒染に加えると，染色時間が短縮する。

また，PAS染色と同様に近位尿細管の刷子縁の染色性が向上し，明瞭に認識できるようになる。

具体的には，図21の③の後に，"0.5％チオセミカルバジド水溶液（5分）""水洗""蒸留水を通す"を加える。

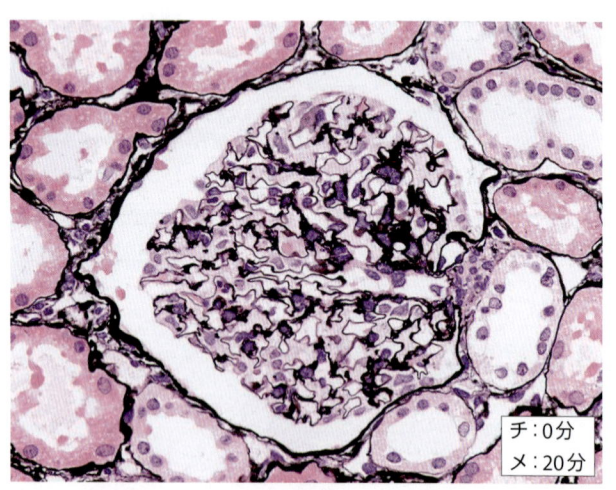
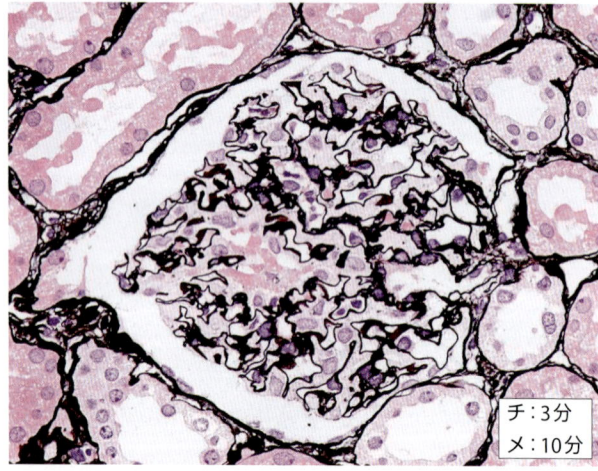
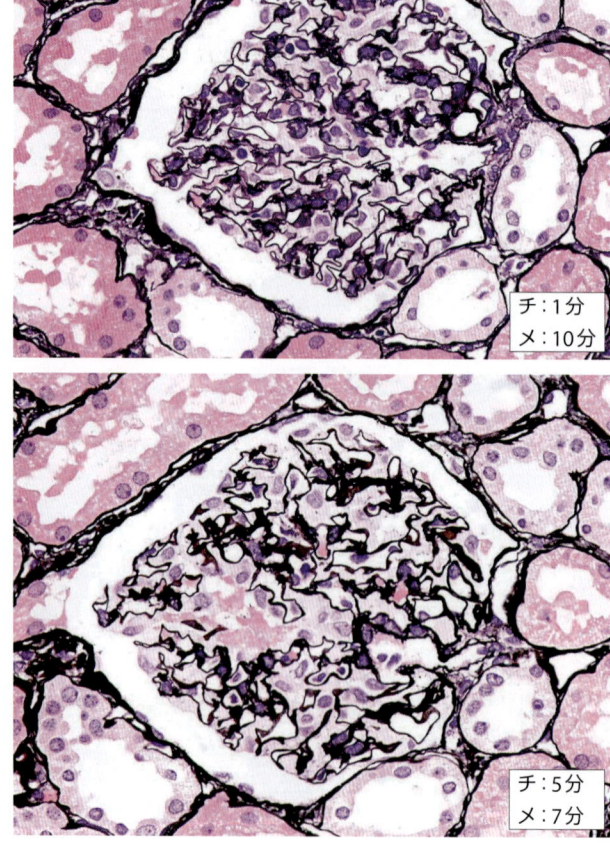

図28 ● チオセミカルバジド処理時間による染色性の相違

チ：チオセミカルバジド処理時間
メ：メセナミン銀時間

5）エラスチカ・マッソン（Elastica Masson）染色
（できるだけ行ったほうがよい染色）

弾性線維と膠原線維を染めわける。血管を囲む弾性板の変化や硬化性病変，構築の破綻，弾性線維の層状増加などを把握することができる。染色原理は，弾性線維に含まれるポリペプチド鎖，粘液多糖類と結合した蛋白が，レゾルシン・フクシンと化学結合して黒紫色を呈する

染色される組織

弾性線維 ➡ 黒紫色
細胞核 ➡ 黒紫色
膠原線維・細網線維・基底膜・粘液・硝子体物質 ➡ 青色
細胞質・筋線維・線維素・免疫蛋白 ➡ 赤色

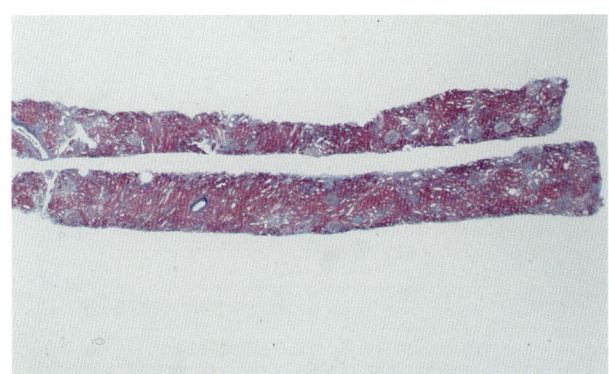

図29 エラスチカ・マッソン染色をした腎生検標本

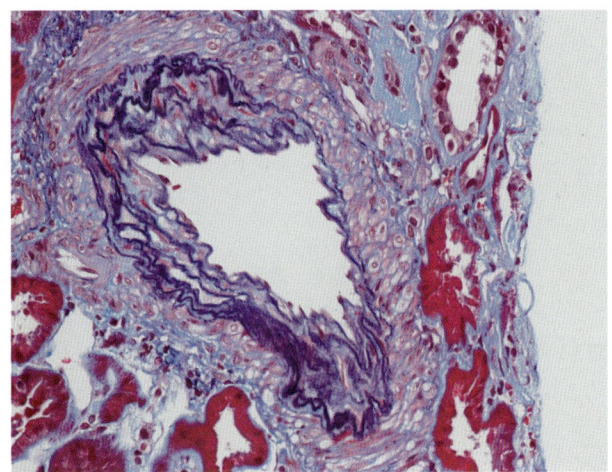

図30 弾性線維の検出

弾性線維は黒紫色を示す。血管の肥厚，硬化性病変，弾性板や弾性線維の重層化などの観察に適す

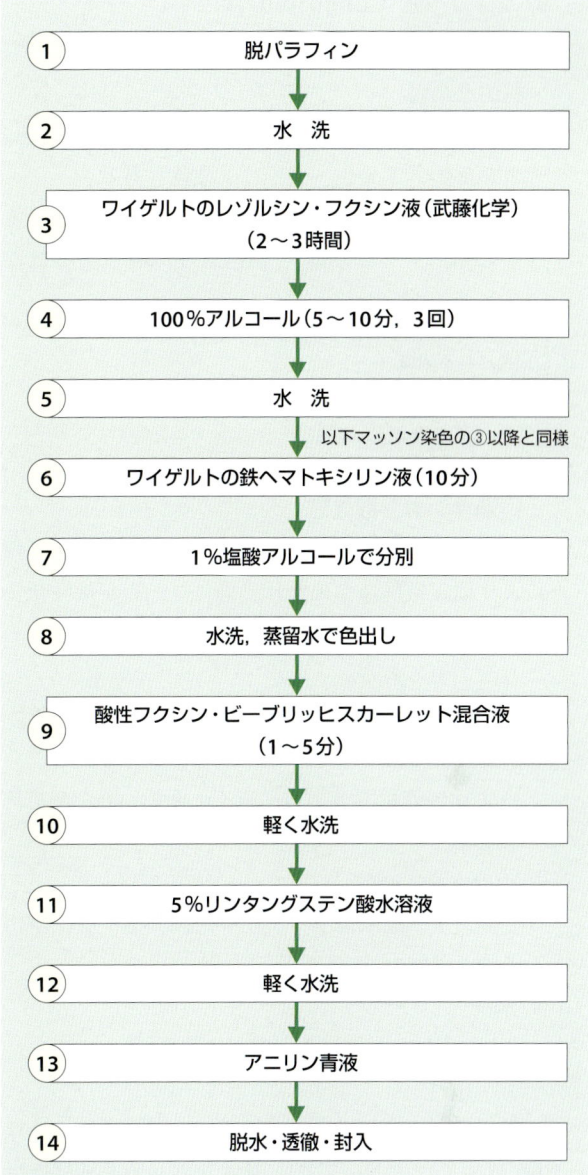

図31 エラスチカ・マッソン染色の流れ

① 脱パラフィン
② 水洗
③ ワイゲルトのレゾルシン・フクシン液（武藤化学）（2～3時間）
④ 100％アルコール（5～10分，3回）
⑤ 水洗
　以下マッソン染色の③以降と同様
⑥ ワイゲルトの鉄ヘマトキシリン液（10分）
⑦ 1％塩酸アルコールで分別
⑧ 水洗，蒸留水で色出し
⑨ 酸性フクシン・ビーブリッヒスカーレット混合液（1～5分）
⑩ 軽く水洗
⑪ 5％リンタングステン酸水溶液
⑫ 軽く水洗
⑬ アニリン青液
⑭ 脱水・透徹・封入

POINT（図31）

③ レゾルシン・フクシン液は冷暗所保存し，使用時は室温に戻してから使用する。

6）コンゴー赤（Congo-red）染色

組織へのアミロイドの沈着を証明するための最も一般的な染色。

DFS（ダイレクトファストスカーレット）染色，チオフラビンT染色，ダイロン染色もある。

コンゴー赤はアミロイドに対して強く吸着されることに基づいているが，染色原理は明らかではない。

> **染色される組織**
> 細胞核 ➡ 青紫色〜暗紫色
> アミロイド ➡ 淡紅〜濃紅

◎過マンガン酸処理

反応性AAアミロイド沈着は，過マンガン酸処理により細線維構造が失われ，コンゴー赤が陰性化する。判断が困難なときには，偏光顕微鏡で確認することが大切である。

(1) 過マンガン酸処理が必要な場合は，5％過マンガン酸水溶液[※17]と0.1％硫酸水溶液[※18]を5：5になるように等量混合し切片を3分通す。切片が茶色になる
(2) 十分水洗
(3) 2％シュウ酸水溶液[※19]（数秒〜数十秒，切片が白くなるまで）
(4) 水洗

以下，図33の④以降と同じに行う。

過マンガン酸処理により，過マンガン酸抵抗性はAL型アミロイドーシス，過マンガン酸非抵抗性はAA型アミロイドーシスと鑑別できる。

（中山英喜）

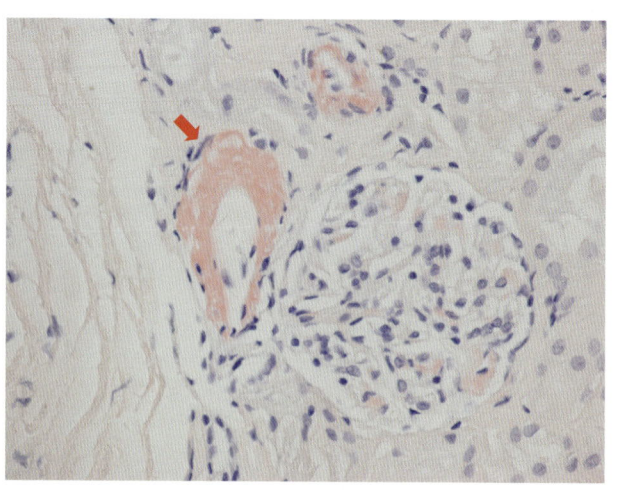

図32 ● コンゴー赤染色した腎生検標本
血管周囲に優勢に，糸球体の一部にもコンゴー赤陽性（矢印）になってピンクに染まる

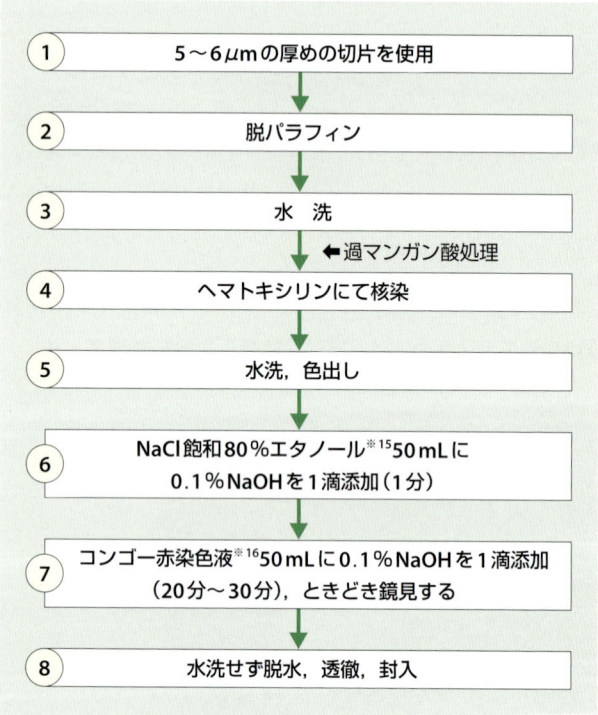

図33 ● コンゴー赤染色の流れ

主な試薬の作製方法〔1〕

HE染色

※1　カラッチのヘマトキシリン液（2倍）

1. 蒸留水：400mL
2. カリ明礬：50g
3. ヨウ素酸ナトリウム：0.2g
4. 結晶ヘマトキシリン（メルク）：1g
   または
   10％ヘマトキシリンアルコール溶液：5mL
5. グリセリン：100mL

《注意するポイント》
① 2倍のカラッチのヘマトキシリン液の処方で，特に腎生検用である。
② 試薬は1〜5の順で入れる。順番にスターラーを使用し，よく溶かしてから次の試薬を入れる。
③ 10％ヘマトキシリンアルコール溶液を用いるほうがよい。この試薬は調整して1カ月位たったものがよく染まる。

※2　エオジン液

1％エオジンアルコール溶液（原液）
純アルコール：100mL
エオジンY（メルク）：1g

《混合の仕方》
原液を純アルコールで3倍に薄める。
最後に氷酢酸を1〜2滴たらす。

PAS染色

※3　1％過ヨウ素酸溶液

過ヨウ素酸：5g
蒸留水：500mL
冷暗所保存

※4　シッフ試薬（コールドシッフ試薬）
武藤化学のコールドシッフ試薬でも可

塩基性フクシン：2g（Basic Fuchsin, Electron Microscopy Sciences）
メタ亜硫酸ナトリウム（二亜硫酸ナトリウム）：3.8g

《混合の仕方》
0.15N塩酸水200mLに溶かす（2N塩酸16.65mL，蒸留水で200mLとする）。
溶液を2時間撹拌後，粉末活性炭を薬さじ1〜2杯入れさらに1〜2時間撹拌する。濾過後，液が透明であれば使用可能，濁っていれば，もう一度活性炭の処理を行う。
シッフ試薬は3週間（長くても1カ月）程で新しくして交換したほうがよい。

冷蔵庫保存（3週間程度）
（塩基性フクシンはパラローズアニリン含有量の多いものを選択する）

※5　メタ重亜硫酸溶液

メタ重亜硫酸ナトリウム：3g
2N塩酸：12.5mL
蒸留水で500mLになるまでメスシリンダー中で稀釈する。

マッソン染色

※6　ワイゲルトの鉄ヘマトキシリン液

《第1液》
10％ヘマトキシリンアルコール（メルク）：1容
（作りたては染色性がよくないので，作り置きしておく）
純エタノール：9容

《第2液》
29％塩化第2鉄：20mL
塩酸：5mL
精製水：475mL

《混合の仕方》
使用時に1液と2液を等量混合調整する。

主な試薬の作製方法〔2〕

※7 酸性フクシン・ビーブリッヒスカーレット混合液

1％酸性フクシン（メルク）：5 mL
1％ビーブリッヒスカーレット（Electron Microscopy Sciences）溶液：45 mL
酢酸：0.5 mL 混合

※8 5％リンタングステン酸水溶液

5％リンモリブデン酸溶液との等量混合液もよい。

※9 アニリン青液

アニリン青：5 g
蒸留水：500 mL
氷酢酸：40 mL
20〜30分湯煎する。冷却後濾過。

PASM-HE染色

※10 1％過ヨウ素酸溶液

過ヨウ素酸★

※11 メセナミン銀溶液

3％ヘキサメチレンテトラミン水溶液：20 mL
5％硝酸銀液：2 mL
精製水：16 mL
5％硼砂液：2 mL

《注意するポイント》
メセナミン銀は上記の順に混合し，使用直前に調整する。3％メセナミンに5％硝酸銀液を入れると白濁する。この白濁は振盪させると透明になる。ここで濁ったら使用できない。

※12 0.2％塩化金溶液

1％塩化金液を稀釈し使用

※13 シュウ酸ホルマリン液（ジョーンズの補強液）

2％シュウ酸溶液：50 mL
ホルマリン原液：1 mL

※14 5％ハイポ溶液（チオ硫酸ナトリウム）

チオ硫酸ナトリウム

コンゴー赤染色

※15 NaCl飽和80％エタノール

80％エタノールにNaClが飽和するように加える。

※16 コンゴー赤染色液

NaCl飽和80％エタノールにコンゴー赤を飽和するように加える。使用時，濾紙にて濾過。

※17 5％過マンガン酸水溶液

過マンガン酸★

※18 0.1％硫酸水溶液

硫酸★

※19 2％シュウ酸水溶液

シュウ酸★

★：すべて蒸留水で稀釈する
注：当施設では関東化学の試薬を使用しているが，他のメーカーの試薬でも差し支えない

Ⅱ 腎生検の光顕所見の読み方のポイント

1 病変の見かたの基本 ──光顕標本を観察するにあたって

① 標本の皮質と髄質の割合を判定
　例）皮質：髄質＝7：3
② 病変の主座が皮質あるいは髄質のいずれにあるのかの判断
③ 病変の障害が糸球体なのか，尿細管・間質なのか，血管なのかを判別

2 糸球体の基本構築

以下の3つの細胞成分と，2つの細胞外基質成分よりなる（図1）。

細胞成分：　　　　① 内皮細胞
　　　　　　　　　② メサンギウム細胞
　　　　　　　　　③ タコ足細胞（臓側上皮細胞）
細胞外基質成分：　④ 糸球体基底膜
　　　　　　　　　⑤ メサンギウム基質

糸球体が何らかの傷害を受けた場合，これらの細胞ないし基質成分・ボウマン嚢上皮細胞（壁側上皮細胞）・種々の炎症細胞と傷害因子との間の相互反応にて病変が形成され，形態的な変化として表出されることになる。

なお，以上の基本構築に加え，糸球体内に血液成分が存在することを忘れるべきではない。

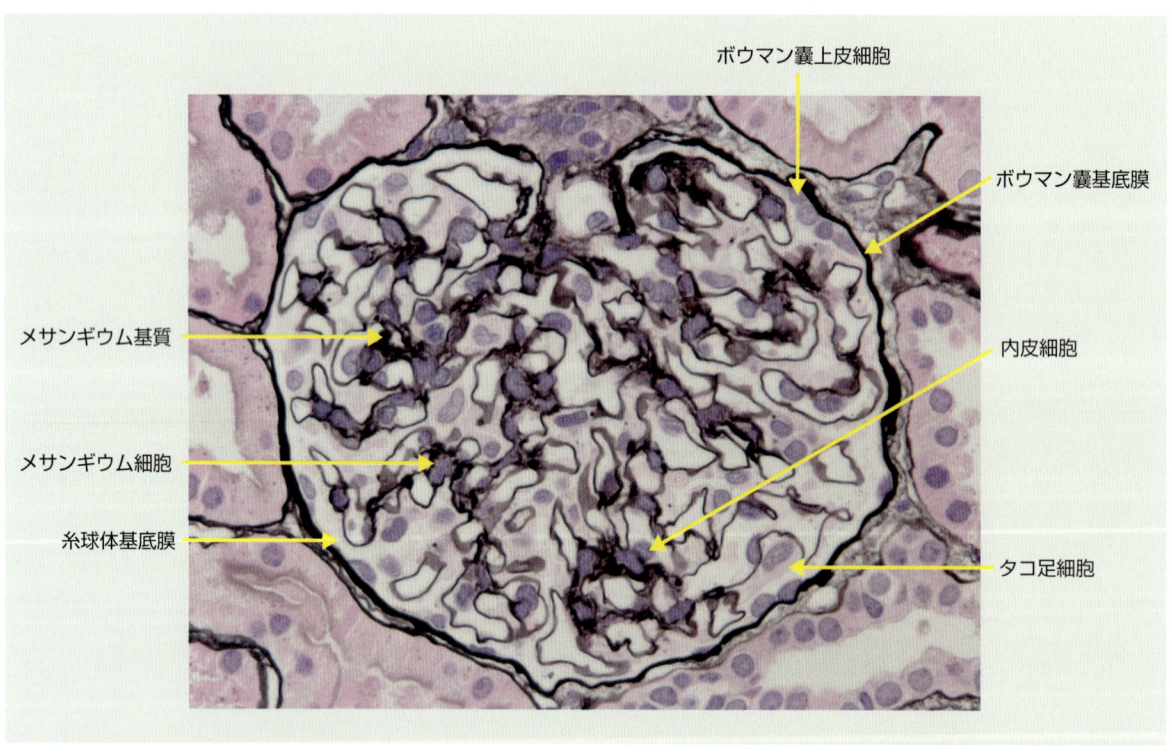

図1● 正常糸球体（PASM-HE染色）

3 糸球体病変の分布記載の用語

◎ 標本全体（WHO 分類の基準）
① びまん性（diffuse）：病変がほとんどすべて（80％以上）の糸球体に出現する場合
② 巣状（focal）：病変が一部（80％未満）の糸球体にある場合

◎ 個々の糸球体
① 全節性／球状（global）：病変が糸球体の全体に拡がる場合
② 分節性（segmental）：糸球体の一部に限局する場合

＊2004年に改訂された新しいループス腎炎の分類や，2009年に発表されたIgA腎症の国際分類では，「diffuse」と「focal」，「global」と「segmental」の分岐点を50％としており，WHO分類とは異なっている。近年，「50％以上」「50％未満」で区別することが主流となりつつある。

4 糸球体の観察

- 光顕標本に何個の糸球体が含まれ，そのうちいくつが<mark>全節性硬化</mark>となっているのかを判断。
- 全節性硬化糸球体を除く糸球体において，<mark>膜性病変・増殖性病変・硬化病変</mark>のいずれが主体であるのかを把握。
- 各病変の拡がり，分布を観察。

1）膜性病変

① スパイク（spike），点刻像（図2）

免疫複合体の上皮下への沈着でもたらされる。

スパイクは上皮下沈着物を取り囲むように形成され，PASM-HE染色では基底膜からの棘状突起として認識されるが，接線方向に切れると中央に小さな穴のある篩状を呈し，点刻像と呼ばれる（図2B）。

＊アミロイドーシスでは，糸球体基底膜に「スピクラ」と呼ばれる針状の細い突起が形成される。アミロイド腎症に特徴的な変化で，アミロイド細線維が糸球体基底膜を侵食・破壊することによりもたらされる（☞第3章Ⅲ5-3）。

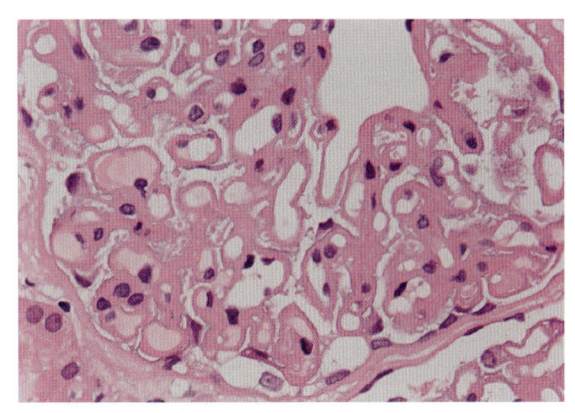

図2A ● 膜性腎症（HE染色）
係蹄壁は一様に肥厚し，毛細血管腔が円形に緊満してみえる

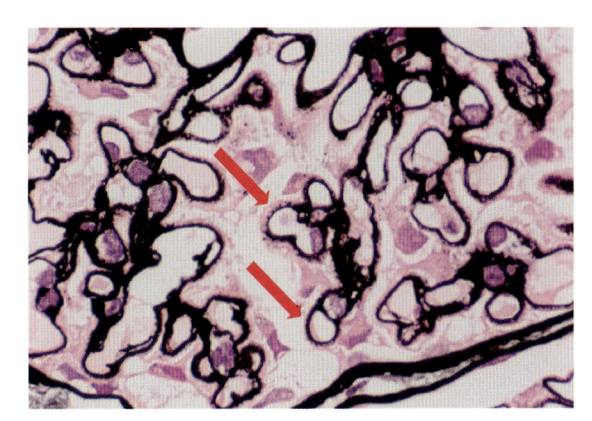

図2B ● 膜性腎症（PASM-HE染色）
PASM-HE染色では，基底膜から基質成分が棘状の突起（スパイク）（矢印）となってボウマン嚢腔側に伸張する

②糸球体基底膜の肥厚

糸球体基底膜の肥厚は光顕のみにて判断することは困難で，電顕的な検索を必要とするが，糖尿病性腎症の初期変化として注目される（☞第3章Ⅳ1）。

＊特殊な基底膜肥厚，Light chain deposition diseaseやDDD（dense deposit disease）では沈着物の蓄積により糸球体基底膜に肥厚を認めることがある（図3）。

③基底膜の二重化

基底膜の二重化は，後述3）膜性増殖性腎炎様病変（図8）に示す。

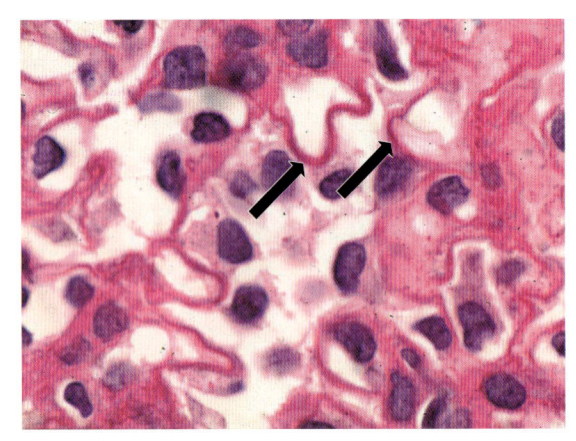

図3● DDD（PAS染色）

PAS陽性物質の沈着により，糸球体基底膜がリボン状の肥厚（矢印）として観察される

2）増殖性病変

糸球体のどこに増殖の主座があるのかを見きわめることが大切である。

①管内増殖

病変が糸球体係蹄の内側に存在（図4）。

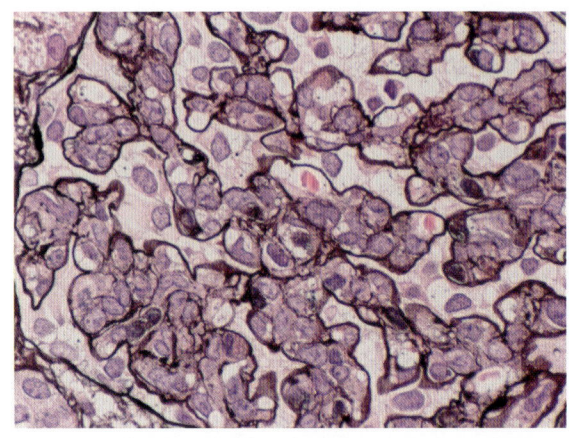

図4● 溶連菌感染後急性糸球体腎炎（PASM-HE染色）

好中球，単球あるいはマクロファージなどの炎症細胞の浸潤に引き続いて，内皮細胞やメサンギウム細胞が増殖することにより形成され，糸球体係蹄内腔の狭小化や閉塞を伴う（☞第3章Ⅰ3）

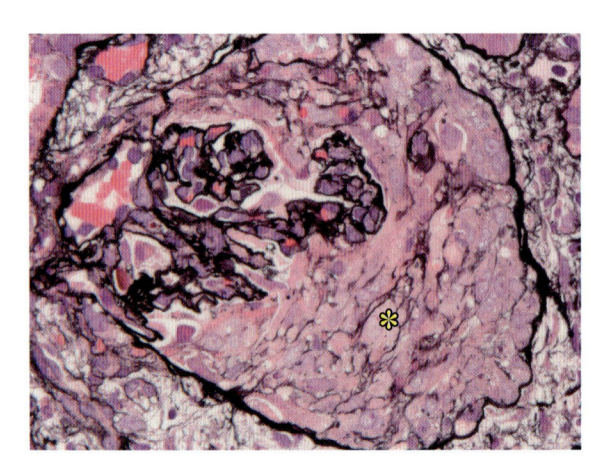

図5● ANCA関連腎炎（細胞性半月体）（PASM-HE染色）

- 細胞性半月体：ボウマン嚢腔を埋めるように細胞が増殖し，2層を超える細胞層（＊）が形成されている。構成している細胞は，ボウマン嚢上皮や糸球体から滲出したマクロファージなどが主体である
- 細胞線維性半月体：細胞成分に加え線維性物質を含む
- 線維性半月体：ボウマン嚢腔を主として結合組織で埋める

②管外増殖(半月体)
病変が糸球体係蹄の外側に存在(図5)。
糸球体係蹄壁の壊死性病変(図6):通常,細胞性半月体の形成に先立ち出現する。①核の断片化,②フィブリンの析出,③糸球体基底膜の断裂を特徴とする。
③メサンギウム増殖
増殖病変がメサンギウム領域に存在(図7)。

3)膜性増殖性腎炎(Membranoproliferative glomerulonephritis ; MPGN)様病変
メサンギウム増殖に加え膜性変化を伴う場合は,いわゆる膜性増殖性病変を呈する(図8)。

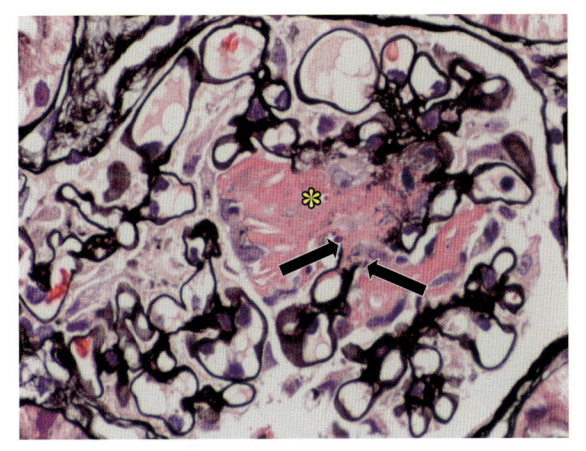

図6 ● ANCA関連腎炎(PASM-HE染色)

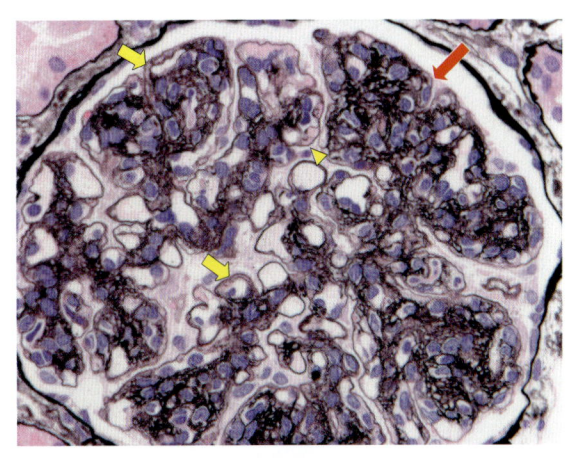

糸球体基底膜は断裂(矢印)し,フィブリンの析出(＊)を認める。フィブリン網の中に細胞成分の出現をわずかに認めるが,細胞性半月体の形成には至っていない。早期の管外性病変である(☞第3章Ⅰ4)

図8 ● MPGN(PASM-HE染色)

膜性変化は,光顕上は糸球体係蹄壁の肥厚としてとらえられる変化であり,内皮下腔へのメサンギウム間入(mesangial interposition)(赤矢印)や係蹄壁への沈着物(矢頭)による。内皮下には基底膜が新生され,PAM染色で観察すると,double contourやtram-track appearanceと称する基底膜の二重化像(黄矢印)を認める。膜性増殖性腎炎(MPGN)では基底膜の二重化にメサンギウム間入を伴うことが特徴の1つである

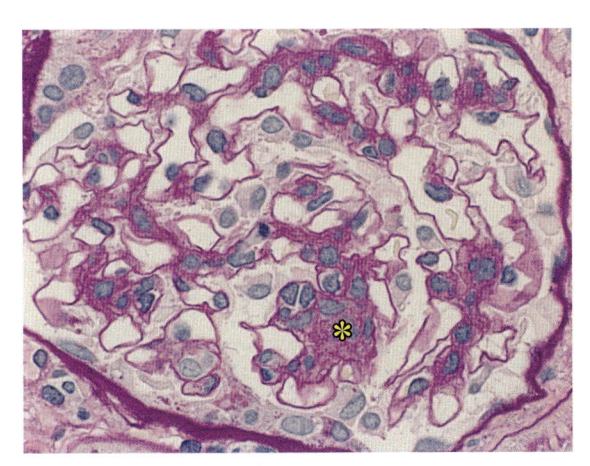

図7 ● IgA腎症(PAS染色)

メサンギウム領域に炎症細胞も含め,4個以上(ループス腎炎のISN/RPS改定分類では3個以上)の細胞増殖を認め,しばしば基質の蓄積を伴う

4）硬化病変

① メサンギウム硬化（mesangial sclerosis，図9）
② 糸球体基底膜の虚脱・凝集による虚脱性硬化（collapsed sclerosis）（図10）

5）癒着

タコ足細胞が何らかの原因により糸球体基底膜から剥離し，露出した係蹄とボウマン嚢との間に癒着が形成される（図11矢印）。癒着病変が小さい場合は，病変が進行せずそのままの状態にて維持されることもある。癒着部位の係蹄に虚脱があると，分節状の硬化病変（☞第3章Ⅰ2）に至る場合もある。

6）その他の病変

虚脱，肥大糸球体の有無などにも注意を払う必要がある。糸球体の大きさは年齢などにより異なる。成人の場合，糸球体の直径が250μmを超えると肥大とみなされる。糖尿病性腎症や肥満関連腎症などでみられる糸球体の過剰濾過に伴う場合やネフロンの減少・脱落に対する代償性肥大として出現する場合がある。腎機能の予後を推測する上でも忘れてはいけない病変の1つである。

5　尿細管・間質病変

尿細管は糸球体に対するネフロンのもう一方の機能単位であり，間質ならびに尿細管周囲毛細血管，静脈，リンパ管との間で相互に機能を支えあい，その破綻が病変形成に結びついている。腎機能との観点からすると糸球体病変よりも尿細管・間質病変が密接に関与しており，腎機能障害進展の重要な指標となる。

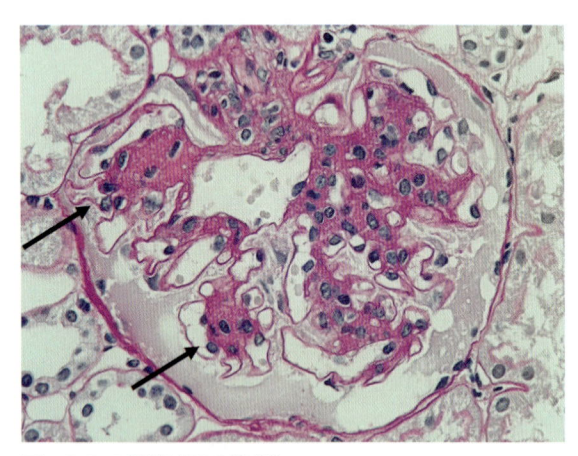

図9● IgA腎症（PAS染色）
メサンギウム領域が，メサンギウム基質の蓄積により拡大している（矢印）。メサンギウム細胞による細胞外基質の産生と分解のバランスの乱れからもたらされるメサンギウム基質の蓄積を主体とする

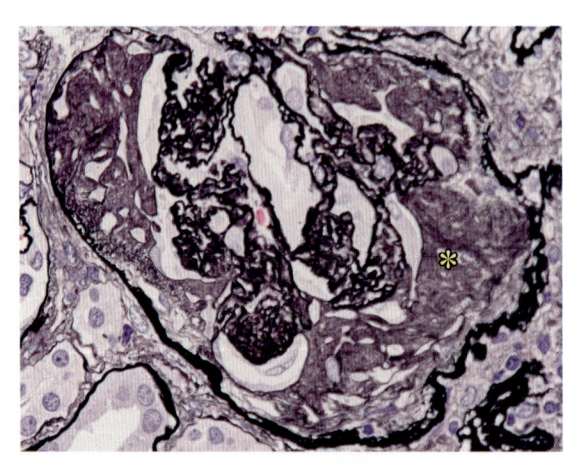

図10● 全節性硬化（PASM-HE染色）
糸球体基底膜は虚脱・凝集し，毛細血管腔は閉塞ないし閉塞しつつある。周りのボウマン嚢腔はPASM-HE染色弱陽性の膠原線維（＊）により満たされ閉塞に進展する

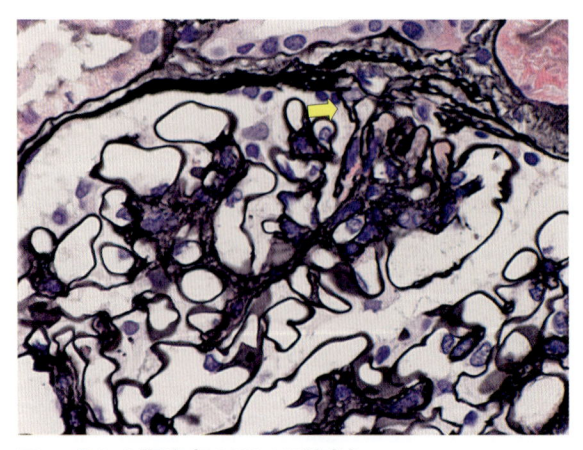

図11● IgA腎症（PASM-HE染色）
糸球体係蹄とボウマン嚢が接触し連続性を有している（矢印）

1）尿細管上皮障害

　尿細管上皮は種々の酵素を含有し，ミトコンドリアの密度も高いため，虚血に弱く，とりわけ近位尿細管では急性尿細管壊死に至りやすい。

　また，糸球体からの濾液に含有されている成分により，上皮の胞体には硝子滴変性や泡沫化などの変性が出現する。ミオグロブリンやBence Jones蛋白を含む場合は，組織障害性が高い（図12，13）。

2）尿細管炎・間質炎症細胞浸潤

　何らかの起炎因子が尿細管・間質に働いた場合は，尿細管の周囲に網の目のように分布している尿細管周囲毛細血管や小静脈より炎症細胞が動員され，間質への炎症細胞浸潤，さらには尿細管壁内に炎症細胞が浸潤し，尿細管炎となる（図14）。

3）尿細管萎縮・間質線維化

　尿細管や間質の病変は，間質性腎炎や移植腎の急性細胞性拒絶反応などの病変が一次性にもたらされる場合と，糸球体病変や虚血などに続発する場合がある。いずれも急性期には間質に浮腫を伴うが，炎症の進展とともに間質にはしだいに線維成分が増加する。その後，炎症が消退し瘢痕を残すことなく完全に治癒することもあるが，炎症刺激が強力であったり持続したりする場合には，間質の線維化，尿細管の萎縮病変が出現し，腎機能に影響を与える。

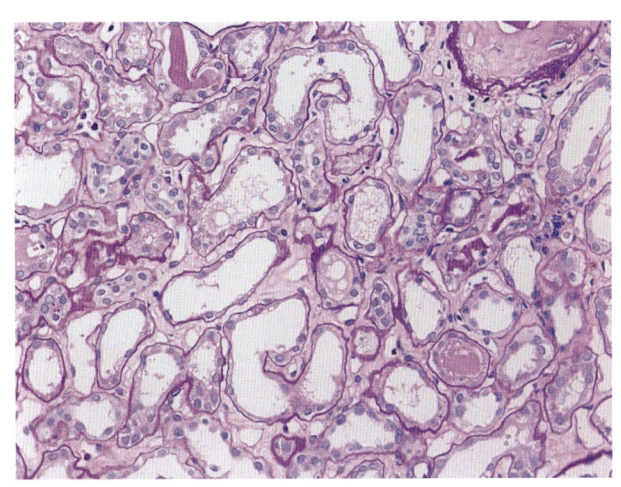

図12●急性尿細管壊死（PAS染色）
尿細管は上皮の扁平化・内腔の拡張，変性・脱落から凝固壊死まで様々の像を示す

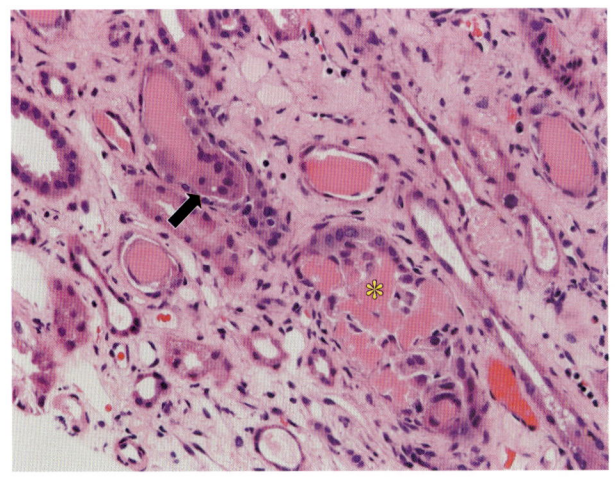

図13●骨髄腫腎（HE染色）
骨髄腫腎では，尿細管腔内に好酸性で硬質の円柱（※）が充満するとともに，異物型の巨細胞（矢印）の出現，尿細管上皮の変性・剥離をみる

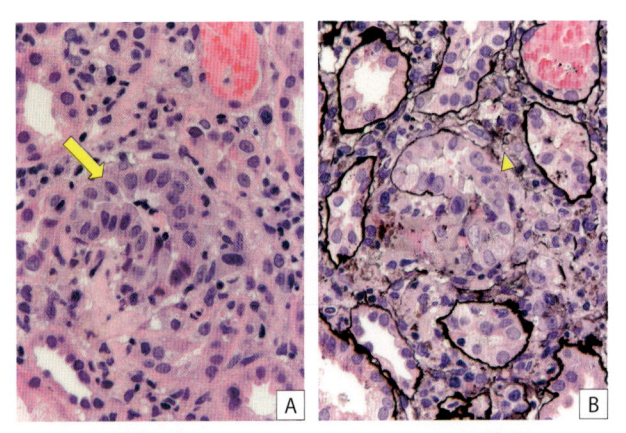

図14●間質性腎炎（A：HE染色，B：PASM-HE染色）
尿細管上皮間に炎症細胞が浸潤し，尿細管炎像を呈している（矢印）。尿細管炎において炎症が壁内にとどまらず，尿細管基底膜の破壊（矢頭）を伴う場合は尿細管構造の修復は期待しがたく，腎機能の低下に結びつく

6 血管病変

血管病変は，しばしば糸球体病変や尿細管・間質病変にも影響を及ぼすことから，腎生検診断では血管の変化の把握は重要である．生検標本では含まれる血管のサイズに限りがある．通常は，小葉間動脈ないし弓状動脈までで，それ以上の太さの血管が含まれることは滅多にない．

1) 硝子様細動脈硬化（図15）

細動脈の硝子化は高血圧に関連することが多いが，血圧とは無関係に糖尿病や加齢，またカルシニューリン・インヒビターの副作用としても出現する．

2) 動脈硬化

小葉間動脈から弓状動脈では，線維弾性症（fibroelastosis）と呼ばれる特異な動脈硬化を示す（図16）．

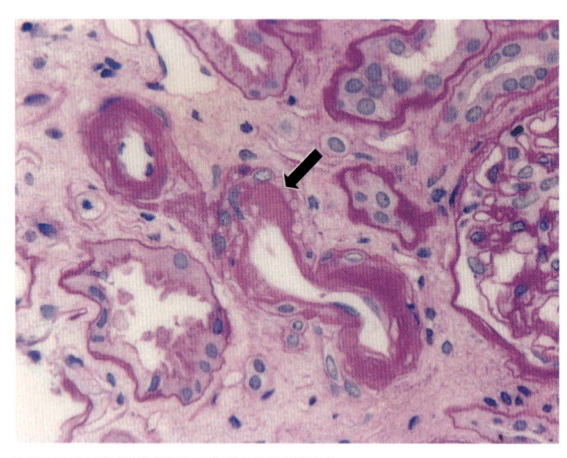

図15 ● 良性腎硬化症（PAS染色）
輸入細動脈にエオジン好性の均一な硝子様物質（矢印）が内皮下に浸み込んで形成されたものであり，時として中膜平滑筋の萎縮・消失を伴う

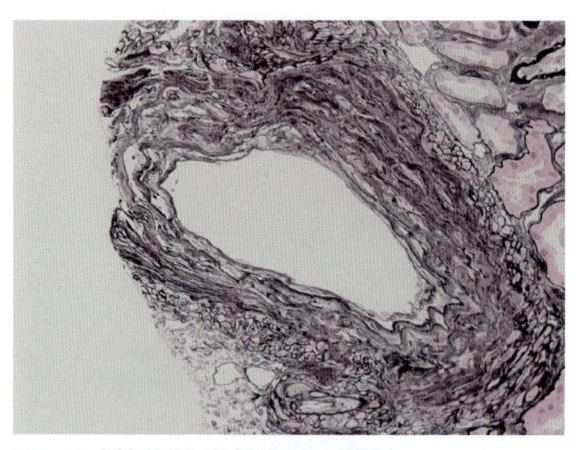

図16 ● 良性腎硬化症（PASM-HE染色）
エラスチンの蓄積による弾性線維の層状増加・多層化に膠原線維の増加が様々な程度に加わり，内膜は肥厚する．弾性線維の変化はPASM-HE染色やエラスチカ染色にて観察すると容易に把握できる

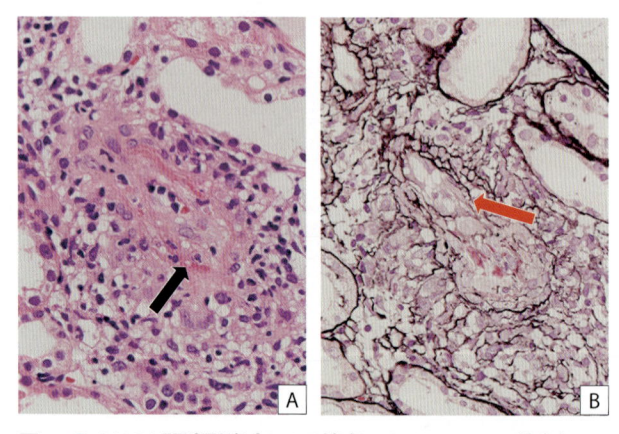

図17 ● ANCA関連腎炎（A：HE染色，B：PASM-HE染色）
A：細動脈にエオジン好性のフィブリノイド壊死（黒矢印）を認める
B：炎症細胞の出現とともに，内膜の浮腫状の肥厚，内弾性板の破壊（赤矢印）も認める

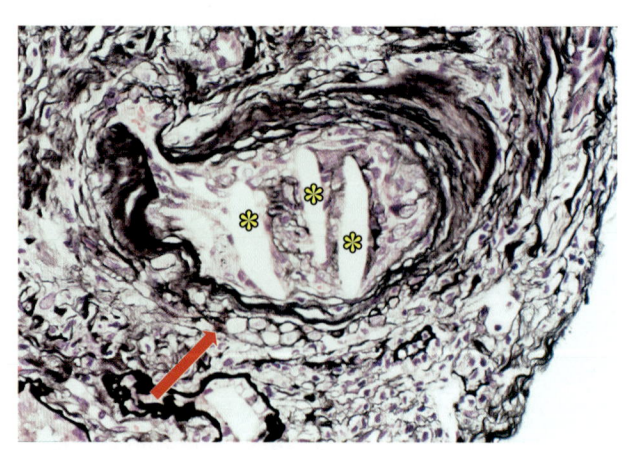

図18 ● コレステロール塞栓（PASM-HE染色）
動脈硬化性変化を示す血管（矢印）内腔に，無構造で針状のコレステロール塞栓（＊）が充満し，その周囲には異物反応を認める．やや時間が経過したコレステロール塞栓である

3）壊死性血管炎（図17）

血管壁内への炎症細胞浸潤とともに，フィブリンの析出を伴う壊死性変化が血管の内側から拡がり，血管構造の破壊を認める。炎症刺激の減衰とともに器質化の機転が働き，血管壁にはしだいに線維成分の蓄積が進行し，血管の内腔は狭小となる。灌流領域の糸球体や尿細管・間質に虚血性変化がもたらされ，腎機能に影響を及ぼすことになる。

4）その他

コレステロール塞栓（図18），血栓性細小血管症，悪性高血圧症，抗リン脂質抗体症候群など様々な疾患において，腎生検標本に含まれるレベルの血管は標的となる。特に臨床所見等にてこれらの疾患が疑われるときには，血管に目を向けることを忘れてはならない。

7 腎生検の病理診断の流れ・考え方と光顕所見の位置づけ

腎生検での組織診断は他の組織の病理診断と異なり，光顕のみにて行われるわけではない。光顕に加え蛍光抗体法などの免疫染色所見（IgA腎症など），電顕所見（アルポート症候群など）と併せて判断する必要がある。

診断に至るには，光顕・免疫染色・電顕にて得られた組織所見に加え，臨床所見や検査所見を加味して判断することが重要である。

疾患の診断に至っても治療方針を決定するには，病変の活動性や慢性障害の程度を判断することが必要である。それには光顕観察による評価が大きな役割を果たす。

活動性を示す病変
管内増殖性病変，糸球体係蹄の壊死，血栓，細胞性・細胞線維性半月体，間質・尿細管の炎症細胞浸潤，血管のフィブリノイド壊死

慢性障害を示す病変
球状／全節性硬化，分節性硬化，糸球体硝子化，虚脱，癒着，線維性半月体，尿細管の萎縮，間質線維化，動脈の硝子化・線維性肥厚・器質化

活動性を示す病変が目立つ場合は，積極的ないし集中的な治療を行うことが考慮されることになるであろうし，反対に慢性障害像が主体の場合は保存的な治療が選択されることになる。

個々の症例においては，これらの変化を複合的に把握して判断することになる。さらに，臨床情報とすり合わせることにより，よりいっそう正確な病態の認識に至ることができる。腎機能や尿所見異常の程度を生検にて得られた組織像の活動性や慢性障害の程度で説明できるのか，臨床的に想定される発症時期と組織変化とが合致しているのかなどについて注意深く判断することが必要で，一致しない場合は他に要因がないか，さらなる検索を考慮することになる。

腎生検は，疾患の病理診断のみならず治療方針の決定などに十分なエビデンスを与え，また治療効果や予後判定にも重要で，腎疾患の診断・治療には不可欠の検査である。

（北村博司）

III 腎生検に頻用される免疫組織化学（蛍光抗体法・酵素抗体法）

1 蛍光抗体法の有用性と歴史

免疫組織化学は，1942年Coonsらによって開発された蛍光抗体法から端を発している。その後Nakane，Pierceらによる酵素抗体法の確立により，PAP（peroxidase-anti peroxidase）法，ABC（avidin biotin peroxidase complex）法，LSAB（labeled streptavidin biotin）法，CSA（catalyzed signal amplification）法，高感度酵素標識ポリマー法などが開発され，各メーカーから高感度で高品質のキットが提供され普及している。

また，1975年KohlerとMilsteinらによるモノクローナル抗体の開発も免疫組織学の分野に大きな影響を与えてきた。このモノクローナル抗体により，抗血清の抗原に対する特異性が確立された。免疫組織化学は，生体内の物質の局在をそれと高い親和性で結合する特異抗体をプローブとし，抗原抗体反応によって特定の物質の局在を明らかにする方法である。

◎ 腎生検での蛍光抗体法の有用性

腎生検の分野では，酵素抗体法が普及するかなり以前から，蛍光抗体法は腎組織内の免疫グロブリンや補体の検出に使われてきた。

現在では，酵素抗体法も腎生検の診断に用いられるが，新鮮凍結切片を用いた蛍光抗体法は検出感度が高いことが多く，腎炎や移植の拒絶反応の診断に有用であるため，腎生検では蛍光抗体法を用いて診断することが好ましい。

また，蛍光抗体法は，適切なフィルターと標識抗体の組み合わせにより二重，三重染色法を用いて異なる抗原の細胞や組織内の分布を調べるのに有益な方法である。従来は連続切片により解析されていたが，同一切片上で2つ以上の抗原の観察が酵素抗体法より容易に行うことが可能である。

表1 ● 腎生検の蛍光抗体法で主に使用する抗体

一次抗体（FITC標識抗体）	稀釈倍率	メーカー
IgG	×50	DAKO
IgA	×50	DAKO
IgM	×40	DAKO
C1q	×40	DAKO
C3c	×50	DAKO
C4c	×40	DAKO
Fibrinogen	×40	DAKO
Fibronectin	×100	Cappel
HLA DR*	×200	DAKO
C4d*	×200	Quidel
IgG1	×50	Binding site
IgG2	×50	Binding site
IgG3	×50	Binding site
IgG4	×50	Binding site
κ	×100	ヘキスト
λ	×100	ヘキスト
type Ⅳ collagen α2・α5**	原液	重井医学研究所

＊：二次抗体にAlexa Fluor 488標識抗マウスIgG抗体を使用
＊＊：FITC・Texas red標識抗体

2 蛍光標識抗体および蛍光色素の種類

腎生検では，FITC（fluorescein isothiocyanate）標識抗体を一次抗体とした直接蛍光抗体法が一般的である。二次抗体としても，従来抗体の標識蛍光色素には，緑のFITCと赤のテトラメチルローダミン（tetramethylrhodamin isothiocyanate；TRITC）が一般に使われてきた。

最近これらに代わって，より明るく退色しにくい色素が利用されはじめている。中でもAlexa Fluor系列は，様々の波長に対応した色素があり，市販の標識キットなどもあり，蛍光抗体法重染色に応用しやすくなった。

◎封入剤の種類

蛍光色素の退色を防止するために，退色防止剤としてDABCO（1,4-diazabicyclo[2.2.2]octane），PPDA（paraphenylenediamine），N-propylgallateなどを，水溶性封入剤に入れて使用することが望ましい。最近では，退色防止剤入りのSlow Fade（Molecular Probes），Fluor Save Reagent（Calbiochem），Fluoromount/Plus（Diagnostic Biosystems社）や退色防止剤不含のFluoromount（Diagnostic Biosystems社）など市販の封入剤を使用すると便利である。

3 蛍光抗体法の流れ（図1）

必要な機器など

生食，ガーゼ，剃刀（両刃），ピンセット，包埋皿（クリオディシュ），包埋剤（OCTコンパウンド），液体窒素またはアセトン・ドライアイス，魔法瓶またはステンレス製万能瓶，クリオスタット，替刃，試料台，ドライヤー，スライドガラス（無蛍光用でなくとも可），カバーガラス，凍結ブロック保存容器（サンプルストックチューブ），冷凍庫（－80℃），PBS，1％BSA・PBS，抗体（表1），湿潤箱，試験管（チューブ），染色カゴ，染色バット，替可変式マイクロピペット，キムワイプ，アルミホイル，蛍光用封入剤，蛍光顕微鏡

1 腎生検組織の処理および凍結法

① 腎生検組織を採取し，生食でしめらせたガーゼにのせその場で処理をするか，直ちに検査室へ提出する。

② 組織を乾燥させないように，剃刀（両刃）用いて生食ガーゼの上で各種検体用（光顕，蛍光）にわける。このとき，腎生検組織を**実体顕微鏡**（またはルーペ）で**観察し，皮質・糸球体を確認する**（図2，3）。なお，電顕用検体を生食ガーゼ上で処理することは禁忌であり，生検組織採取後直ちにガラス板上などで切りわける。

糸球体が少ないか確認できないときは，臨床医にその旨を伝え，腎生検組織を追加提出してもらうように依頼する。また，腎生検組織が少ないときは，臨床情報を参考に組織を各用途に応

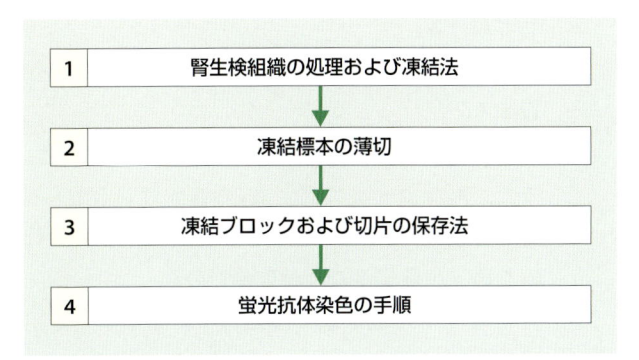

図1● 蛍光抗体法の流れ

1	腎生検組織の処理および凍結法
2	凍結標本の薄切
3	凍結ブロックおよび切片の保存法
4	蛍光抗体染色の手順

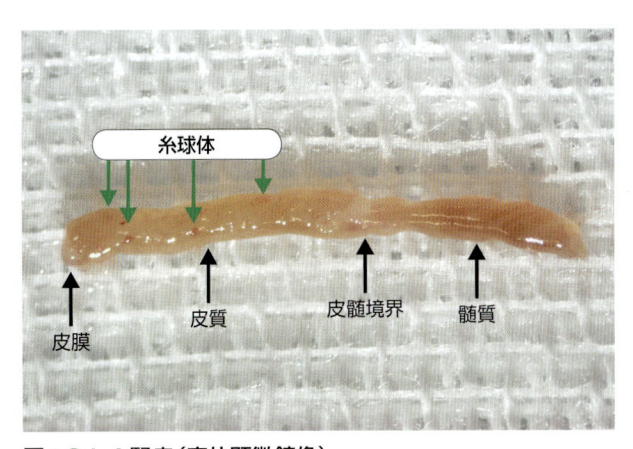

図2● IgA腎症（実体顕微鏡像）

皮質は薄いクリーム色で，糸球体は赤い（赤血球）球状にみえることが多い。髄質は皮質に比べやや暗赤色調で細かいスジ様にみえる。また，皮質髄質は色調の差もあり境界に白色調の間質や血管がみえることもあり，鑑別しやすい。皮質に，皮膜が付着して採取されていることも重要な情報である

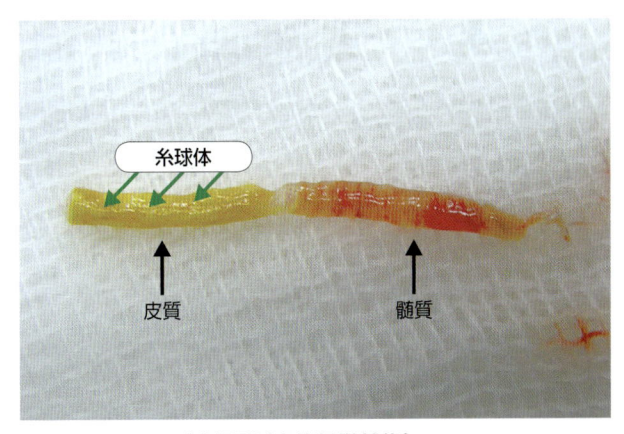

図3● ネフローゼ症候群（実体顕微鏡像）

ネフローゼのときは，皮質部分が濃い黄色調（間質の泡沫細胞や尿細管の脂肪変性のため）にみえることが多い

じてわける。

③ 図4のように切りわけた蛍光抗体用の腎組織を包埋する。

このとき，組織を挫滅させないように注意する。また，ピンセットに固定液（ホルマリンなど）の付いた状態で組織を処理すると抗原性が失われるため，注意することが重要である。

④ 腎組織は，可能な限り急速に凍結することが望ましい。細胞組織内には多量の水分が存在し，凍結することで氷の結晶ができる。凍結温度の−2〜−3℃前後で氷の結晶がより大きくなることが知られているため，急速に組織の温度を下げ凍結することが望ましい。そのために組織の凍結は，液体窒素（−196℃）が適している。アセトン・ドライアイス（−86℃）による凍結法でもよいが，OCTコンパウンドにアセトンが触れると変性するので気をつける。直ちに検体を薄切しないときは，保存容器に入れ，−80℃の冷凍庫で保存する。

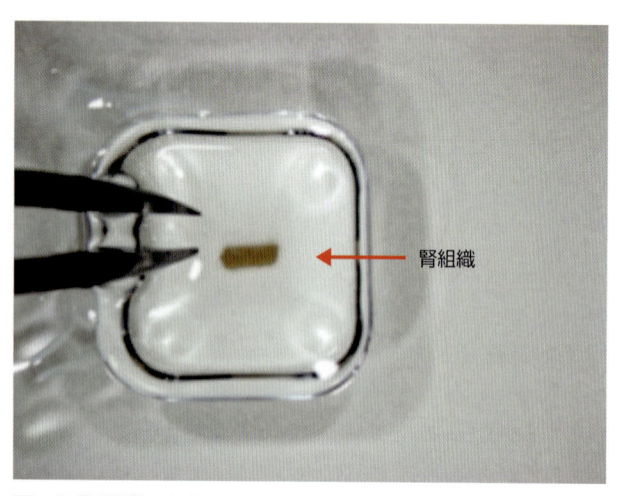

図4● 腎組織の包埋

プラスチック製包埋皿にOCTコンパウンドを入れ，組織をピンセットで底に沈める

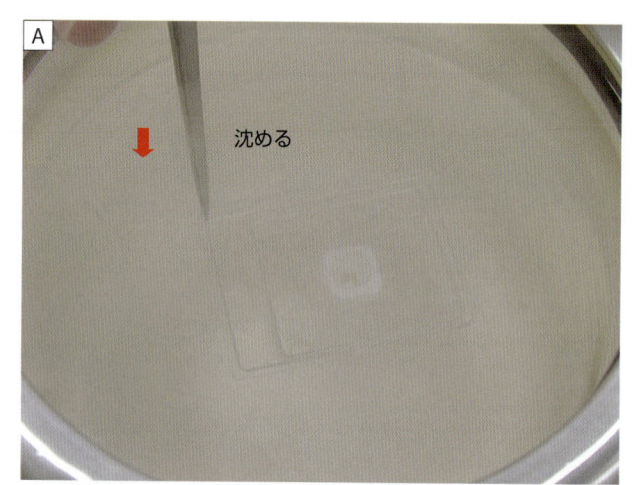

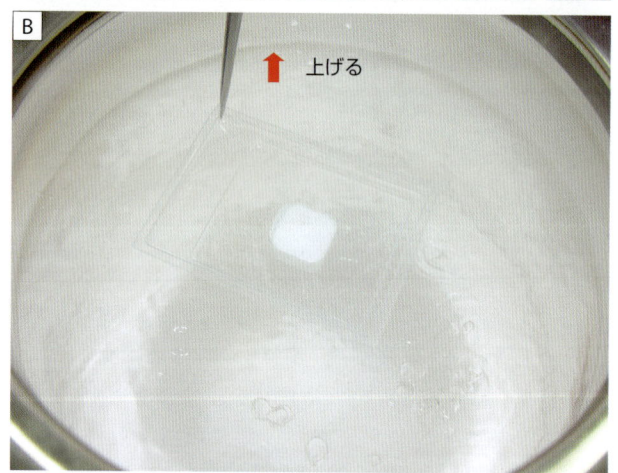

図5● 凍結のしかた

液体窒素を使用するときは，凍結速度が早すぎるとブロックが割れるため，凍結のスピードはピンセット等ではさみ6〜7割凍ったところで一度ブロックを上げ（A），後は余冷で凍結するとよい（B）

2 凍結標本の薄切

① 薄切前に，クリオスッタト内の温度は－18℃前後に調整する（組織によって適性温度が違うので注意）。
② 図6 ⇨ 図7のように，OCTコンパウンドに包埋した腎組織をブロック台に接着し，クリオスタット庫内に置く。
③ ブロックをクリオスタットの試料固定台にセットし，薄切を開始する（図8）。クリオスタットの切片の厚さ調整メモリを2μmに設定し，できるだけ薄く薄切する（腎生検組織は小さいため，試料固定台にブロックの面合わせ用の調整装置があると非常に便利である）。

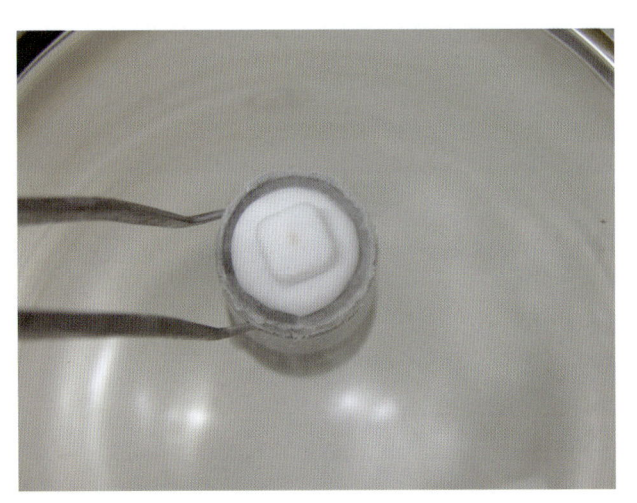

図6● ブロックの凍結接着
ブロック台にOCTコンパウンドを少量のせ，素早く腎組織の入ったブロックをのせ，少し下方に押し付けるようにし，直ちに液体窒素またはドライアイスで凍結接着する。このときに組織の温度が上がらないよう注意する

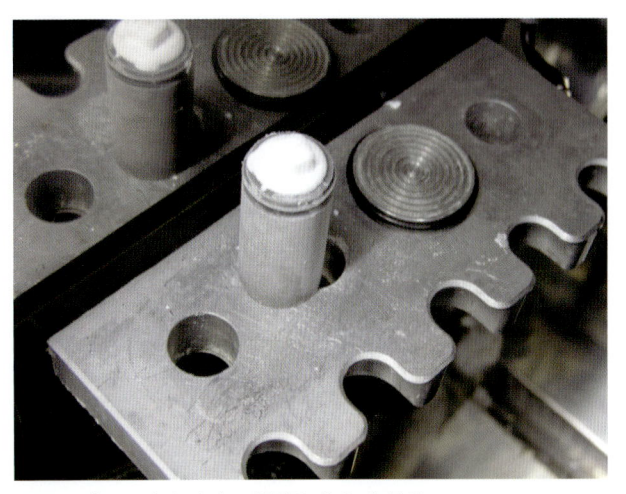

図7● ブロックを庫内の温度になじませる
薄切前ブロックは，クリオスタット庫内に10～20分置き，ブロック温度を庫内温度に合わせる

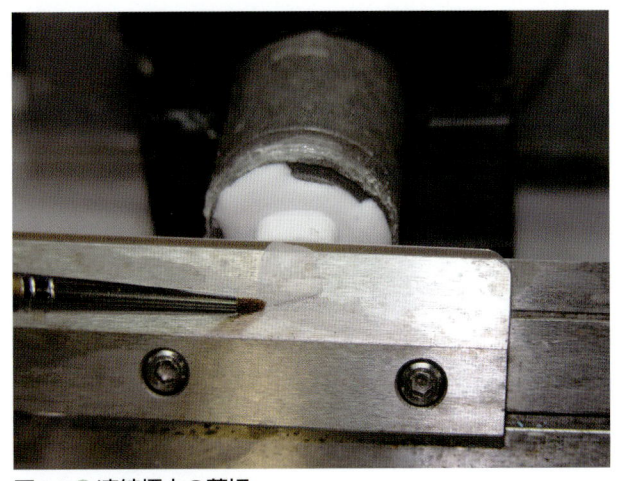

図8A● 凍結標本の薄切
薄切切片は，薄いためアンチロールは使用せずに，刷毛先を切片にひっかけるように伸ばし，使用すると非常に便利である。薄切用の替刃は，パラフィン用の刃角35タイプ（S35フェザーまたは35ERMA）でよく切れる

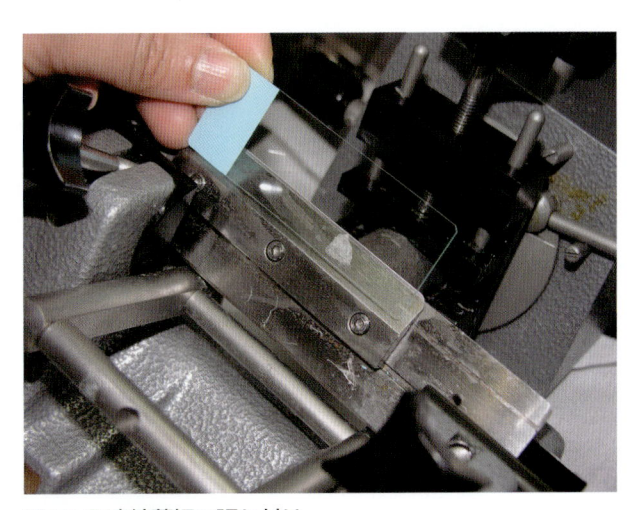

図8B● 凍結薄切の張り付け
スライドガラスを，切片に平行に近づけ一気に張り付ける

④ 薄切切片は，コンデンサーを落とし，コントラストを上げた顕微鏡下で観察し，診断可能な糸球体などを確認した上で，連続切片を作製する。凍結組織が小さいときなどは，最初に出た糸球体があまり診断に適さなくても検査に必要な枚数を確保し，その後適当な糸球体を探すことが望ましい（診断に適した糸球体が出ないこともあるため）。症例によっては未染の切片でもいろいろな情報が得られる。

最近は，蛍光顕微鏡のフィルターがよくなったため，使用するスライドガラスは，無蛍光でなくてもよい。コーティングスライドを使用すると，染色時の余分なPBSの拭き取りに便利である。

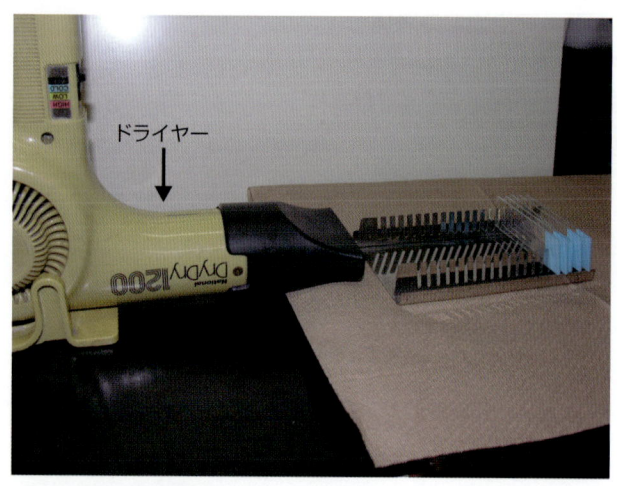

図8C● 切片の風乾

スライドガラスに切片をのせたらスライド立てに置き，ドライヤーの冷風を用いて直ちに風乾する。風乾は，室温で30分行う

3 凍結ブロックおよび切片の保存法

① 薄切後の凍結ブロックは，薄切面にOCTコンパウンドを少量のせ，クリオスタット内の冷却台で急速に凍結カバーする。特に凍結ブロックは，試料台の装着・脱着時にブロック温度が上がりやすく，組織の抗原性や形態のクオリティが落ちるので注意する。

その後，==ブロックは密閉できる容器に入れ，乾燥しないように－80℃の冷凍庫で保存する==（図9）。

② 薄切した切片は，直ちに染色しないときや予備として保存する場合は，容器に入れビニールテープなどで密閉し－20～－80℃に保存する。抗原によっては，数年も保存が可能である。もちろん，抗原性の保存は，切片より凍結ブロックでの保存法が優れている。

使用時は，切片に結露ができないように容器を室温に戻してから切片を取り出す。

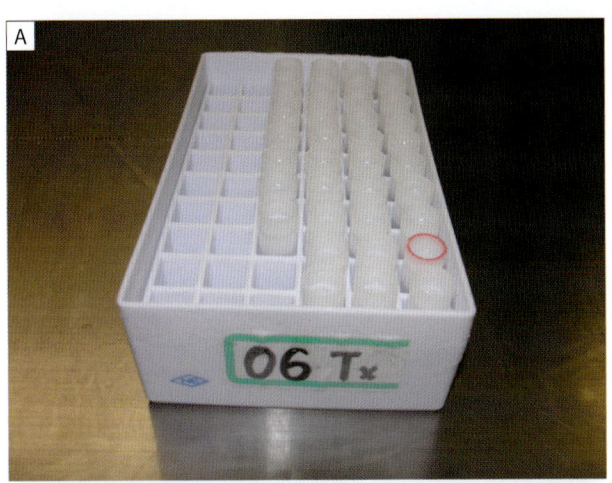

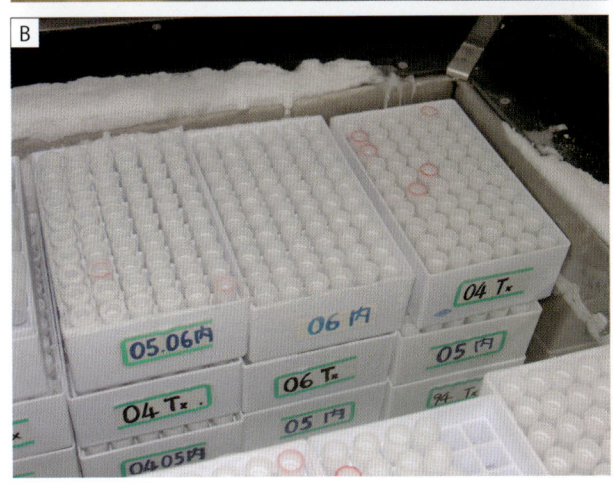

図9●凍結組織ブロックの保存法
A：容器には，検体提出年月日・標本番号・患者氏名など記入し，ラックなどに立て保存する
B：凍結ブロックは，乾燥しなければ抗原性は10年以上経過しても保存される

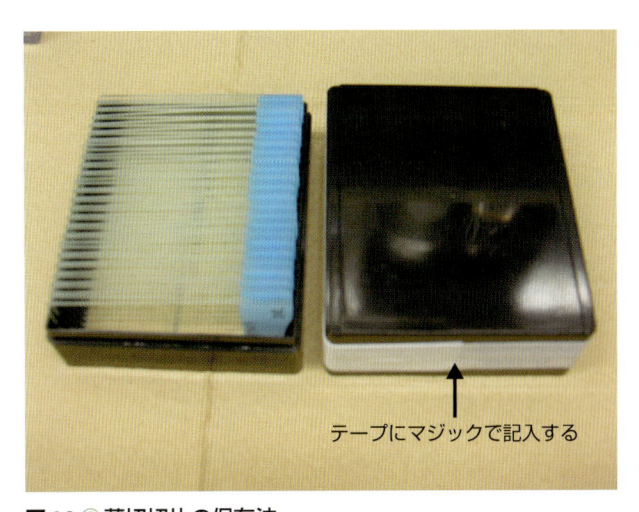

図10●薄切切片の保存法
薄切切片保存容器には，検体薄切年月日・検体病理番号等を記入しておく

4 蛍光抗体染色の手順

◎直接蛍光抗体法

① スライドガラスを染色かごに立て，PBSで5分×3回洗浄する．
② スライドガラス上の組織周囲の余分なPBSをキムワイプで拭き取り，ピペットを用いて一次抗体（蛍光標識抗体）20～50μLをのせる．
③ 湿潤箱に入れ，室温で1時間または4℃でovernight反応させる．紫外線の通る湿潤箱の場合はアルミホイルで遮光する．
④ PBSで5分×3回洗浄する．
⑤ 蛍光用封入剤をカバーガラスに少量取り，組織にのせ封入する．凍結切片は壊れやすいため，カバーガラスを上から押さえないように封入する．
観察時に組織の位置が肉眼では確認できないので，あらかじめスライドガラスの裏から黒マジックで印をつけておくと便利である．
⑥ 蛍光顕微鏡で観察し，デジタルカメラで画像を保存する．標本を観察しないときは，光が当たらない冷暗所に置くか，アルミホイルで遮光する．凍結切片標本は，永久標本にはならないので注意する．しかし，封入剤により比較的長期の保存や観察が可能になった．

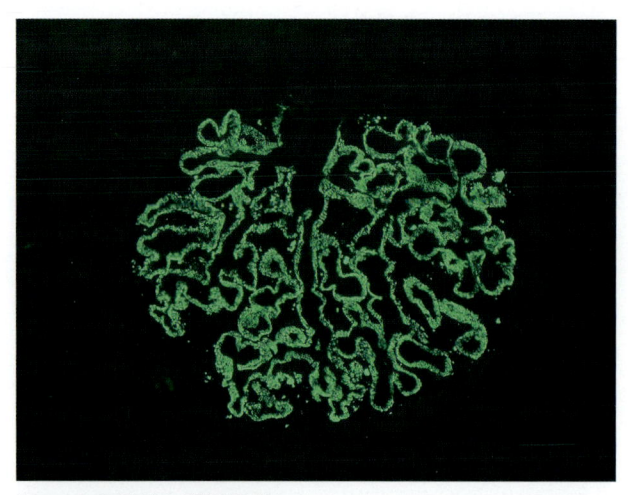

図12●直接法，膜性腎症
FITC標識抗ヒトIgGウサギポリクローナル抗体（新鮮凍結標本）
糸球体基底膜に沿ってIgGの顆粒状の沈着が認められる

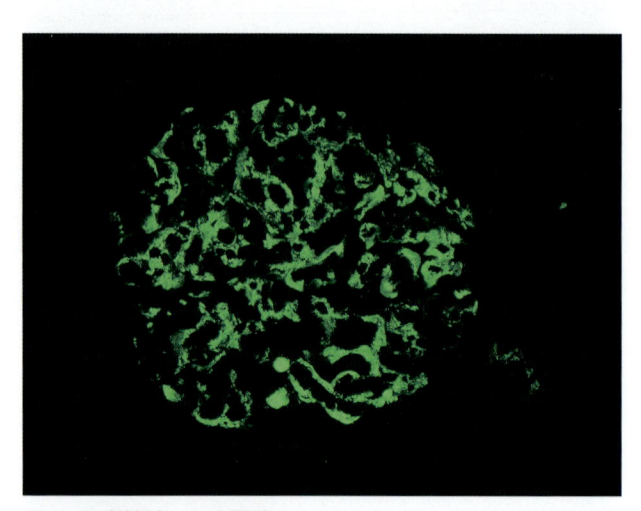

図13●直接法，IgA腎症
FITC標識抗ヒトIgAウサギポリクローナル抗体（新鮮凍結標本）
メサンギウム領域にIgAの顆粒状の沈着が認められる

①	PBSで5分×3回洗浄
②	一次抗体（蛍光標識抗体）20～50μLをのせる
③	室温で1時間または4℃でovernight反応
④	PBSで5分×3回洗浄
⑤	封　入
⑥	蛍光顕微鏡で観察，画像を保存

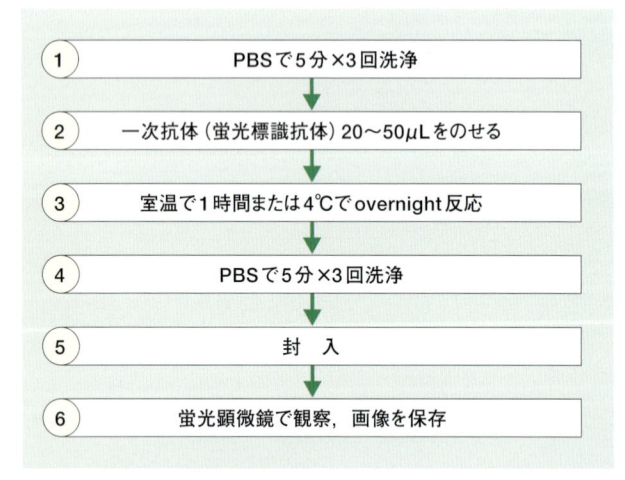

図11●直接蛍光抗体法の流れ

◎間接蛍光抗体法

①②③は直接法とほぼ同じである。一次抗体として非標識抗体を用いる。

④ PBSで5分×3回洗浄する。

⑤ 標識二次抗体をのせ、室温で30〜60分反応させる。

⑥ PBSで5分×3回洗浄する。

⑦ 直接法の⑤⑥と同様に封入、観察する。

　Alexa Fluor系の標識抗体を二次抗体に使用すると、一次抗体の稀釈倍率と染色感度も上がる。蛍光顕微鏡観察時に、蛍光色素が退色しにくいため、重染色の写真撮影や画像の取り込みに非常に便利である。

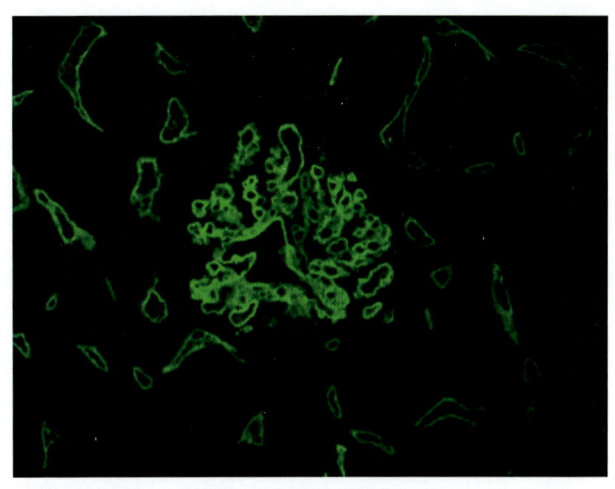

図15 間接法，移植腎（抗体関連拒絶反応）

一次抗体に抗ヒトC4dマウスモノクローナル抗体，二次抗体にAlexa Fluor 488標識抗マウスIgGヤギ抗体（新鮮凍結標本）
糸球体基底膜およびPTCにC4dの沈着が認められる

①	PBSで5分×3回洗浄
②	一次抗体（蛍光非標識抗体）20〜50μLをのせる
③	室温で1時間または4℃でovernight反応
④	PBSで5分×3回洗浄
⑤	標識二次抗体をのせ、室温で30〜60分反応
⑥	PBSで5分×3回洗浄
⑦	直接法の⑤⑥と同様に封入、観察

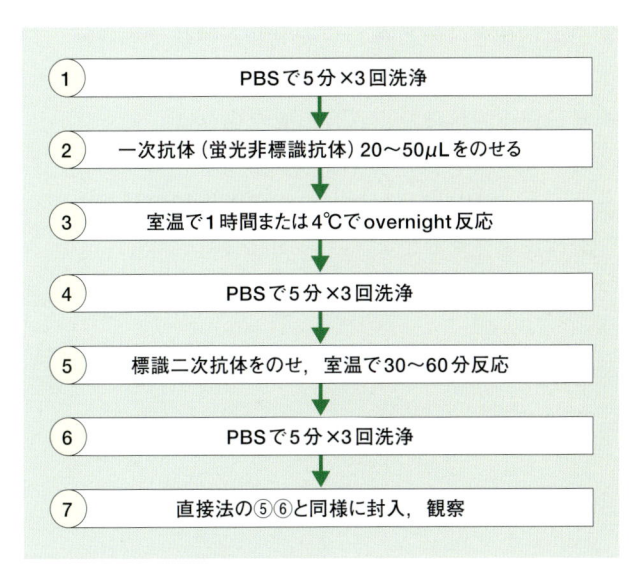

図14 間接蛍光抗体法の流れ

◎ビオチン・アビジン（biotin-avidin；BA）法

①②③は直接法と同じである。一次抗体として非標識抗体を用いる。

④PBSで5分×3回洗浄する。

⑤ビオチン標識二次抗体をのせ，室温1時間反応させる。

⑥PBSで5分×3回洗浄する。

⑦FITC標識アビジンと室温30分～1時間反応させる。

⑧PBSで5分×3回洗浄する。

⑨直接法の⑤⑥と同様である。

＊内因性のビオチンが問題になるときは，ビオチン・アビジンブロッキング試薬を用いる。

＊直接法や間接法でも感度が低いとき，または，重染色で抗体の組み合わせが合わないときに使用すると便利である。

＊ビオチン標識一次抗体を用いたときは④⑤を抜く。

◎二重染色法

二重染色は直接法と直接法，間接法と直接法，間接法と間接法のように，いくつかの組み合わせに分類される。また，染色の原理を理解できれば，三重以上の染色も可能である。

[直接法と直接法の流れ]

①②③は直接法と同じである。一次抗体としてFITC標識免疫動物A抗X抗体を用いる。

④PBSで5分3回洗浄する。

⑤二次抗体としてローダミン標識免疫動物B抗Y抗体をのせ，③と同様に反応させる。

⑥直接法の⑤⑥と同様である。

＊一次抗体と二次抗体を混ぜて染色することも可能である。

＊一次抗体と二次抗体の免疫動物が同種でも異種でもよい。

＊異種同士の抗体を組み合わせた場合は，両抗体間の交叉反応（異種抗体）に注意する。この場合は，⑤の前に免疫動物Bの正常血清10倍稀釈を30分反応させるとよい。

1	PBSで5分×3回洗浄
2	一次抗体（非標識抗体）20～50μLをのせる
3	室温で1時間または4℃でovernight反応
4	PBSで5分×3回洗浄
5	ビオチン標識二次抗体をのせ，室温1時間反応
6	PBSで5分×3回洗浄
7	FITC標識アビジンと室温30分～1時間反応
8	PBSで5分×3回洗浄
9	直接法の⑤⑥と同様に封入，観察

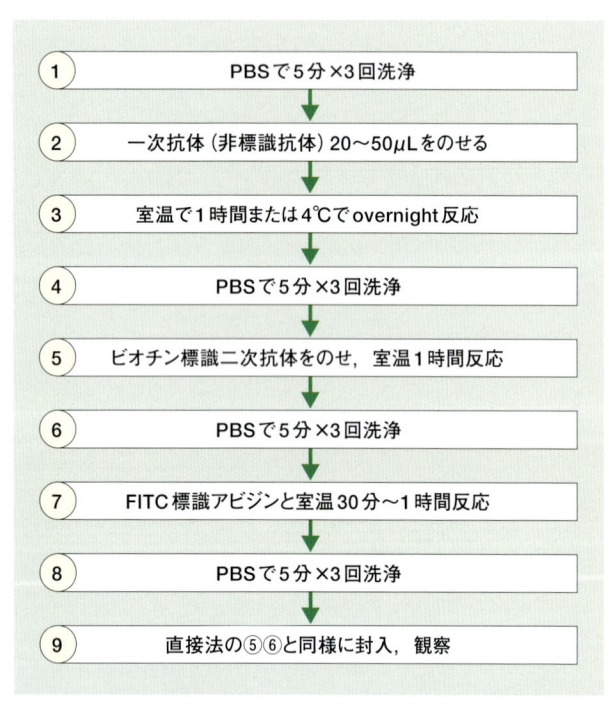

図16● BA法の流れ

1	PBSで5分×3回洗浄
2	一次抗体（FITC標識免疫動物A抗X抗体）20～50μLをのせる
3	室温で1時間または4℃でovernight反応
4	PBSで5分×3回洗浄
5	二次抗体（ローダミン標識免疫動物B抗Y抗体）をのせ，③と同様に反応
6	直接法の⑤⑥と同様に封入，観察

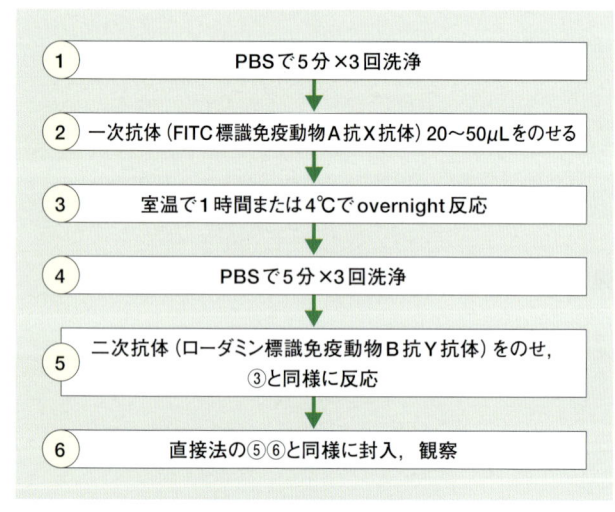

図17● 二重染色（直接法と直接法）の流れ

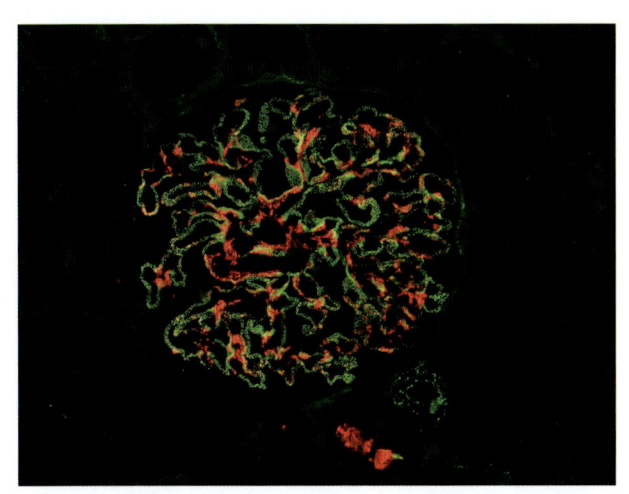

図18 二重染色—直接法と直接法，膜性腎症とIgA腎症の合併例

FITC標識抗ヒトIgGウサギポリクロナール抗体とローダミン標識抗ヒトIgAウサギポリクロナール抗体を用いた二重染色（新鮮凍結標本）
糸球体の基底膜に沿ってIgG（緑）が細顆粒状に，メサンギウム領域にIgA（赤）の粗顆粒状の沈着が認められる

[間接法と直接法の流れ]

①②③は直接法とほぼ同じである。一次抗体として非標識免疫動物A抗X抗体を用いる。
④PBSで5分×3回洗浄する。
⑤二次抗体としてAlexa Fluor 488標識免疫動物B抗A IgG抗体を用いる。
⑥PBSで5分×3回洗浄する。
⑦10倍C正常血清を10分反応させる。
⑧PBSで軽く洗浄する。
⑨三次抗体としてローダミン標識免疫動物C抗Y抗体を用いる。
⑩直接法の⑤⑥と同様である。

①	PBSで5分×3回洗浄
②	一次抗体（非標識免疫動物A抗X抗体）20〜50μLをのせる
③	室温で1時間または4℃でovernight反応
④	PBSで5分×3回洗浄
⑤	二次抗体（Alexa Fluor 488標識免疫動物B抗A IgG抗体）をのせ，室温30〜60分反応
⑥	PBSで5分×3回洗浄
⑦	10倍C正常血清を10分反応
⑧	PBSで軽く洗浄
⑨	三次抗体（ローダミン標識免疫動物C抗Y抗体）をのせ，③と同様に反応
⑩	直接法の⑤⑥と同様に封入，観察

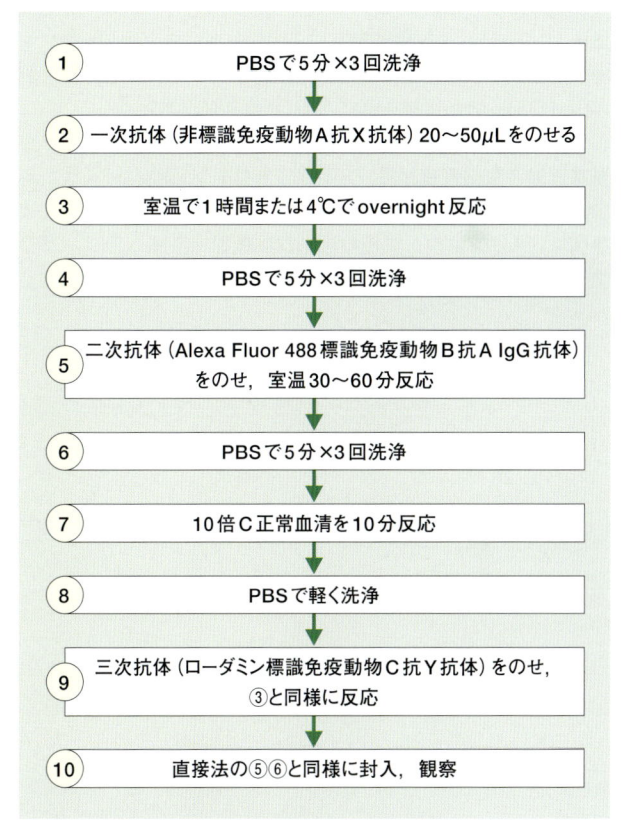

図19 二重染色（間接法と直接法）の流れ

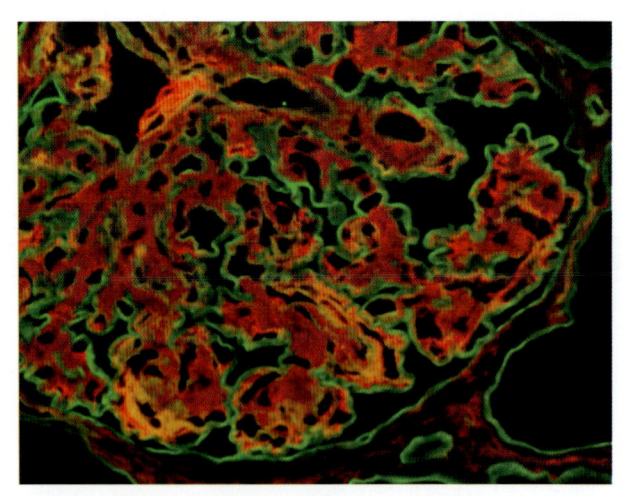

図20 ● 二重染色—間接法と直接法，DM腎症

一次抗体に抗ヒトラミニンマウスモノクローナル抗体，二次抗体にAlexa Fluor 488標識抗マウスIgGヤギ抗体，次に正常ヤギ血清でブロックし，ローダミン標識抗ヒトフィブロネクチンヤギポリクローナル抗体を反応する（新鮮凍結標本）
ラミニン（緑）は，糸球体基底膜・メサンギウム基質・ボウマン嚢基底膜と尿細管基底膜，フィブロネクチン（赤）は，メサンギウム基質・一部の糸球体基底膜・間質に染色される
症例は，メサンギウム領域から糸球体係蹄内腔側へのフィブロネクチンの増加が認められる

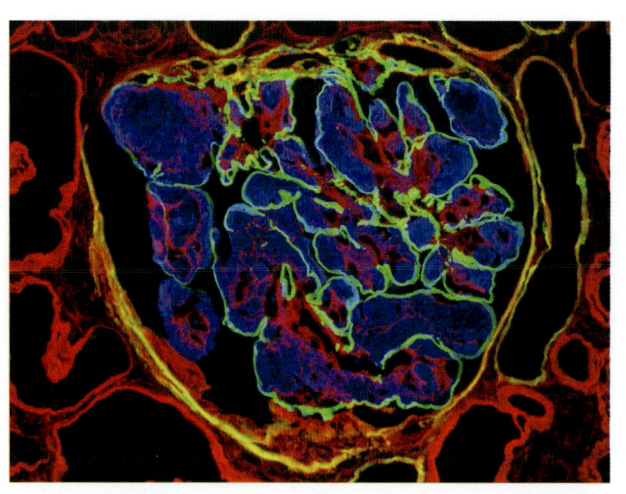

図21 ● 三重染色—間接法と直接法の応用，IgM沈着の症例

一次抗体に抗ヒトIgMウサギポリクローナル抗体，二次抗体にAMCA標識抗ウサギIgGヤギ抗体。次に正常ラット血清でブロックしIV型コラーゲンに対するFITC標識抗α5鎖抗体・Texas Red標識抗α2鎖抗体を反応する（新鮮凍結標本）
IV型コラーゲンα5鎖（緑）は，糸球体基底膜・ボウマン嚢基底膜と一部の尿細管基底膜，IV型コラーゲンα2鎖（赤）は，メサンギウム基質・ボウマン嚢基底膜と尿細管基底膜に染色される
症例は，メサンギウム領域から糸球体係蹄内腔へのIgM（青）の沈着が認められる

[間接法と間接法の流れ]
①②③は直接法とほぼ同じである。一次抗体として非標識免疫動物A抗X抗体を用いる。
④PBSで5分×3回洗浄する。
⑤二次抗体としてAlexa Fluor 488標識免疫動物B抗A IgG抗体を用いる。
⑥PBSで5分×3回洗浄する。
⑦10倍D正常血清10分反応させる。
⑧PBSで軽く洗浄する。
⑨三次抗体として非標識免疫動物C抗Y抗体を用いる。
⑩PBSで5分×3回洗浄する。
⑪Alexa Fluor 568標識免疫動物D抗C IgG抗体を用いる。
⑫直接法の⑤⑥と同様である。

＊この方法では、一次抗体として同種の免疫動物の抗体を組み合わせることはできない。
＊免疫動物B抗体とD抗体を同種のものを使用すると、複雑な反応性を考える必要がない。
＊条件によっては、一次抗体の組み合わせが異種・二次標識抗体の組み合わせが同種の場合、一次抗体および二次抗体同士を混合して間接法として染色することも可能である。

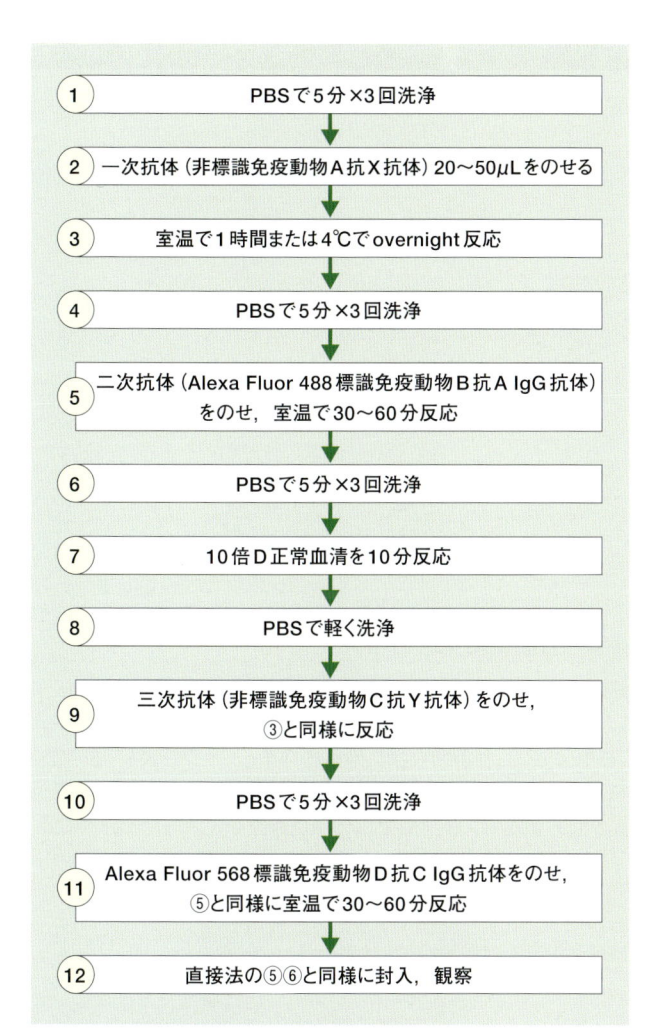

図22●二重染色（間接法と間接法）の流れ

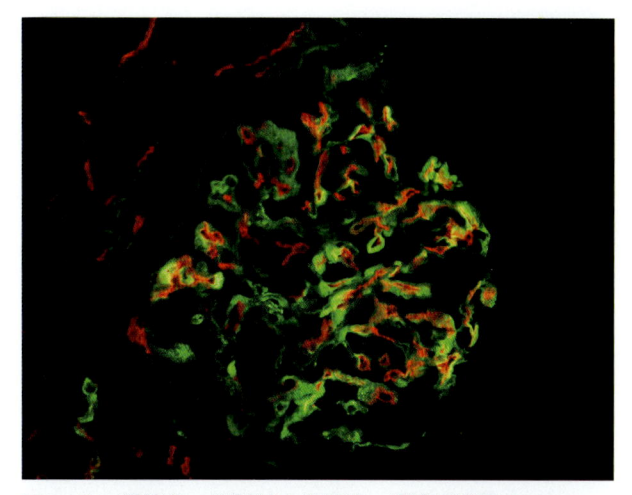

図23●二重染色—間接法と間接法、慢性拒絶反応TGP

一次抗体に抗ヒトC4dウサギポリクロナール抗体と抗ヒトPAL-Eマウスモノクロナール抗体。次に正常ヤギ血清でブロックし二次抗体にAlexa Fluor 568標識抗マウスIgGヤギ抗体とAlexa Fluor 488標識抗ウサギIgGヤギ抗体を反応する（新鮮凍結標本）
糸球体およびPTCの内皮細胞に、PAL-E（赤）が陽性。また、糸球体係蹄内皮下にC4d（緑）が陽性で、一部内皮にも陽性（黄色）と思われる所見がみられる

◎切片の厚さによる蛍光抗体標本の違いの比較

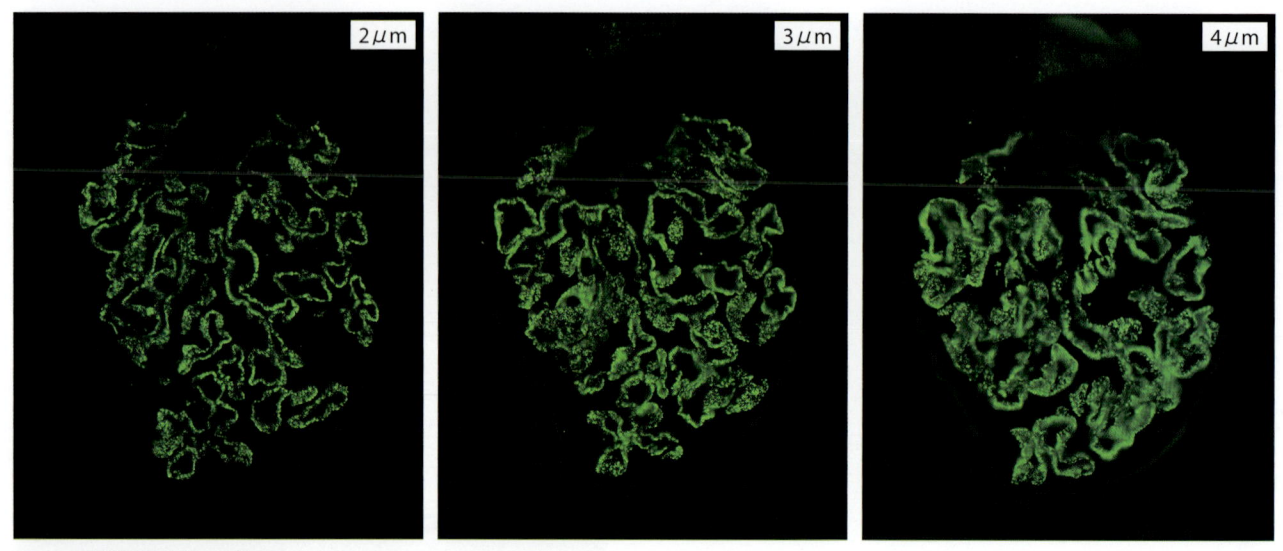

図24 ● 膜性腎症(IgG染色)

FITC標識抗ヒトIgG(ウサギポリクロナール)抗体(新鮮凍結標本)
糸球体の基底膜に沿ってIgGが細顆粒状に染色されている。しかし,切片の厚さが増すほどIgGの細顆粒状沈着が不鮮明になり,一部線状(linear pattern)にもみえる

◎アーチファクトでの染色

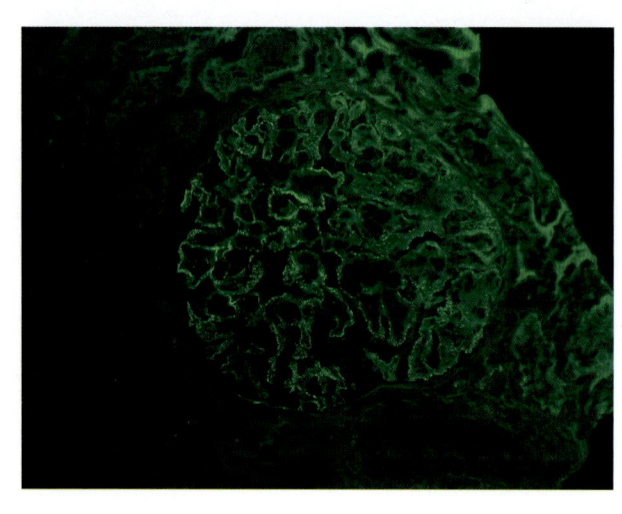

図25 ● 膜性腎症(IgG染色)

FITC標識抗ヒトIgG(ウサギポリクロナール)抗体(新鮮凍結標本)
糸球体の基底膜に沿ってIgGが細顆粒状に染色されている。しかし,切片の右半分はIgGが細顆粒状に染色されず,バックが非特異的に染色されている。標本は,凍結処理時に固定液の付いたピンセットで処理されたため,固定液の浸透した部分が抗原性を失活したと思われる

◎ **封入剤および蛍光色素による退色の比較**

標本は，定常照明下のもと40倍対物レンズ，FITCフィルターをセットした顕微鏡に設置した。画像は，0分・5分・10分間隔同一露光の条件下で撮影した。

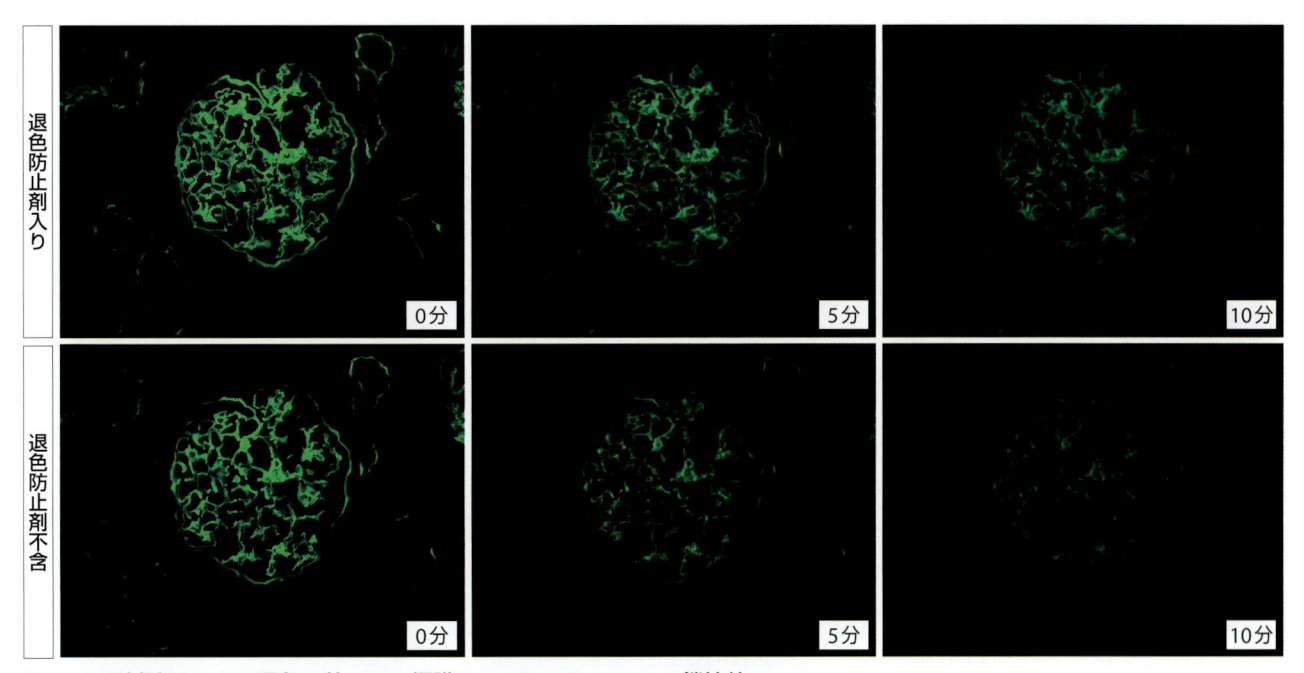

図26 ● 照射時間による退色の差：FITC標識 Type Ⅳ Collagen α5鎖抗体

FITC標識抗体で染色した場合，退色防止剤入り封入剤に比べ退色防止剤不含では蛍光の退色は速い

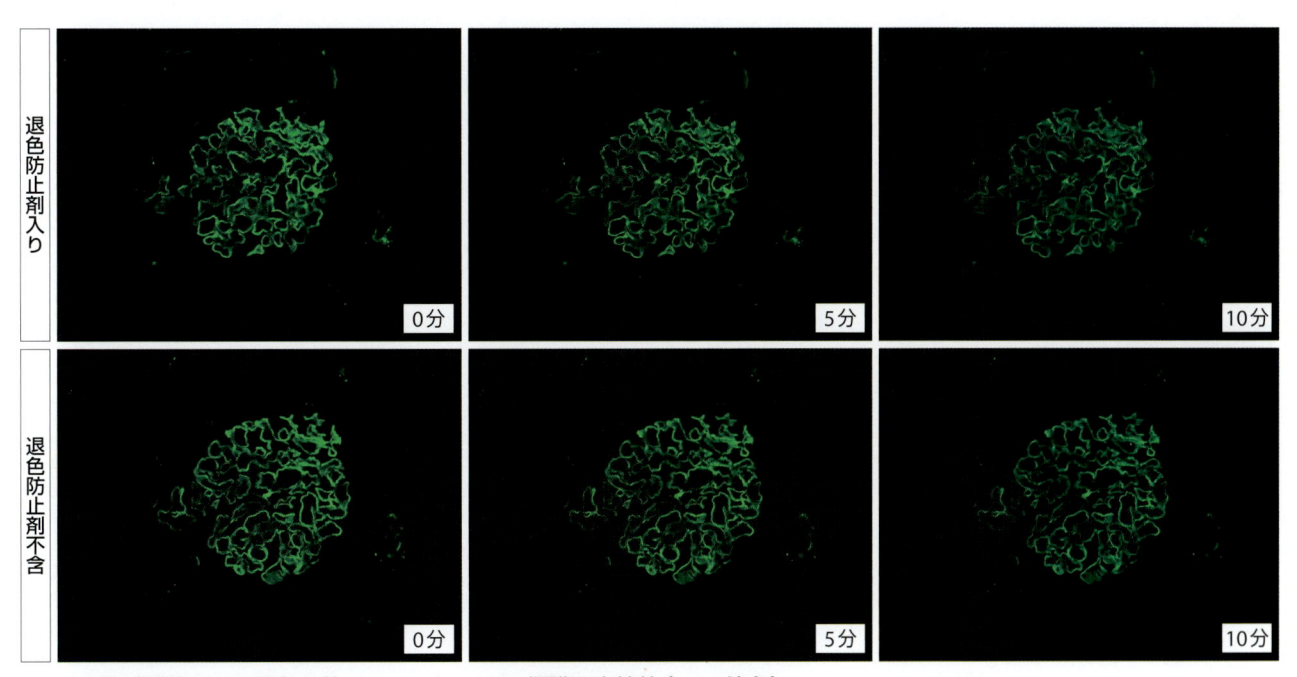

図27 ● 照射時間による退色の差：Alxsa Fluor 488 標識二次抗体（C4d染色）

Alxsa Fluor 488標識二次抗体で染色した場合，封入剤の退色防止剤の有無に関係なく，蛍光はほとんど退色しない

4 酵素抗体法の原理・種類

腎生検の場合は，初めから蛍光抗体法か酵素抗体法による染色は必須である。

蛍光抗体法は，標本の全体像が観察しにくい。また，標本の長期保存ができないため写真や画像での保存が必要である。しかし，標本のコントラストがよく，重染色に優れている。

酵素抗体法は，全体の形態が把握しやすく，標本の長期保存が可能であり，応用性が高いといった長所がある。

◎ 原理

酵素抗体法は，抗原抗体反応という特異反応を基盤とし，抗原と結合した抗体の局在を酵素組織化学的に証明する形態学的手法である。抗体を標識する酵素には，西洋わさびペルオキシダーゼ（horseradish peroxidase；HRP），アルカリホスファターゼ（alkaline-phosphatase；ALP）などがある。酵素抗体法の標識酵素としては，分子量の小さいHRPが長期間の保存安定性に優れているため，よく使用されている。

1）直接・間接法

基本的には，検出すべき抗原に対する抗体に，何らかの酵素を直接的に標識させる方法（直接法；direct method）と検出すべき抗原に対する一次抗体には標識せず，二次抗体に酵素を標識する方法（間接法；indirect method）がある。

直接法は，間接法に比べて反応回数が少ないので，非特異反応が起こる可能性が少なく，特異性が優れている方法といえる。

間接法は，同種の動物で作製された一次抗体をそろえれば，その抗体に対応する抗原の種類とは無関係に，1種類の標識二次抗体が使用できるという利点がある。さらに，一定量の抗原に結合する酵素の量が，直接法の場合より多くなるので，感度の点でも優れている。

しかし，最近では直接法や間接法は，免疫電顕や蛍光抗体法に利用されるほうが多い。

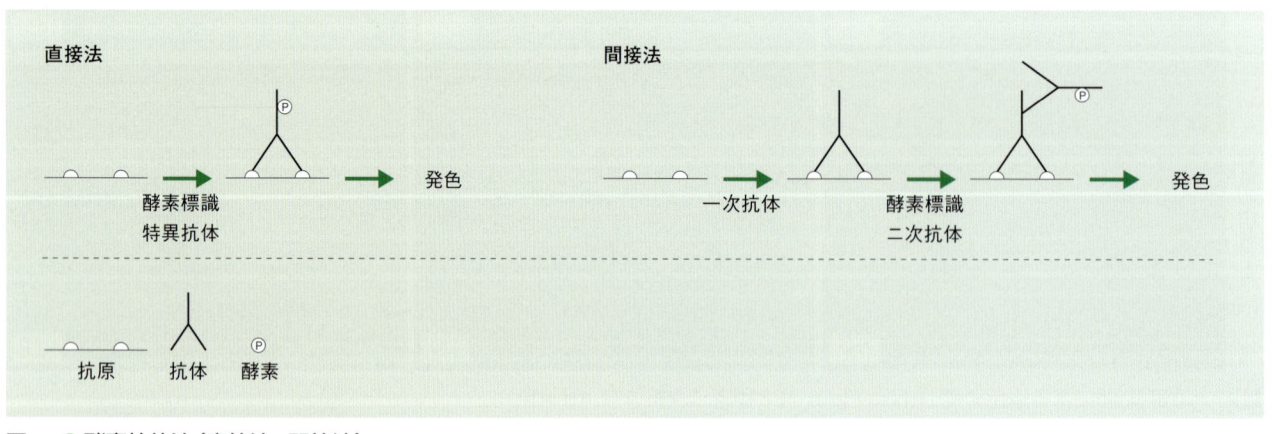

図28 ● 酵素抗体法（直接法・間接法）

2）PAP（peroxidase-antiperoxidase）法

　PAP法は，酵素を直接抗体に標識することなく，全反応が抗原抗体反応のみによる点が特徴である。一次抗体に続いて，非標識二次抗体の過剰量を反応させる。ついで，HRPと抗HRP抗体の可溶性抗原抗体複合物（PAP complex）を反応させる。PAP complexが二次抗体に結合して，抗原の局在を検出するのである。

　PAP法は，間接法に比べ感度は高い。しかし，高濃度の二次抗体とFc receptorに結合しやすいPAP complexを用いるため，background stainingが出現しやすくなる。また，PAP complexの分子量が巨大であるため，抗原過剰の部位では反応が弱くなり，切片との浸透性が不良となりやすく，免疫電顕（pre-embedding法）には適さない。

3）ABC（avidin-biotin peroxidase complex）法

　ビタミンHとして知られているビオチン（biotin）と，その捕捉蛋白で卵白の塩基性蛋白であるアビジン（avidin）との間の特異的かつ非常に強力な結合性を利用したものである。

　手順としては，ビオチンを標識した抗体と抗原を直接反応させる方法と，一次抗体の反応後にビオチン標識二次抗体を反応させる方法とがあり，いずれの場合も次にアビジンとHRP標識ビオチン複合体（avidin-biotin complex；ABC）を反応させる。すなわち，抗原と結合した抗体のビオチンが，複合体のアビジンと結合することで，間接的に抗原の局在を検出するものである。しかし，生体内には内因性ビオチン（腎尿細管上皮・肝細胞など）が存在するため，場合によってはあらかじめブロックする必要がある。また，ABC複合体は分子量が大きいため，抗原過剰部分では反応が弱くなることがある。特に核内抗原の検出には適さない。

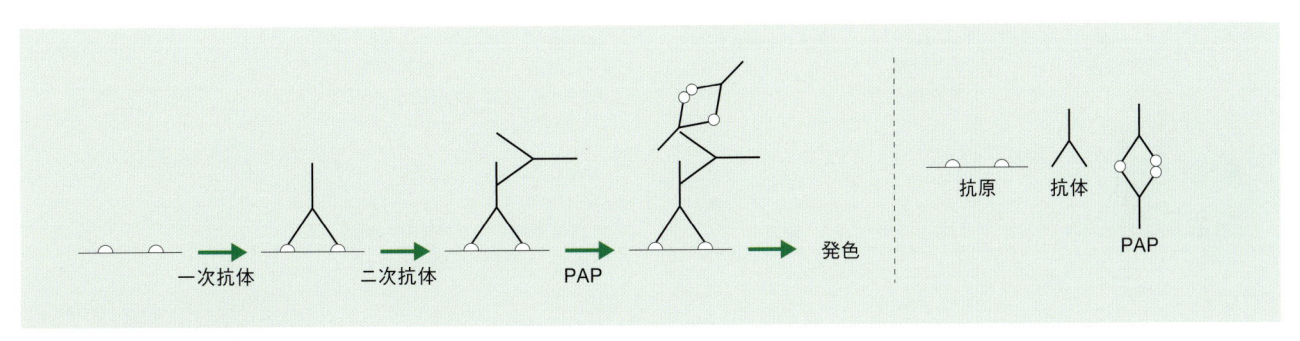

図29 ● 酵素抗体法（PAP法）

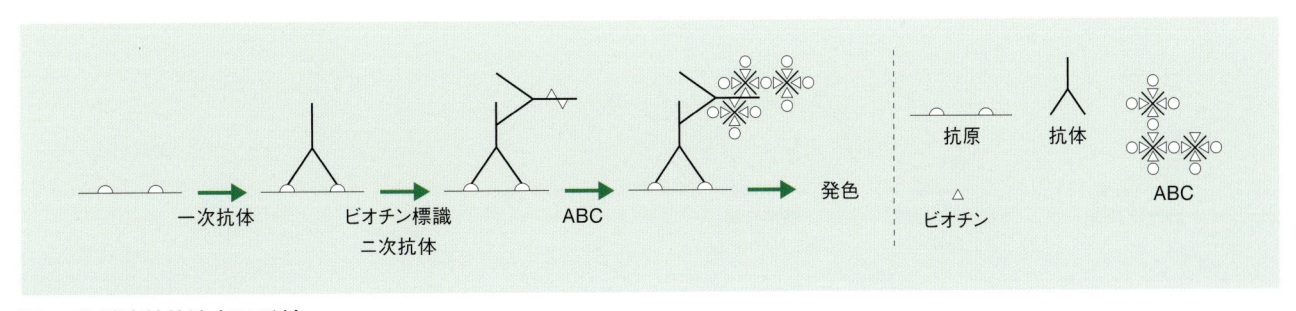

図30 ● 酵素抗体法（ABC法）

4) CSA (catalyzed signal amplification) 法

染色法は，一次抗体，ビオチン標識二次抗体，ビオチン標識HRP-ストレプトアビジン複合体，ビオチン標識タイラマイド，HRP標識ストレプトアビジンの順で反応が行われる超高感度システムである。

ホルマリン固定パラフィン標本において，LSAB法で検出不可能な微量な抗原でも検出することができる。

5) LSAB (labelled streptavidin biotin) 法（汎用）

> **準備するもの**
> 湿潤箱，PBS，TBS，1%BSA・PBS，特異抗体（表2），染色キット（LSAB），発色基質，試験管（チューブ），染色カゴ，染色バット，可変式マイクロピペット，キムワイプ

LSAB法は，ABC法のABC複合体の代わりに，ストレプトアビジンにHRPを直接標識して，ビオチン化二次抗体を検出する方法である。

ストレプトアビジンは，*Streptomyces avidinii* から産生された物質で，従来のアビジンに比較して非特異反応が少ない。また，ABCと異なって，HRP標識ストレプトアビジンは分子量が小さく，長期間安定保存が可能である。現在，よく使われている方法の1つである。

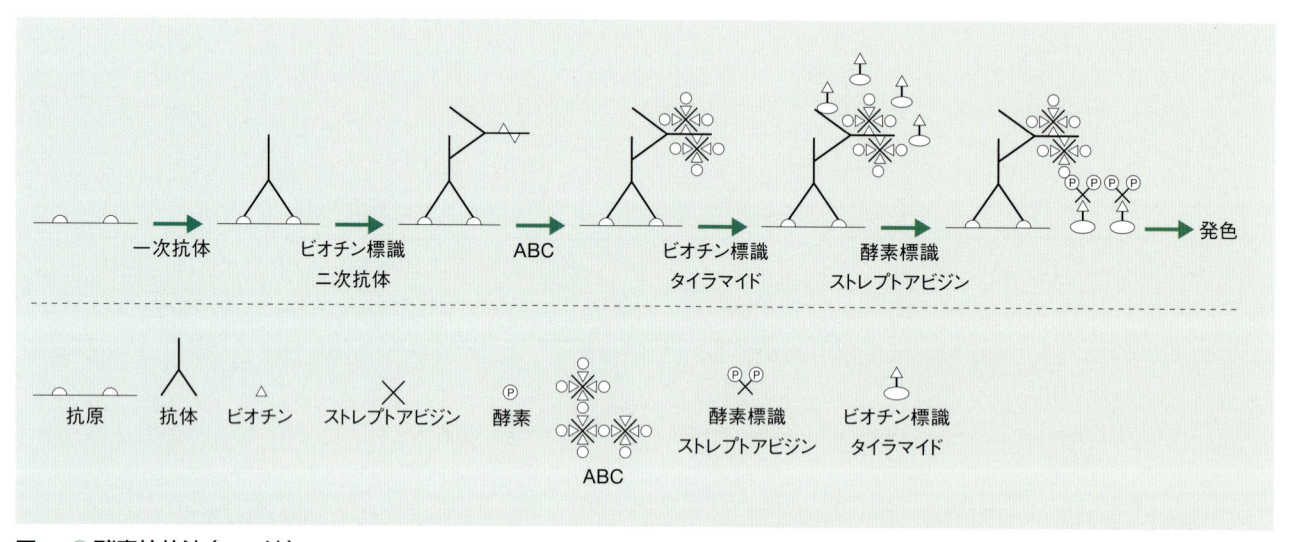

図31 ● 酵素抗体法（CSA法）

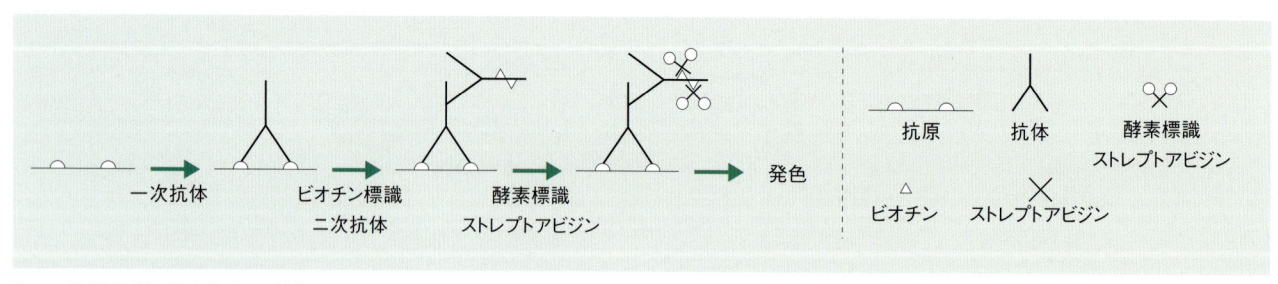

図32 ● 酵素抗体法（LSAB法）

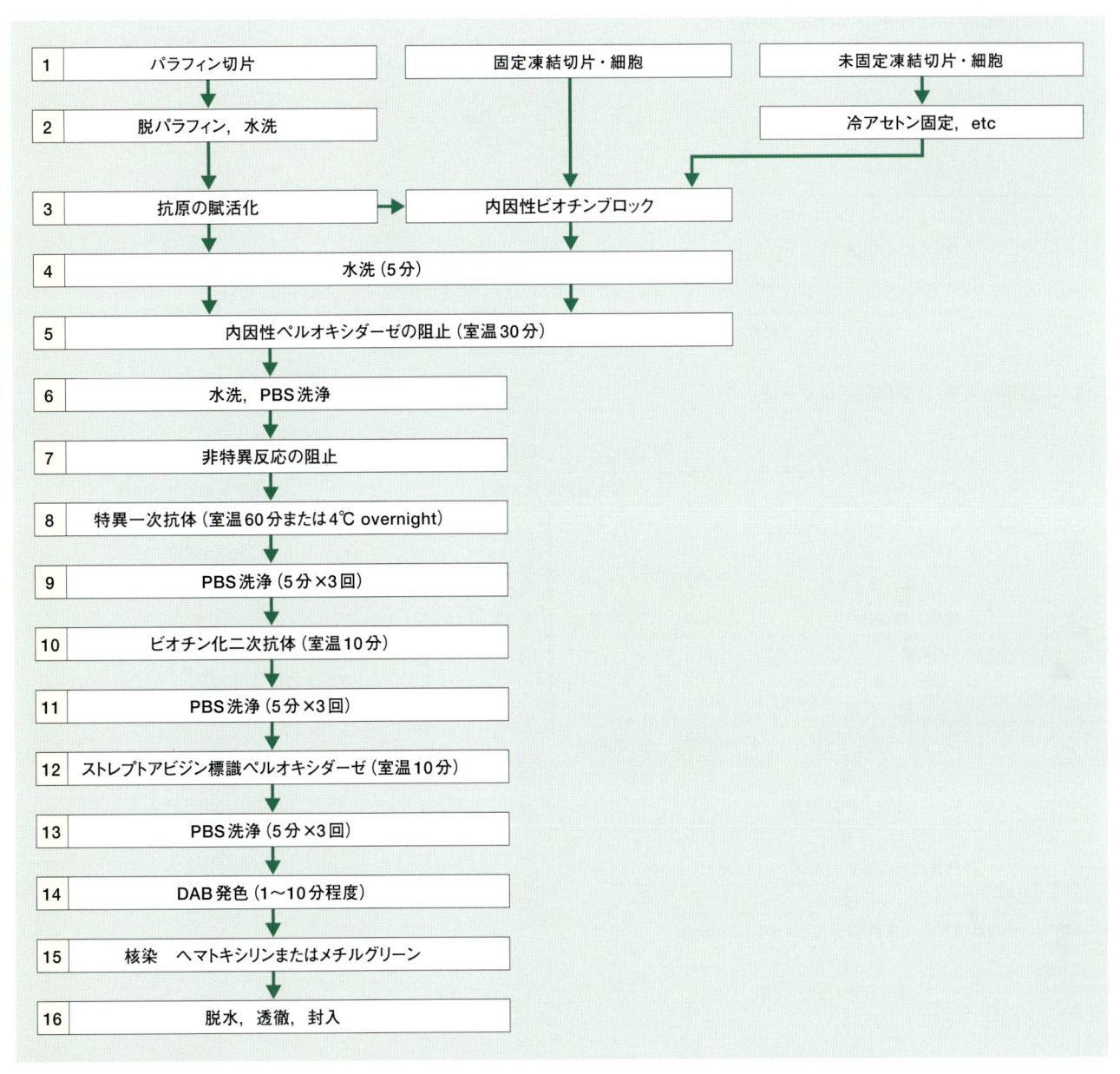

1	パラフィン切片	固定凍結切片・細胞	未固定凍結切片・細胞
2	脱パラフィン，水洗		↓
	↓		冷アセトン固定，etc
3	抗原の賦活化 →	内因性ビオチンブロック	
4	水洗（5分）		
5	内因性ペルオキシダーゼの阻止（室温30分）		
6	水洗，PBS洗浄		
7	非特異反応の阻止		
8	特異一次抗体（室温60分または4℃ overnight）		
9	PBS洗浄（5分×3回）		
10	ビオチン化二次抗体（室温10分）		
11	PBS洗浄（5分×3回）		
12	ストレプトアビジン標識ペルオキシダーゼ（室温10分）		
13	PBS洗浄（5分×3回）		
14	DAB発色（1～10分程度）		
15	核染　ヘマトキシリンまたはメチルグリーン		
16	脱水，透徹，封入		

図33 ● LSAB法の流れ

6) 高感度酵素標識ポリマー法（汎用）

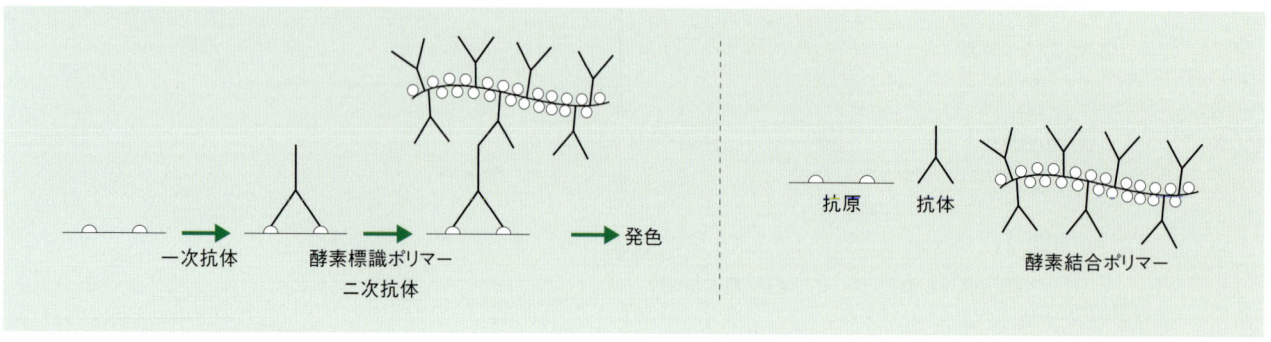

図34● 酵素抗体法（酵素標識ポリマー法）

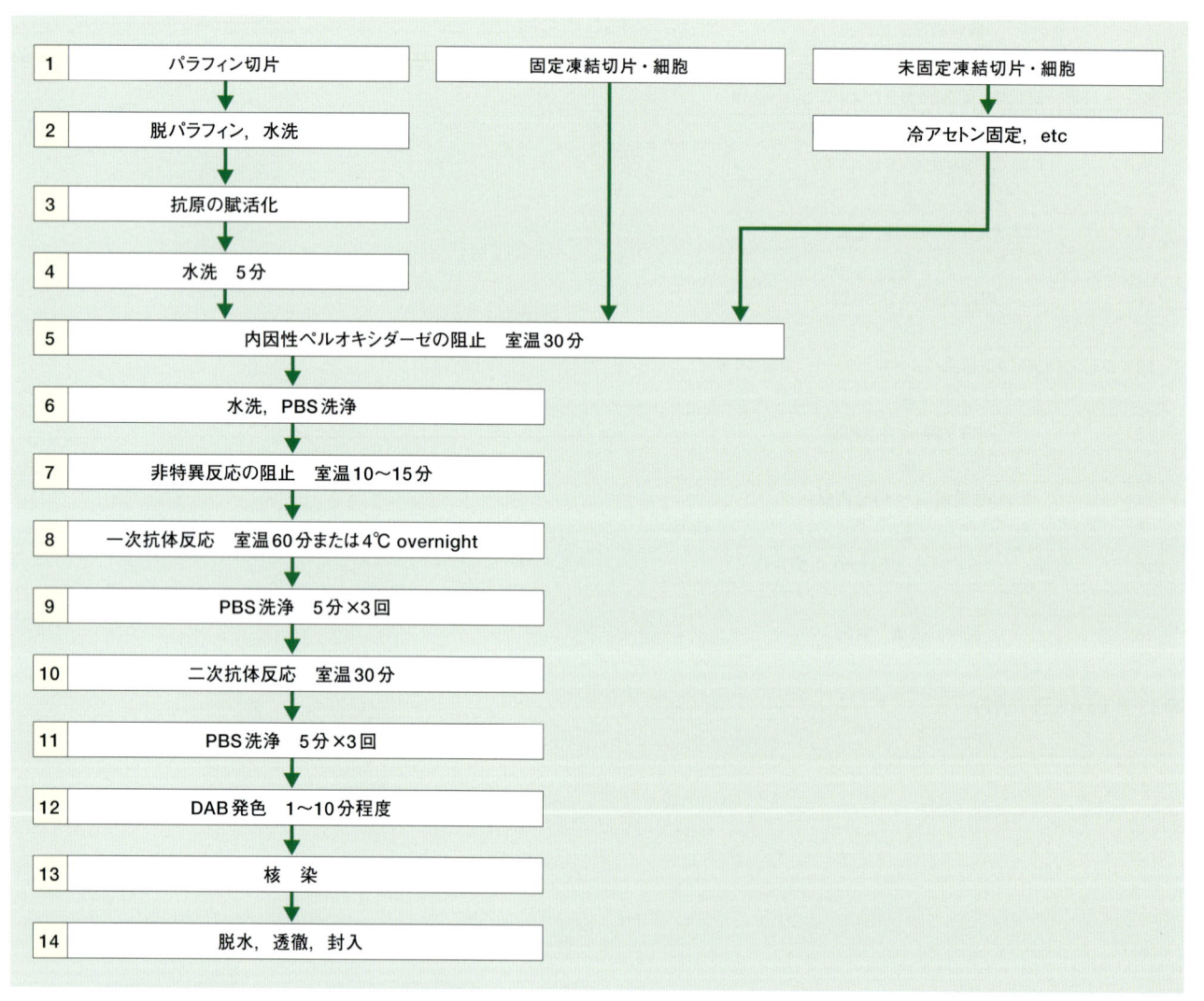

1	パラフィン切片
2	脱パラフィン，水洗
3	抗原の賦活化
4	水洗　5分
5	内因性ペルオキシダーゼの阻止　室温30分
6	水洗，PBS洗浄
7	非特異反応の阻止　室温10～15分
8	一次抗体反応　室温60分または4℃ overnight
9	PBS洗浄　5分×3回
10	二次抗体反応　室温30分
11	PBS洗浄　5分×3回
12	DAB発色　1～10分程度
13	核染
14	脱水，透徹，封入

（別ルート）固定凍結切片・細胞 → 5へ
未固定凍結切片・細胞 → 冷アセトン固定，etc → 5へ

図35● 高感度酵素標識ポリマー法（EN VISION法）

> **準備するもの**
> 湿潤箱，PBS，TBS，1％BSA・PBS，特異抗体（**表2**），染色キット（EN VISION，シンプルステイン），発色基質，試験管（チューブ），染色カゴ，染色バット，可変式マイクロピペット，キムワイプ

　染色方法は，一次抗体反応後，二次抗体と標識酵素を多数結合させた高分子ポリマー（EN VISION；デキストランポリマーやシンプルステイン；アミノ酸ポリマー）を反応させる。染色感度はSAB法と同程度であるが，染色方法は間接法が根幹になっており，2ステップである。

　また，アビジン・ビオチンを利用した反応でないため，内因性ビオチンの染色の影響は考えなくてよい。しかし，高分子ポリマーに多くのHRPと二次抗体が標識されているため，分子量が大きく，核内抗原など抗原密度が高いものの検出には染色性が弱い場合がある。最近は，核内などへの浸透性を改良した試薬が出ている。現在，最もよく使われている酵素抗体法と思われる。

　また，高分子ポリマーにHRPと二次抗体の代わりに一次抗体に標識した直接法（1ステップ）で発色が可能な高分子ポリマー法も知られている。免疫組織化学の迅速診断に有用である。

表2 ● 腎生検組織の検討に使用される主な特異抗体と所見

		特異抗体	抗体種		抗原賦活	疾患および沈着部位
糸球体	沈着	IgG	Rabbit	Poly	1	膜性腎症，ループス腎炎，膜性増殖性腎炎，IgG腎症
		IgA	Rabbit	Poly	1	IgA腎症，HSPN
		IgM	Rabbit	Poly	1	巣状糸球体硬化症（FSGS）
		IgG1	Goat	Poly	1	Immunotactoid, Fibrillary glomerulopathy IgG4関連間質性腎炎（形質細胞） 膜性腎症
		IgG2	Goat	Poly	1	
		IgG3	Goat	Poly	1	
		IgG4	Goat	Poly	1	
		IgG4	Mouse	HP6025	1, 2	
		κ	Rabbit	Poly	1	ALアミロイドーシス，LCDD，IgG4関連間質性腎炎（形質細胞）
		λ	Rabbit	Poly	1	骨髄腫の円柱・L鎖H鎖モノクローナル沈着症
		C1q	Rabbit	Poly	1	ループス腎炎，C1q腎症
		C3c	Rabbit	Poly	1	急性糸球体腎炎（PSGN），膜性増殖性糸球体腎炎（MPGN）
		C4c	Rabbit	Poly	1	ループス腎炎
		C4d	Mouse	-	*	抗体関連拒絶反応，傍尿細管毛細血管内皮（PTC）に陽性
		C4d	Rabbit	Poly	2	
		C5b9	Mouse	aE11	1	膜性腎症
	上皮細胞	サイトケラチン（PAN）	Mouse	C-11, PCK-26, CY-90, etc	1.2	ボウマン囊上皮細胞，半月体，尿細管上皮細胞（糸球体上皮細胞を除く）
		WT-1	Rabbit	Poly	2	糸球体上皮細胞の核，一部のFSGS，ウイルムス腫瘍
		CD10	Mouse	56C6	2	糸球体上皮細胞
		PP44	Mouse	-	2	糸球体上皮細胞
		CR1	Mouse	DAKO	3	糸球体上皮細胞
		ビメンチン	Mouse	V9	2, 3	糸球体上皮細胞，血管平滑筋，尿細管上皮細胞の形質転換
		ポドカリキシン	Mouse	-	2	糸球体上皮細胞，血管内皮細胞
		ポドシン	ポリ	Poly	2	糸球体上皮細胞
		ネフリン	ポリ	Poly	2	糸球体上皮細胞，先天性ネフローゼ
		HSPG	Mouse	-	*	糸球体上皮細胞
	基底膜・基質	ラミニン	Rabbit	Poly	1	糸球体基底膜，ボウマン囊基底膜，尿細管基底膜
		フィブロネクチン	Rabbit	Poly	1	フィブロネクチン腎症，メサンギウム，間質，血管
		IV型コラーゲン	Mouse	CIV22	1	糸球体基底膜，ボウマン囊基底膜，尿細管基底膜
間質・尿細管	浸潤細胞	CD3	Mouse	PS1	2	Tリンパ球，間質性腎炎，細胞性拒絶反応
		CD4	Mouse	1F6	2	Tリンパ球，間質性腎炎，細胞性拒絶反応
		CD8	Mouse	C8/144B	2	Tリンパ球，間質性腎炎，細胞性拒絶反応
		CD20（L26）	Mouse	L26	2	Bリンパ球，間質性腎炎，B細胞性拒絶反応，PTLD
		CD79a	Mouse	JCB117	2	Bリンパ球，間質性腎炎，B細胞性拒絶反応，PTLD
		CD45（LCA）	Mouse	2B11+PD7/26	2, 3	抗白血球抗体，間質性腎炎，細胞性拒絶反応，リンパ腫
		CD45RO（UCHL-1）	Mouse	UCHL-1	2, 3	Tリンパ球，間質性腎炎，細胞性拒絶反応
		CD68	Mouse	PG-M1・KP1	1, 2	組織中のマクロファージ（泡沫細胞）
		Ki-67	Mouse	MIB-1	2	増殖期にある細胞の核（細胞周期のG1，S，G2，M期）

		特異抗体	抗体種		抗原賦活	疾患および沈着部位
間質・尿細管	線維	Ⅰ型コラーゲン	Goat	Poly	1	間質Ⅰ型コラーゲン
		Ⅲ型コラーゲン	Goat	Poly	1	間質Ⅲ型コラーゲン，ネール・パテラ，コラゲノフィブリル腎症
	近位尿細管	URO3	Mouse	-	*	近位尿細管上皮
		Leu-M1（CD15）	Mouse	Leu-M1	3	近位尿細管上皮，尿路上皮，顆粒球，単球
		LTL	-	レクチン	3	近位尿細管上皮，ヘンレ係蹄下行脚
	遠位尿細管	Tamm-Horsfall protein	Mouse	CL1032A	3	円柱，遠位尿細管上皮，集合管上皮，逆流性腎症
		EMA	Mouse	E29	3	ヘンレ係蹄下行脚，遠位尿細管上皮，集合管上皮，尿路上皮
		URO5	Mouse	-	*	遠位尿細管上皮
		サイトケラチンAE1/AE3	Mouse	AE1/AE3	1, 2	尿細管上皮細胞（糸球体上皮細胞を除く）
		PNA	-	レクチン	3	ヘンレ係蹄上行脚，遠位尿細管上皮，集合管上皮
		DBA	-	レクチン	3	遠位尿細管上皮
		SBA	-	レクチン	3	遠位尿細管上皮
	血管	factor Ⅷ	Rabbit	Poly	1, 2	血管内皮細胞
		CD31	Mouse	JC70A	2	血管内皮細胞，リンパ管内皮細胞
		CD34	Mouse	QBEnd10	3	血管内皮細胞
		血液型抗体（抗A・B）	Mouse	HE-193・HEB-29	3	血管内皮細胞，一部の尿細管上皮細胞
		血管内皮細胞	Mouse	PAL-E	*	傍尿細管毛細血管（PTC），DM腎症やTGPの糸球体血管内皮
		UEA-1	-	レクチン	3	血管内皮細胞
		MHC class Ⅱ	Mouse	CR3/43	2	血管内皮細胞，尿細管上皮細胞の形質転換（細胞性拒絶反応）
		α-SMA	Mouse	1A4	2, 3	血管平滑筋，メサンギウム細胞の形質転換，間質性腎炎の間質細胞，線維化指標
		レニン	Rabbit	Poly	3	傍糸球体装置，輸入細動脈
		Caveolin-1	Rabbit	Poly	2	血管平滑筋，ボウマン嚢上皮細胞，慢性拒絶反応のPTC
	リンパ管	D2-40	Mouse	D2-40	2	リンパ管内皮細胞，中皮細胞
		ポトプラニン	Mouse	-	3	リンパ管内皮細胞，中皮細胞
	アミロイド	Amiloid P Compnent	Rabbit	Poly	3	アミロイド・血管，糸球体基底膜
		Amiloid A	Mouse	mc1	1, 3	AAアミロイド
		トランスサイレチン	Rabbit	Poly	1	家族性アミロイド
	感染病原菌	SV-40 TAg	Mouse	PAb416	2	ポリオーマ腎症の尿細管上皮の核または尿路上皮（腎移植・骨髄移植）
		CMV	Mouse	CCH2+DG9	1	サイトメガロウイルス
		EBBR	-	EBBR	**	EBウイルス，PTLD，伝染性単核症

抗原賦活化の方法　1：蛋白分解酵素処理　2：加熱処理　3：未処理
＊：ホルマリン固定不可　＊＊：ISH法

5 酵素抗体法実施の重要なポイント

1) 抗原賦活化処理

ホルムアルデヒド系の固定操作を受けた組織では，架橋による蛋白質の抗原決定基の立体障害が起こり，抗原性がマスキングされることがある。そのため抗体が抗原決定基に到達できず，反応が減弱またはまったく反応しない場合がある。そこで，抗原賦活を試行することがある。主な処理法として加熱と酵素処理による2通りの方法がある。

① 蛋白分解酵素処理法

組織切片を蛋白分解酵素で消化することで抗原決定基が露出され，安定した染色結果が得られるようになる。しかし，この処理は抗原により，組織により，固定法により，あるいは蛋白分解酵素の種類や力価および反応時間により条件は変化しうる。あらかじめ陽性コントロールによる十分な予備実験を行うことが必要である。

本処理で検出されやすい物質
- 腎糸球体や血管に沈着した免疫グロブリン，補体，ALアミロイド，形質細胞の免疫グロブリン（形質細胞と沈着した免疫グロブリンの酵素処理時間は少々異なる）
- 細胞外マトリックス（I～IV型コラーゲン，ラミニン，フィブロネクチンなど）
- サイトケラチン
- 一部の細胞表面抗原CD68，CD21，CD35，CD40

試薬
- 0.05％プロテアーゼ溶液（37℃，1～20分）
  プロテアーゼ（SIGMA，Type XXIV）10mg
  0.1Mリン酸緩衝液（pH7.4）20mL
- プロナーゼK（DAKO）（室温1～20）
- 0.1％トリプシン溶液（37℃，30～120分）
  トリプシン（SIGMA type 1）10mg
  塩化カルシウム10mg
  0.05Mリン酸緩衝液10mL
- 0.4％ペプシン（37℃，20～60分）
  ペプシン（SIGMA P6887）40mg
  0.01N塩酸溶液10mL

[処理法]

脱パラフィン・水洗後，使用緩衝液で洗浄し，酵素処理は染色バットまたは湿潤箱中で1枚ずつ切片の上に滴下し反応させる。染色バットを用いる場合は，前もって酵素と同時に温めた緩衝液のバットに標本を一度入れ，その後酵素溶液のバットに移すことでいつでも温度処理条件を一定にすることができる。

② 加熱処理法

組織切片を加熱処理することで，数多くの抗原性回復に有効であることがわかっている。しかし，これらの方法も加熱条件（処理溶液，方法，時間，温度）が重要であり，使用する抗体によりその至適条件が異なるため，事前に条件を決定しておく必要がある。

本処理で検出されやすい抗原物質，および試薬については，以下の通りである。

本処理で検出されやすい抗原物質
- 核内抗原（MIB-1，P27，p53，エストロゲン受容体，SV-40 T Ag）
- 膜蛋白（細胞表面マーカー，bcl-2）
- 細胞骨格（サイトケラチン，ビメンチン，デスミン，α平滑筋アクチン）
- 免疫グロブリン（一部の抗体）補体（C4d）

試薬
- 10mMクエン酸緩衝液（pH 6）
- 10mM EDTA緩衝液（pH 8）
- 0.5Mトリス塩酸緩衝液（pH 9.5～10.5）

最近は，各メーカーで工夫された緩衝液が市販されている。

[処理法]

① 単純加熱処理：（孵卵器60℃，一晩）・温浴90～95℃，10～30分
② マイクロウエーブ処理：95～100℃，5～30分
③ オートクレーブ処理：121℃，5～20分または105℃，5～15分
＊その他に圧力鍋や湯沸しポットを利用することもある

2）内因性ペルオキシダーゼ阻止
（標識抗体がHRPの場合）

酵素抗体法では，発色にペルオキシダーゼ反応を利用する場合，内因性の分子（赤血球，好酸球，単球など）がブロックされていないと，偽陽性反応として検出することになる。甲状腺上皮，腎尿細管上皮が持つペルオキシダーゼ活性は，パラフィン切片では失活するため，凍結切片を除いて問題とならない。また，この内因性ペルオキシダーゼ活性の阻止は，リンパ球の表面マーカーなどの抗原性を失活させることがある。この場合はこの処理を一次抗体反応後に行うとよい。

[阻止法]
① 0.3％過酸化水素加メタノール溶液（室温15〜30分）
   0.3〜3％過酸化水素単独処理でもよいが，混合して使用するほうが阻止効果は強い。
② 0.5〜1％過ヨウ素酸（室温10分）
   糖鎖抗原（血液型抗原，細胞表面抗原）の場合，抗原が失活することが多い。
   レクチンの染色には禁忌である。
③ アジ化ナトリウム
   DAB-H_2O_2反応液中に，アジ化ナトリウム10mM（65mg/dL）を添加する。

3）内因性アルカリホスファターゼ阻止の必要な場合

内因性アルカリホスファターゼ活性は，肝臓，小腸，胎盤，血管内皮，骨芽細胞，好中球などに存在し，通常ホルマリン固定パラフィン標本では問題ないが，細胞や凍結標本では問題になることがある。

[阻止法]
○ 発色基質液に5mMレバミゾールを添加する。

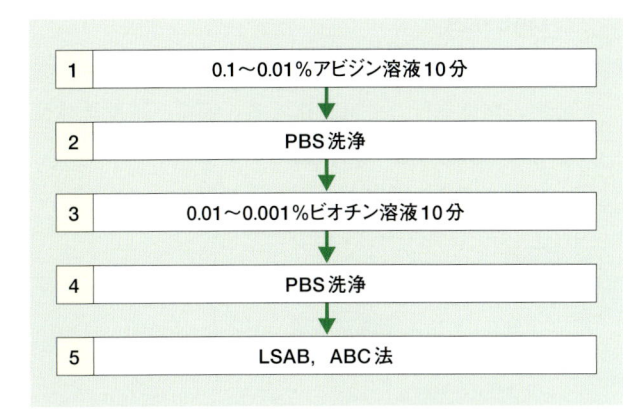

1	0.1〜0.01％アビジン溶液10分
2	PBS洗浄
3	0.01〜0.001％ビオチン溶液10分
4	PBS洗浄
5	LSAB，ABC法

図36 ● 内因性ビオチン阻止の流れ

4）内因性ビオチン阻止
（ビオチン・アビジンの反応を利用する場合）

内因性ビオチンはアルデヒドで失活するため，通常のパラフィン標本では阻止する必要はないが，加熱処理による抗原の賦活化後や，アセトン・アルコール固定の凍結切片および細胞（特に腎臓，肝臓，筋肉，乳腺）では問題になる場合がある。特に，加熱処理用緩衝液のpHのアルカリ性が強くなるほど問題になる。

5）非特異反応の阻止

この操作は組織中のFcレセプターや等荷電物質などの非特異的に結合する物質をあらかじめブロックする。

[阻止法]
1〜5％BSA加PBSまたは二次抗体と同種の10％正常血清加PBSや市販のブロッキング試薬などを使用する。

6）特異抗体

一次抗体の至適稀釈倍率は，データーシートを参考にするとよい。しかし，染色方法などにより反応に差が出るため，陽性コントロールを用いた稀釈倍率の検討を事前に行っておくとよい。

7）DAB発色

抗原抗体反応を行った後，DAB処理により反応産物の発色を行って可視化する。通常，抗原抗体反応陽性の反応産物は茶褐色を呈する。

反応液については，以下の通りである。

反応液
- 3,3'-diaminobenzidine, tetrahydrochloride 20 mg
- 0.05Mトリス塩酸緩衝液（pH7.6, 15mM, NaN₃）100 mL
- 5% H₂O₂ 100 μL

鏡検しながらバックグラウンドが出ず，反応が十分出たところで蒸留水に入れ，反応を停止する。

標識酵素がアルカリホスファターゼの場合，発色基質はBCIP/NBTやニューフクシンなどで発色する。

8）核染色

マイヤーのヘマトキシリンで染色	2〜5分
メチルグリーン染色	20〜30分

9）脱水，透徹，封入

核染色の違いにより方法が異なる。

① DAB発色・核染ヘマトキシリンの場合
　通常のアルコール・キシレンで脱水・透徹・封入する。

② メチルグリーンの場合
　軽く水洗後，100％アルコールで素早く脱水する。メチルグリーンでは，白黒写真の場合に反応物と核染のコントラスがよい。

③ DAB以外で発色した場合
　アルコール脱水で反応物が消えることがあるので，水溶性封入剤で封入する。

酵素抗体法の重染色が，加熱処理を利用することで比較的簡単にできることが報告されている。一次抗体が同種の免疫動物でも問題なく重染色ができる。また，HRPとAP標識EN VISIONやシンプルステインなどのシステムを使用し発色基質を工夫することで，三重染色も簡便になった。

6 酵素抗体法による実例

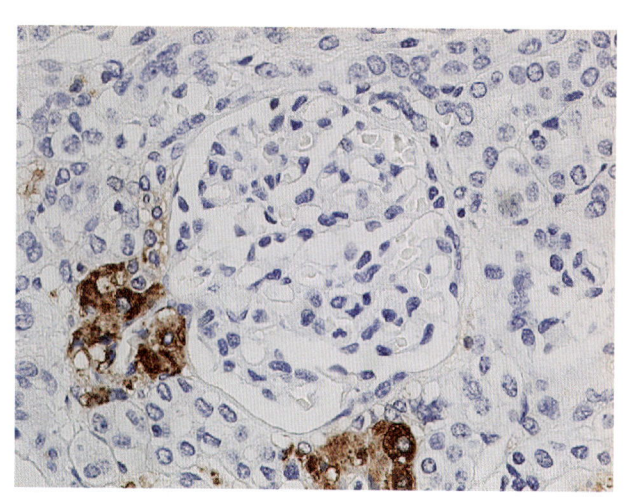

図37 ● 腎動脈狭窄症

抗レニン（ウサギポリクローナル）抗体，EN VISION法，パラフィン標本
糸球体血管極の傍糸球体装置にレニンが顆粒状に染色される
ほとんどのペプチドホルモン系の免疫染色では，抗原の賦活化は必要なく染色でき，普通の電子顕微鏡包埋標本でも免疫染色が可能である

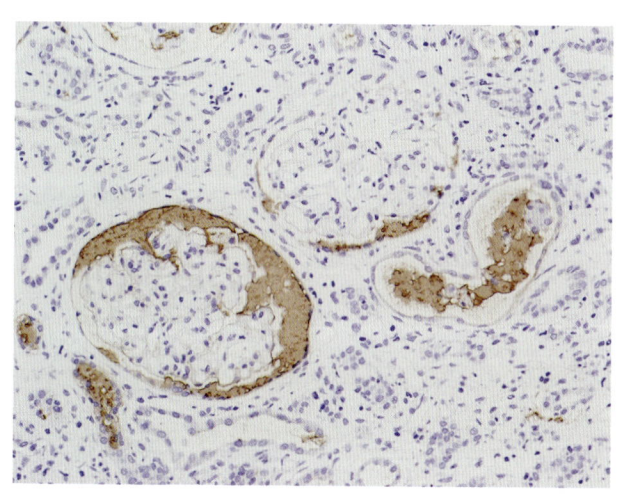

図38 ● 逆流性腎症

抗ヒトTHP（マウスモノクロナール）抗体，シンプルステイン法，パラフィン標本
糸球体ボウマン嚢腔内，円柱と遠位尿細管にTHPを認める

図39 ● 膜性腎症

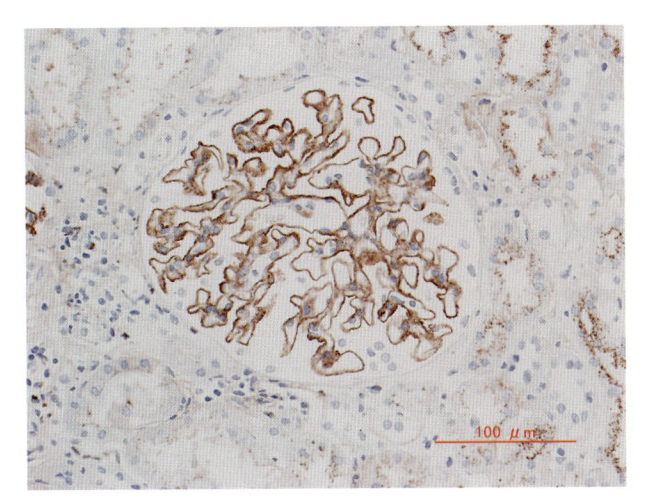

抗ヒトIgG（ウサギポリクロナール）抗体，0.05％プロテアーゼ溶液（SIGM：Type XXIV）37℃，10分，LSAB法，パラフィン標本
糸球体基底膜に沿ってIgGの沈着がみられる（早期の膜性腎症の場合は，IgGの沈着が軽度であり，パラフィン標本を用いた免疫染色では陰性になることがあるが，C5b-9抗体を用いると膜性腎症のIgGの染色パターンがほぼ同じで，蛍光抗体法や酵素抗体法でも安定した染色性が得られるので便利である）

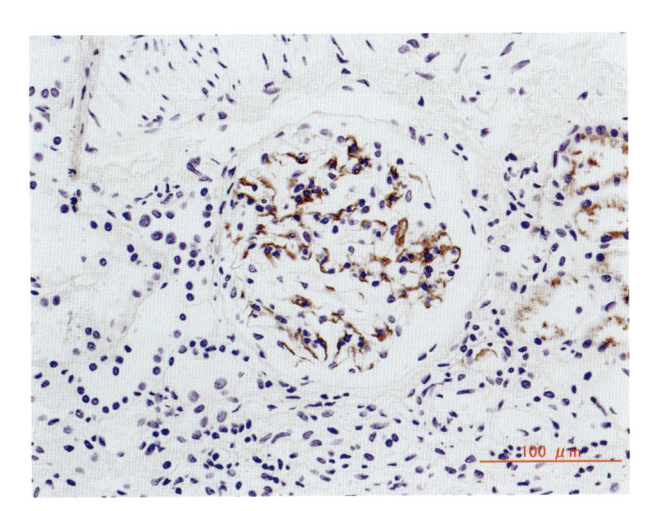

図40 ● IgA腎症

抗ヒトIgA（ウサギポリクロナール）抗体，0.05％プロテアーゼ溶液（SIGM：Type XXIV）37℃，20分，LSAB法，パラフィン標本
糸球体メサンギウム領域にIgAの沈着がみられる

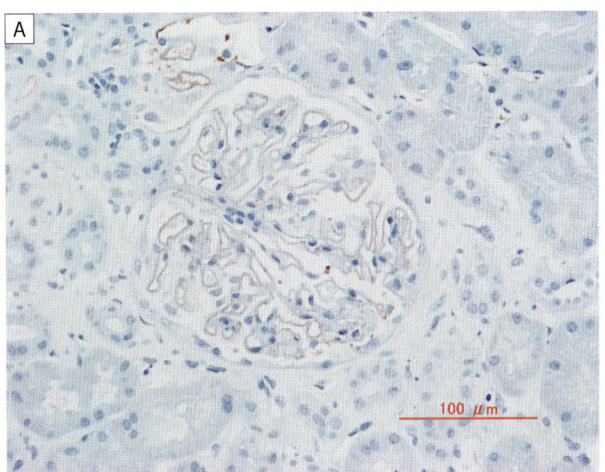

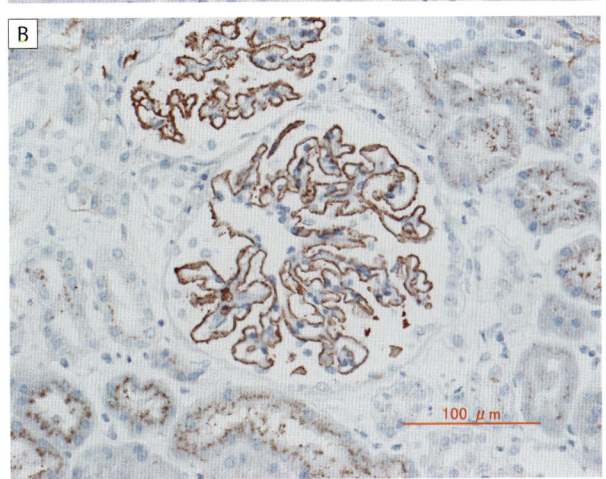

図41 ● 膜性腎症

抗ヒトIgG（ウサギポリクロナール）抗体，LSAB法
A：悪い例
　　0.05％プロテアーゼ溶液（SIGM：Type XXIV）37℃，5分
B：良い例
　　0.05％プロテアーゼ溶液（SIGM：Type XXIV）37℃，15分
適正な酵素の処理時間を設定することにより，糸球体基底膜に沿ってIgGの顆粒状沈着が明瞭になる（形質細胞の免疫グロブリン染色の場合は酵素処理時間を短めにするとよい）

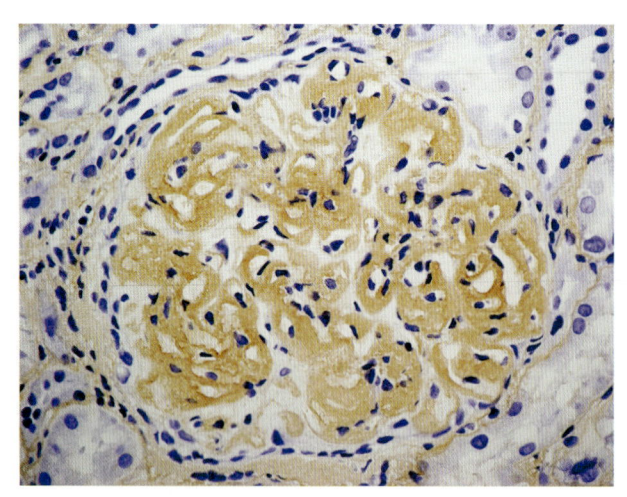

図42 ● Collagenofibrotic glomerulopahty

抗ヒトⅢ型コラーゲン（ヤギポリクロナール）抗体，プロナーゼK（DAKO）室温6分，シンプルステイン法，パラフィン標本
糸球体基底膜内皮下からメサンギウム領域にⅢ型コラーゲンの沈着がみられる

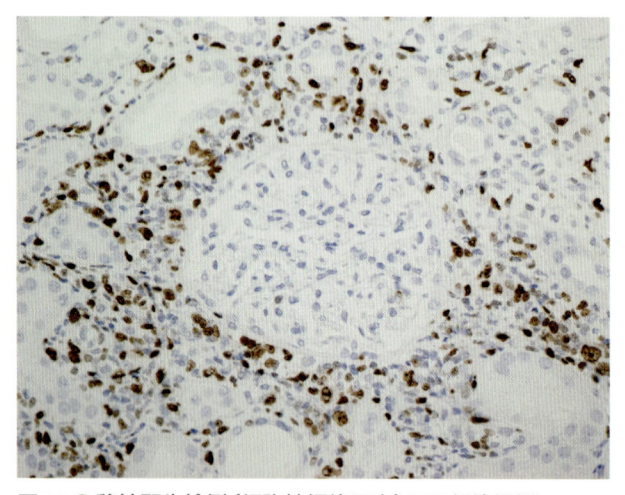

図43 ● 移植腎生検例（細胞性拒絶反応）での細胞浸潤

抗MIB-1（マウスモノクローナル）抗体
EN VISION法，10mMクエン酸緩衝液，pH 6.0，オートクレーブ121℃，15分，パラフィン標本
浸潤細胞は，細胞増殖マーカーであるMIB-1に陽性

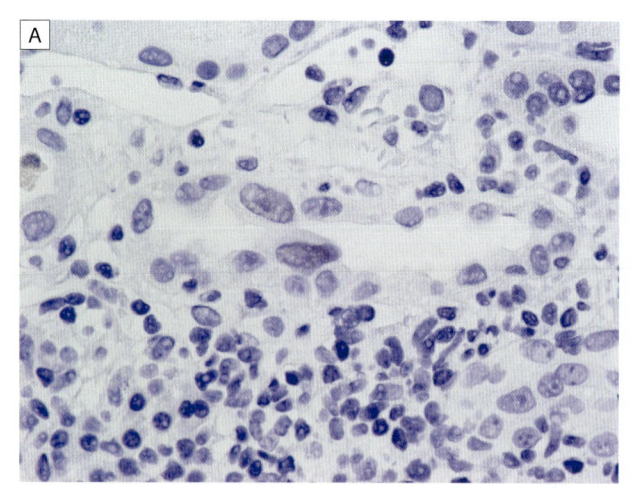

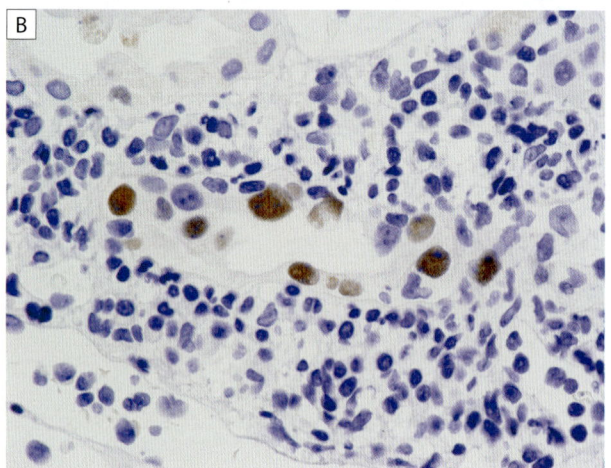

図44 ● 移植腎生検例（ポリオーマ腎症）

抗SV40-T Agマウスモノクロナール抗体　EN VISION法　パラフィン標本
A：悪い例
　　10mMクエン酸緩衝液pH6.0，オートクレーブ121℃，15分
B：良い例
　　0.5Mトリス塩酸緩衝液pH9.5，オートクレーブ105℃，5分
加熱処理による抗原の賦活化は，抗原により使用する緩衝液・pH・温度・処理時間を事前に検討することが重要

7 蛍光抗体法が重要な腎疾患 ——アルポート症候群

　アルポート（Alport）症候群（☞第3章Ⅲ2）は，伴性遺伝型や常染色体劣性・優性遺伝型などの責任遺伝子が同定され，Ⅳ型コラーゲンα鎖の異常による疾患であることが知られている。免疫組織学的に，Ⅳ型コラーゲンα鎖の欠損を証明する。Ⅳ型コラーゲンの染色で，特有の変化が認められたら，アルポート症候群と診断できる。

　腎臓はもちろん皮膚でもアルポート症候群に特有の変化が確認できた場合に診断ができる。FITC標識抗α5鎖抗体・Texas red標識抗α2鎖抗体の二重染色で示す（図49，50参照）。

　図45～50は以下のA～Cの染色を行ったものである。

A：FITC標識抗α5鎖抗体・Texas red標識抗α2鎖抗体の二重染色（FITCならびにTexas redを同時に観察できるフィルターで画像を取り込むか，別々に取り込み，あとで画像を重ねる）
B：FITC標識抗α5鎖抗体（同一糸球体）
C：Texas red標識抗α2鎖抗体（同一糸球体）

（堀田 茂）

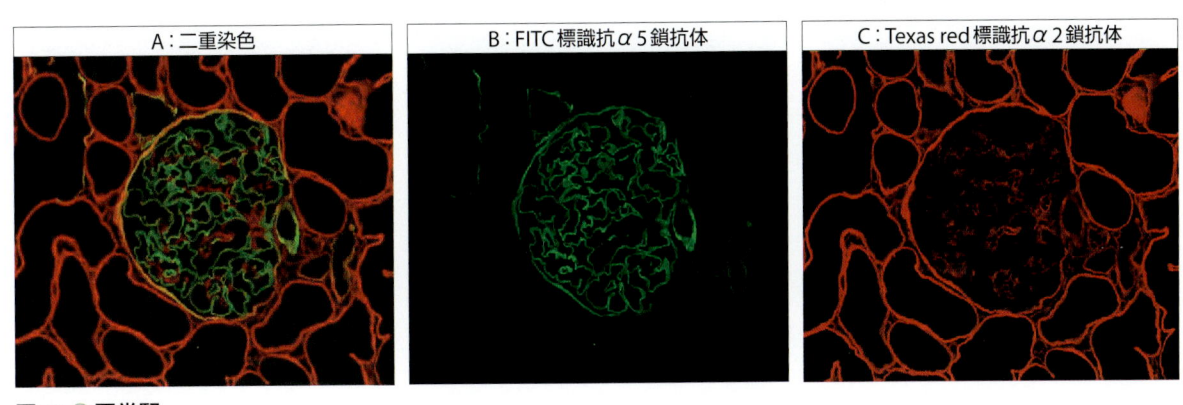

図45● 正常腎

A：二重染色では，ボウマン嚢と一部のメサンギウム領域が重なった黄色に染色される
B：抗α5鎖抗体の染色では，糸球体基底膜・ボウマン嚢および一部の尿細管基底膜がFITCで緑に染色されている
C：抗α2鎖抗体の染色は，主にメサンギウム基質・ボウマン嚢，毛細血管基底膜，平滑筋周囲の基底膜および尿細管基底膜がTexas redで赤く染色されるが，糸球体基底膜には弱い

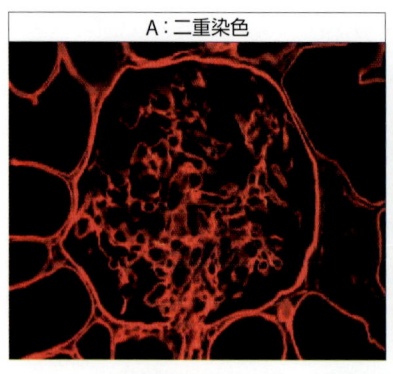

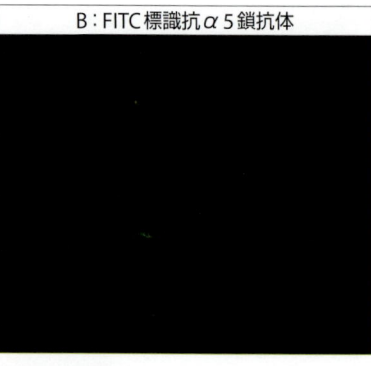

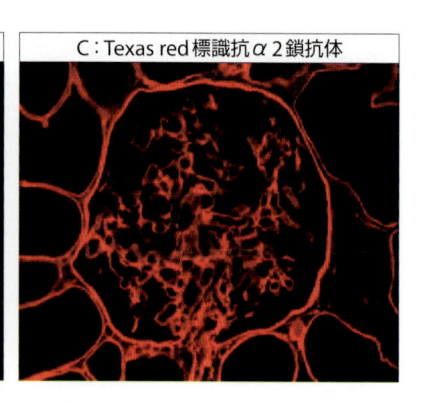

図46 ● X連鎖優性型アルポート症候群男性例（腎臓）
A：二重染色では，抗α5鎖抗体の染色はみられず，抗α2鎖抗体染色の赤色のみが認められる
B：抗α5鎖抗体の染色では，糸球体基底膜・ボウマン嚢のFITCの染色は認められない
C：抗α2鎖抗体の染色は，メサンギウム基質に加え，糸球体基底膜にも強い染色を認める

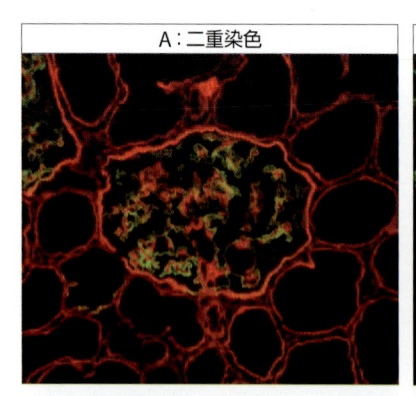

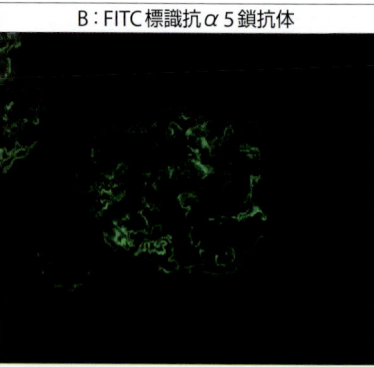

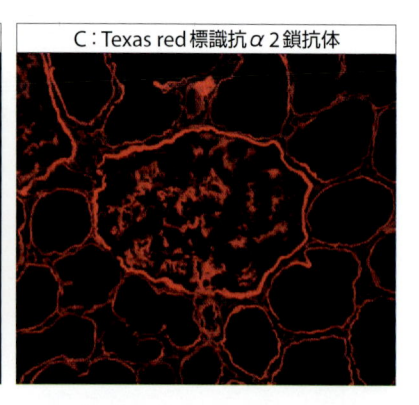

図47 ● X連鎖優性型アルポート症候群女性例（腎臓）
A：二重染色では，抗α2鎖抗体染色の赤色染色性が増強するために抗α5鎖抗体染色の欠損部位は確認しやすい
B：抗α5鎖抗体の染色では，糸球体基底膜・ボウマン嚢のFITCの染色は部分的に欠損しモザイク様である

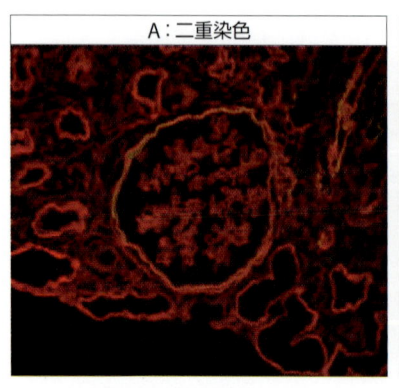

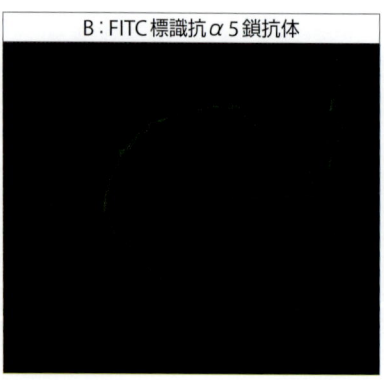

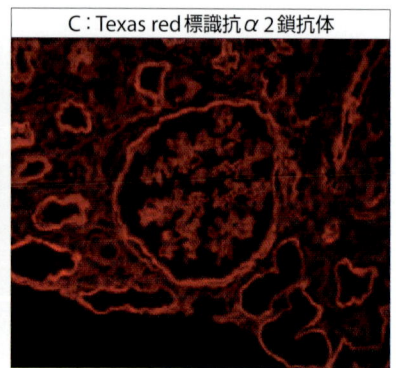

図48 ● 常染色体劣性型アルポート症候群例（腎臓）
B：抗α5鎖抗体の染色では，ボウマン嚢基底膜のFITCの染色は認められるが，糸球体基底膜は欠損して認められない

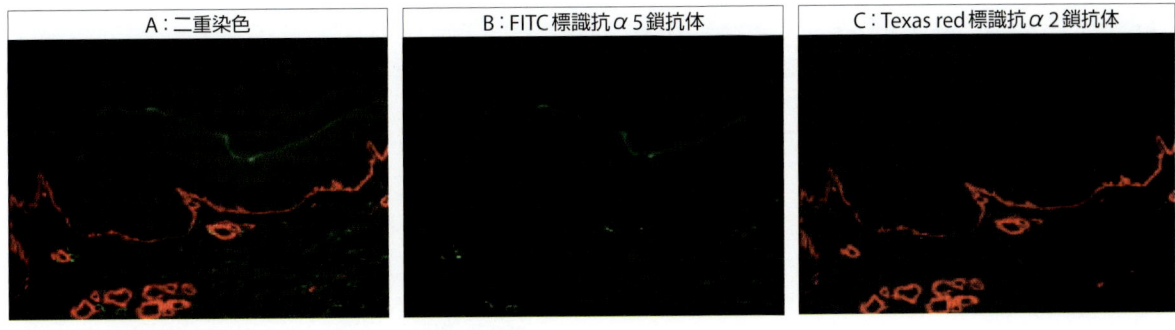

図49 X連鎖優性型アルポート症候群男性例（皮膚）

B：抗α5鎖抗体（緑）は欠損し反応がみられず，C：抗α2鎖抗体（赤）の反応だけ基底膜に陽性としてみられる
一般に，正常の皮膚の基底膜には，抗α5鎖抗体（緑）と抗α2鎖抗体（赤）の反応がみられ，二重染色では黄色にみられる（皮膚では角化層が非特異反応を示すので注意する）

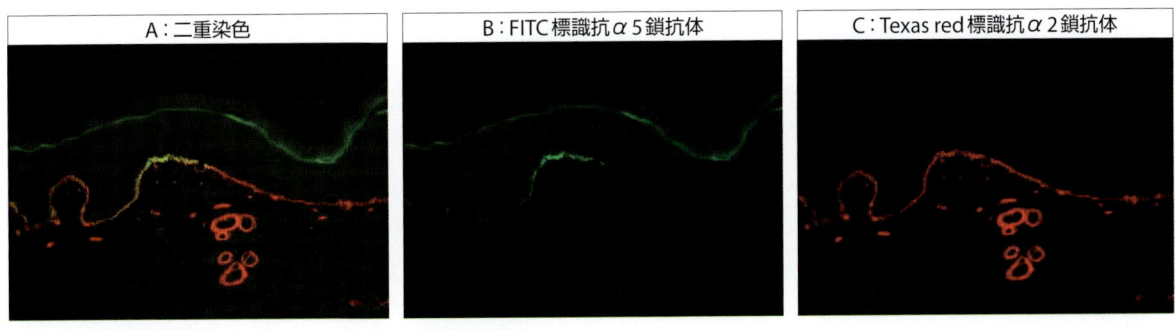

図50 X連鎖優性型アルポート症候群女性例（皮膚）

皮膚の基底膜には，Bの抗α5鎖抗体（緑）の反応が部分的に欠損し，腎と同様にモザイク様を呈している

Ⅳ 蛍光抗体法と酵素抗体法の使いわけと所見の読み方

1 免疫染色の沈着パターンの記載

　光顕と同様，表1の通りである〔文献 第2章Ⅳ 1)〕。沈着パターンの組み合わせとしては，granular diffuse global mesangial pattern（顆粒状びまん性全節性メサンギウムパターン），あるいはgranular diffuse global peripheral pattern（顆粒状びまん性全節性末梢パターン）のように表現される。

　また，巣状分節性糸球体硬化においては，分節性硝子化病変（segmental hyalinosis）に一致してIgMとC3に陽性を認める（☞第3章Ⅰ2）。

2 存在部位の特殊な沈着

①ボウマン囊基底膜：抗GBM腎炎におけるIgGのlinear patternなど
②血管極（vascular pole）：hilar artery内壁あるいはhilar artery周囲へのIgM，C3の半球状沈着
③細動脈壁（vascular wall）：細動脈内膜の硝子様肥厚部位へのC3沈着
④尿細管基底膜（tubular basement membrane）：TBMへのC3沈着
⑤尿細管上皮（tubular epithelium）：移植腎におけるT細胞介入型拒絶においてHLA-DRが陽性
⑥円柱（cast）：ミオグロビン円柱。正常でもIgAは円柱に陽性となる

3 凍結切片蛍光抗体法とパラフィン切片酵素抗体法との比較

　抗体の応用範囲ならびに陽性所見の特異性の点では，凍結切片蛍光抗体法がパラフィン切片酵素抗体法に勝っている。パラフィン切片酵素抗体法では，これまでPAP法やABC法が用いられてきたが，近年はより感度の良いLSAB法が一般的である。各種免疫グロブリンや補体を標的とした免疫染色におい

表1● 沈着パターンの記載

数個以上の糸球体に対する記載	diffuse（びまん性）：評価対象の50％以上の糸球体に陽性
	focal（巣状）：50％未満の糸球体にのみ陽性
1個の糸球体についての記載	global（全節性）：糸球体の50％以上
	segmental（分節性）：糸球体の50％未満の分節にのみ陽性
組み合わせ例	diffuse global（びまん性全節性），diffuse segmental（びまん性分節性） focal global（巣状全節性），focal segmental（巣状分節性）などの沈着型で記載

ただしこの記載法は多数の糸球体が採取された場合，主にパラフィン切片酵素抗体法に適応される

1個の糸球体の沈着部位	mesangial pattern（メサンギウム基質に陽性） ☞第3章Ⅱ1	paramesangial pattern（傍メサンギウム領域）
		axial pattern（軸性メサンギウム領域）
	peripheral pattern （糸球体毛細血管末梢係蹄に陽性）	linear（線状）☞第3章Ⅰ4⑤
		granular（顆粒状）☞第3章Ⅱ2

注意点：蛍光抗体染色では背景の染色がないため，paramesangial patternをperipheral patternと間違えることがある。peripheral patternは糸球体毛細血管末梢上に閉鎖型のループをつくることで鑑別される

特殊な腎炎に適応されるパターン	膜性増殖性糸球体腎炎のときは分葉状にfringe pattern（辺縁パターン）を示し，膜性腎症の末梢顆粒状パターンとは区別される。特にC3に適応される
	ループス腎炎ワイヤーループ病変のmassive（塊状）や，IgA腎症の半球状沈着物（hemispheric nodule：HN）がある

ては，抗原を露出するために酵素処理や熱処理を行わなければならず，その条件設定に手間がかかる。

そのため，凍結切片蛍光抗体法（採取材料の一部を凍結切片用に保存）を基本にし，これが使えない症例に対してパラフィン切片酵素抗体法を施行することが望ましい〔文献 第2章Ⅳ 2-4)〕。

□ **パラフィン切片酵素抗体法の良い点, 悪い点**

① 連続切片により光顕標本との比較ができ，広い視野で観察されるためFSGSなどの巣状病変を評価するのに適している。

② パラフィン切片酵素抗体法では，granularとlinearの区別が難しい。すなわち，糖尿病性腎症や抗GBM腎炎（Goodpasture腎炎）のIgGは，凍結切片蛍光染色ではlinear peripheral patternに染まるが，パラフィン切片酵素抗体染色においての判定は不確かである。凍結切片蛍光染色においても，時にgranular patternをlinear patternと間違って判定することがある。したがってlinear patternの症例では電顕により免疫複合体（dense deposit）のないことを確認することが望ましい。

③ パラフィン切片酵素抗体法では，IgMならびにC1qの陽性所見は，血漿成分の滲入による場合があり，必ずしも免疫複合体の沈着を意味しない。正常糸球体や微小変化ネフローゼ症候群において，凍結切片ではIgM, C1qは陰性であるが，パラフィン切片ではdiffuse global mesangialに非特異的に陽性となることがある。一方，溶血性尿毒症症候群（HUS）や妊娠腎高血圧（pre-eclampsia)，糖尿病性腎症の微小動脈瘤病変において，糸球体毛細管係蹄の内皮下腔に侵入した血漿成分（insudative lesion）にIgMとC3が陽性を示し，この染色はパラフィン切片酵素抗体法でも同様である。血漿成分のしみ込みかあるいは免疫複合体の沈着かの区別は，電顕所見を参考にすることが望ましい。

④ パラフィン切片酵素抗体法における非特異的偽陽性の注意点。

パラフィン切片酵素抗体法において，腎炎に伴う免疫複合体の検出に際してその抗原の表出のために切片を酵素で消化するが，その消化条件により免疫染色結果は安定せず，非特異的な偽陽性が陽性として診断される場合があり，思わぬ誤診をまねく危険性がある〔文献 第2章Ⅳ 3)〕。

(1) 消化不足の場合：糸球体毛細血管係蹄ならびに傍尿細管毛細管の内壁にべっとりと各種免疫グロブリンと補体が染色される場合は偽陽性である。1次抗体に対する抗原が消化不足によりいまだ表出されないためと思われる。そのために免疫複合体性腎炎と診断されてしまうことがある（図1)。

(2) 消化条件と無関係な偽陽性染色パターン：糸球体内の主として足細胞に偽陽性を示す場合で，折り紙の皺模様に似た染色性を示す。その偽陽性の場所は，すべての免疫グロブリンと補体に対しても一様に非特異的に染色されることから判断される。一方，その偽陽性を示す糸球体には，染まるべき特異的な免疫グロブリン（たとえば，IgA腎症のIgA）が，特定の場所（たとえばpara-mesangial area）に特異的に染色されない。その原因は不明である（図2)。

（城 謙輔）

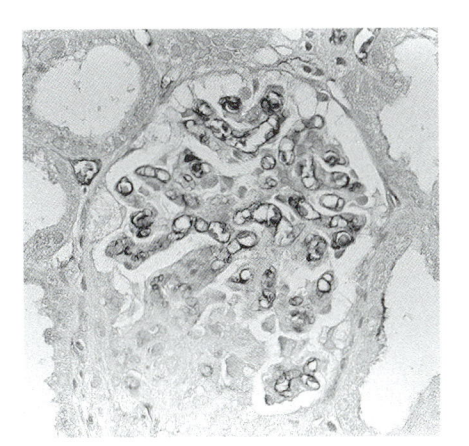

図1 ● 消化不足の場合の偽陽性パターン

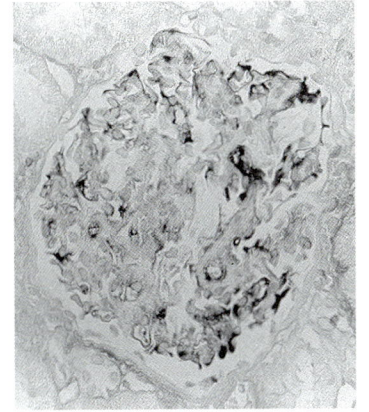

図2 ● 消化不足と無関係な偽陽性パターン

Ⅴ 電顕情報を得るための試料作製法

1 観察しやすい電顕標本をつくるための工夫

腎生検での病理診断を確実にするために，電顕的検索が必要な場合が多々あるが，電顕観察のための試料作製法は施設により異なった方式が行われており，必ずしも統一した標準的方法が確立しているわけではない。ここでは東京女子医科大学腎センター電顕室で行われている方式を紹介し，参考に供するものである。

通常，電顕の標本作製は，150や200メッシュのグリッドに60～70nmの超薄切片を数枚張りつける方法が行われている。これらのメッシュは格子の目が細かいため，張りつけた切片との接触面積が多い。そのため，電子線下でも切片のドリフティングが起こりにくく，安定して観察ができるというメリットがある。その反面，格子で隠されてしまう部分も多く，所見がとりにくいというデメリットもある。著者らの標本作製では，50メッシュ（図1）を使っている。

腎生検の場合，標本を50メッシュ1区画に張りつけられる大きさにつくると，糸球体と周辺の間質を，格子に遮られずに観察することができる。何枚もの切片を切る必要がないため効率的であり，観察したい場所を，すぐに探すことができて便利である。

2 固定から包埋までの手順

準備するもの
剃刀（両刃），ゴム板，ピンセット，蓋付ビン（耐薬品性の素材でできたもので，密栓できるもの），注射針，シリンジ，ビームカプセル，ビームカプセルホルダー，スポイト，孵卵器，手袋，マスク

薬品等
グルタールアルデヒド（EM Grade TAAB社），オスミウム酸水溶液（ポリサイエンス社），カコジル酸buffer，エタノール（特級），QY-1（日新EM），Quetol812（日新EM），MNA（日新EM），DDSA（日新EM），DMP-30（TAAB社）

注意点
使用する薬品は，人体に有害なので，手袋・マスクを着用する

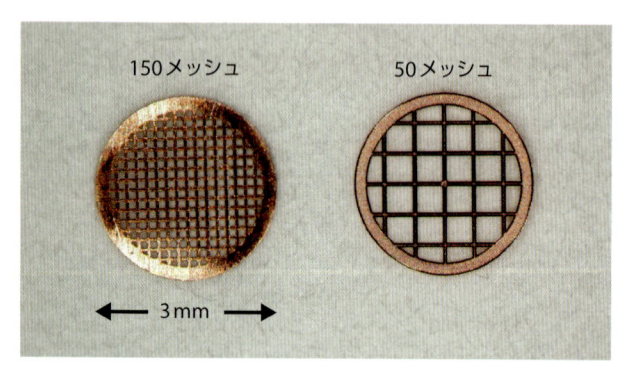

図1● 150メッシュと50メッシュ
電顕の標本は，メッシュ（あるいはグリッド）と呼ばれる，円形で網目状のシートに，厚さ数十nmの切片を張りつけて観察する。50メッシュと150メッシュでは，格子の目の細かさがまったく異なる

1	固 定
	①細切
	②2.5％グルタールアルデヒド[※1]で前固定
	③カコジル酸buffer[※2]洗浄
	④1％四酸化オスミウム[※3]で後固定
	⑤カコジル酸buffer洗浄
2	脱 水
	⑥50％⇒70％⇒90％エタノールの順に脱水
	⑦100％エタノールで脱水
3	置 換
	⑧QY-1に置換
4	浸 透
	⑨QY-1：エポキシ樹脂[※4]（1：2）混合液の浸透
	⑩エポキシ樹脂のみの浸透
5	包 埋
	⑪ビームカプセルに包埋
6	重 合
	⑫孵卵器内で重合

図2● 固定から包埋までの流れ

POINT（図2）

① 細切

グルタールアルデヒドは浸透性が悪いため，細切の大きさは1mm³程度にする。

細切時の乾燥には注意する。ゴム板に固定液を少し盛り，その中に組織を浸したまま剃刀で切りわける。

② 2.5％グルタールアルデヒド固定（図3，4）

カコジル酸bufferで2.5％のグルタールアルデヒド固定液を5mLつくる。固定液は冷蔵保存し，できるだけ早く使用する。

グルタールアルデヒドは精製されたEM gradeのものを使用する。

固定は4℃で2時間以上行う。

施設によってはカコジル酸bufferではなくリン酸bufferを常用し，固定もその後の処理も室温で可としているところもある。

③ カコジル酸buffer洗浄

4℃で一晩洗浄する。

グルタールアルデヒドが組織中に残留すると，四酸化オスミウムの固定力が低下するので，ここでの洗浄はしっかり行う。

④ 四酸化オスミウム固定（図5）

腎生検の場合は，4℃で2時間固定する。長時間の固定は，蛋白質を破壊させるので注意する。

⑤ カコジル酸buffer洗浄

4℃で20分行う。

⑥ 50％→70％→90％エタノール脱水

4℃で各15分行う。

低濃度のエタノールほど，固定されなかった蛋白質や脂質を溶出させやすい。長時間入れすぎないようにする。

⑦ 100％エタノール脱水

室温で30分2回行う。

組織中に残留した水分は，エポキシ樹脂の浸透を阻

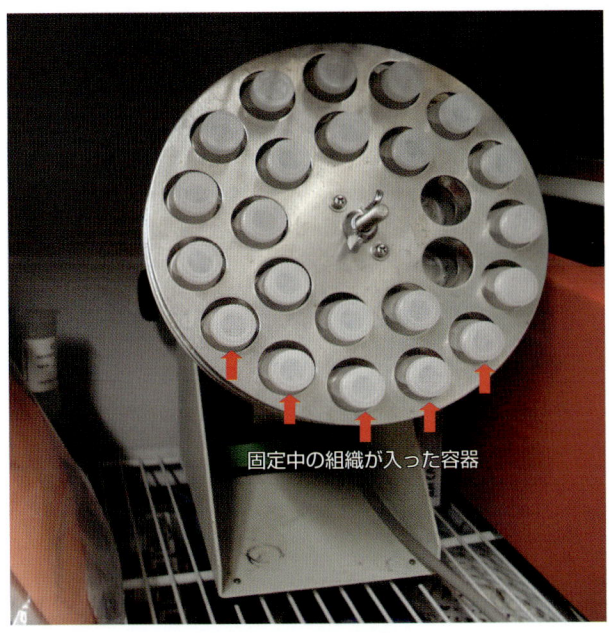

図3● グルタールアルデヒド固定の様子

密閉できる容器に入れ，冷蔵庫内に設置した，インフィルトレーターなどで浸盪回転させながら固定する

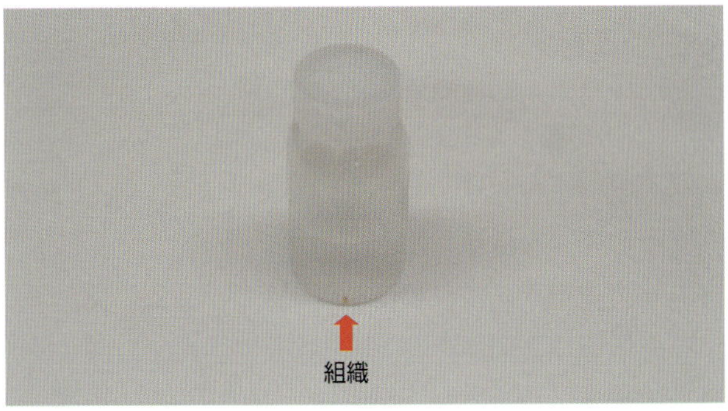

図4● グルタールアルデヒド固定

グルタールアルデヒド固定では腎組織の色はあまり変わらない

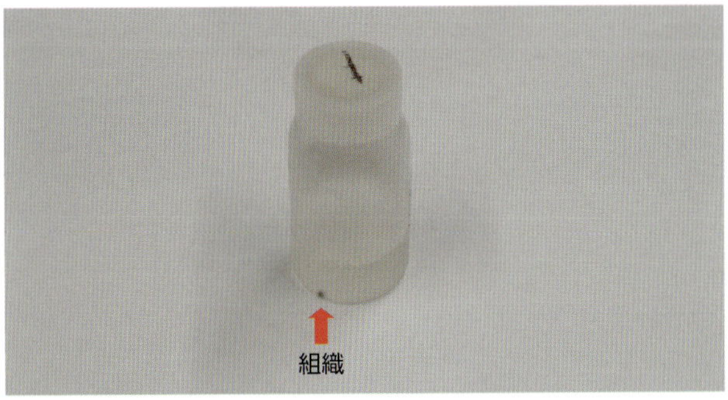

図5● 四酸化オスミウム固定で黒変した組織

四酸化オスミウムは粘膜刺激臭があり，蒸気に触れるだけで，涙が出たり鼻水が止まらなくなる。また，直接手に付けたりすると，その場所が黒変する。人体に有害なので，使用時は手袋・マスクを着用し，ドラフト内で扱う

害する。樹脂が十分に浸透していない部分は，薄切時に穴が開く。

⑧置換

エタノールとエポキシ樹脂は馴染みにくいため，仲介剤のQY-1に置換する。

室温で20分2回行う。

⑨置換剤・エポキシ樹脂混合液の浸透

よりエポキシ樹脂の浸透を促すため，置換剤を加えた樹脂を浸透させる。樹脂と置換剤の割合を1：1⇒2：1と二段階にしてもよい。

室温3時間〜一晩行う。

⑩エポキシ樹脂のみによる浸透

室温で3時間2回行う。

⑪包埋の手順

(1) ビームカプセル立てに必要な分のビームカプセルを立て，検体の固有番号を書いた紙を入れる（図6）。

(2) カプセルに樹脂を満たす。

(3) 組織をスポイトで吸い，ティッシュやキムワイプの上に出す。ピンセットで軽く転がし，周りの余分な樹脂を除く。

(4) カプセルの中央に軽く組織を押し込む。数分後，組織はカプセルの先端へ沈んで行く。

⑫重合

組織中に残留した置換剤を揮発させるため，35℃⇒45℃⇒60℃と徐々に温度を上昇させながら重合させるのが基本だが，60℃の孵卵器の中で2日間重合させても十分硬化する。

3 超薄切片作製法の手順

準備するもの

ガラスナイフ用ガラス棒（8×400×25mm），ガラスナイフメーカー，ボード用テープ，パラフィン，剃刀，ミクロトーム，ボードキーパー，ホットプレート，エアースプレー，シリンジ，ピンセット，クロスピンセット（N7型），白金耳ループ，割り箸の先端にまつ毛を接着したもの（水面の超薄切片の操作用），スライドガラス，50メッシュ，濾紙，グリットケース，スポイト，ドライヤー，トリミング台，実体顕微鏡，光学顕微鏡，ダイヤモンドナイフ

準備する薬剤・染色液等

トルイジン青染色液，2％ネオプレンW溶液

1	ガラスナイフ作製
2	第1トリミング
3	準超薄切片作製
4	トルイジン青[※5]加温染色
5	光顕観察
6	第2トリミング
7	超薄切片作製
8	超薄切片の回収

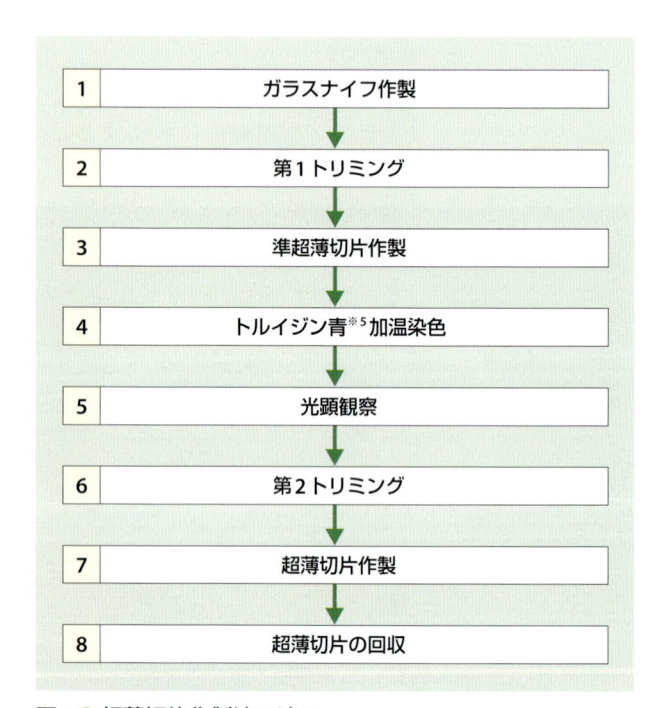

図7●超薄切片作製法の流れ

1 準超薄切片薄切用のガラスナイフの作製手順

① 市販されているガラスナイフ用ガラス板を，専用のナイフメーカーを用いて分割する（図8）。

② 刃先の両側に専用のテープを巻きつけ，ボート

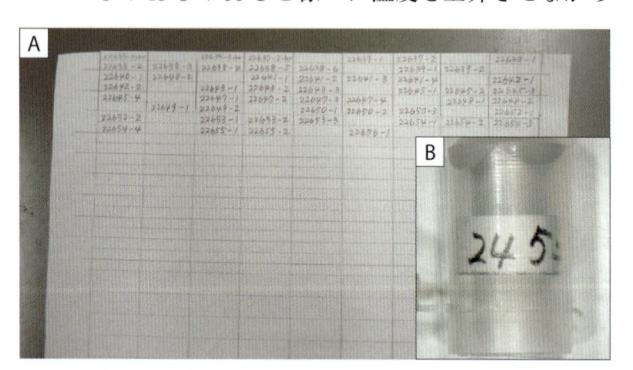

図6●ビームカプセルの準備

A：3mm×2cmの短冊状になるよう紙に線を引き，鉛筆で固有番号などを記入する。鉛筆以外のもので記入すると，エポキシ樹脂を充填したときに文字が滲んでしまう

B：短冊を切り取って，一つ一つのビームカプセルの中に入れる

をつくる。テープの周囲は溶解したパラフィンで封をする（図9）。ボートをつくる代わりにガラスナイフの刃先（先端）から5〜6mmのところにパラフィンで堰をつくり，水滴を盛ってこれに薄切片を浮かばせ，まち針ですくい取るというやりかたもある。

2 第1トリミングを行う

重合したブロックを実体顕微鏡下にセットし，カミソリで組織の周囲やブロック先端（組織上を覆っている）にある余分な樹脂を取り除く（図10, 11）。

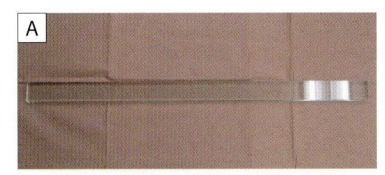

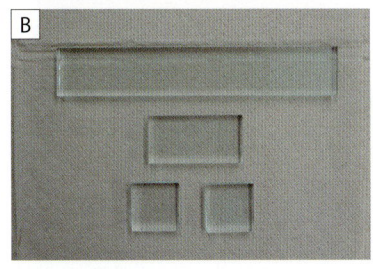

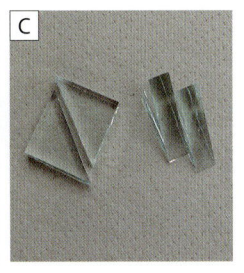

図8● ガラスナイフの分割
A：市販されているガラスナイフ用ガラス板 8×400×25 mm
B：ガラス板を，最終的には25×25 mmの正方形まで分割する
C：最後に斜めに2分して，正方形のガラス板から2個のガラスナイフをつくる

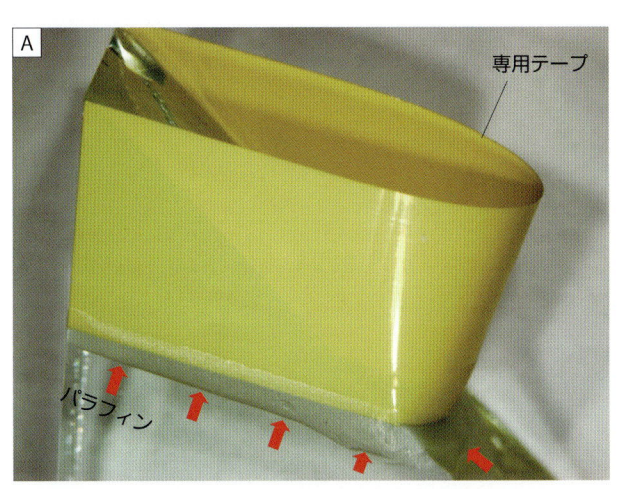

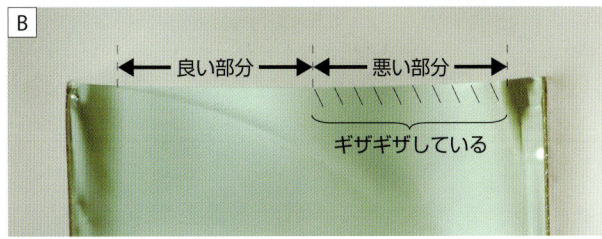

図9● ガラスナイフと刃先の拡大
A：完成したガラスナイフ。ボートには蒸留水を入れるため，テープの下部周囲はパラフィンで封をする。
B：ガラスナイフ刃先の拡大写真。図に示す通り，刃先には切れ味の良い部分とそうでない部分とができる。良く切れる所で薄切する

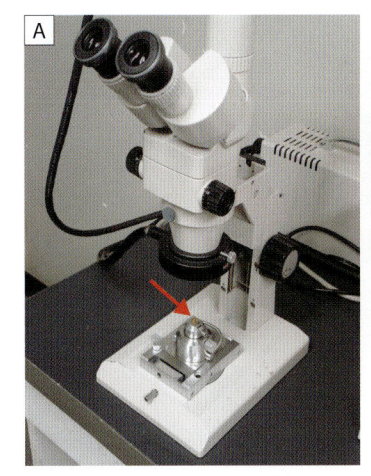

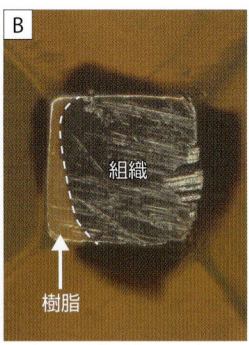

図10● トリミング前のブロック
A：実体顕微鏡にセットされたブロック（矢印）を示す
B：接眼レンズを通して，真上からみたブロックである。茶黒色にみえるのが腎組織片

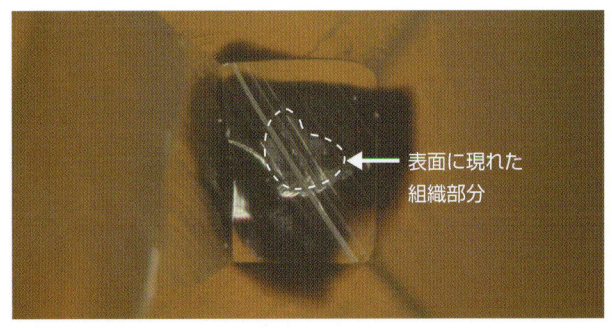

図11● 第1トリミングが完了したブロック
組織周囲や組織の上を覆っていた余分な樹脂を取り除いたブロックを示す。観察したい組織像が，ブロックの端にあるかもしれないので，ある程度ゆとりをもって削り落とす

3 準超薄切片作製の手順

① ミクロトーム（図12）にブロックとガラスナイフを取り付ける。
② ブロック面とガラスナイフの水平・垂直方向の向きを合わせる（図13）。
③ 粗動送りで少しずつナイフを前方に進ませ、ブロック面を整地する。
④ ボートにシリンジを使って蒸留水を注ぎ、水位調節する（図14）。

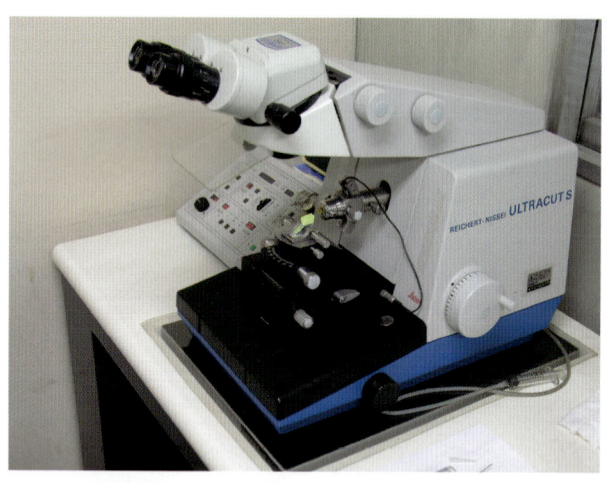

図12● ミクロトーム全体図

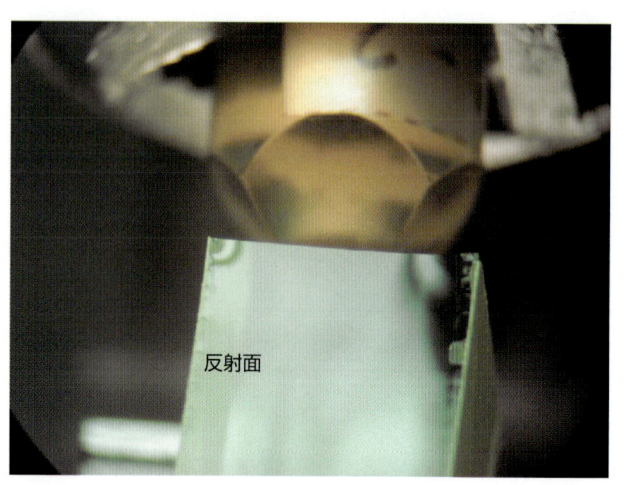

図14● 適正な水位の調整
水面が、均一に白く反射して見えるように、水位調節する

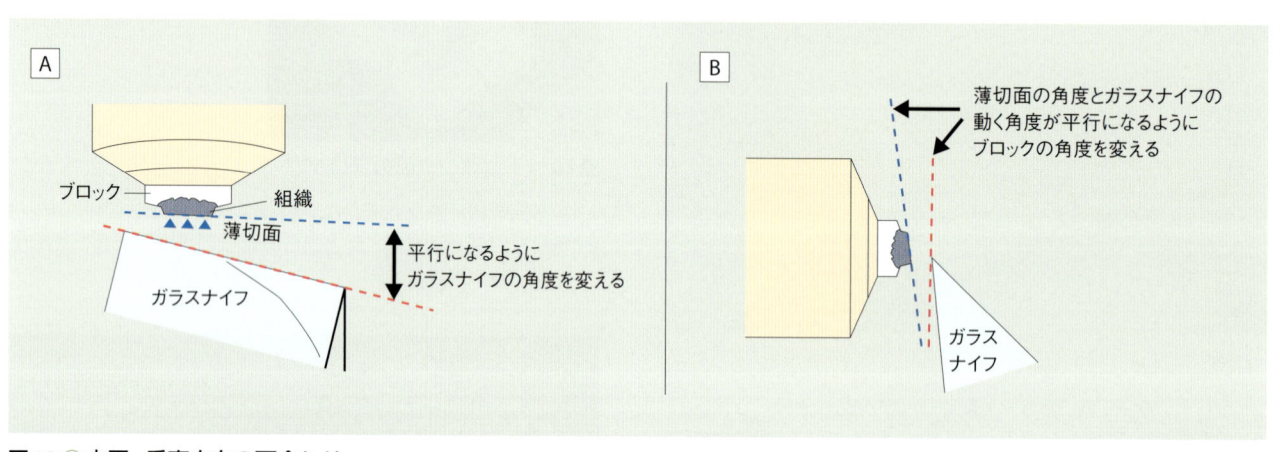

図13● 水平・垂直方向の面合わせ
A、Bともに図に示した点線が平行になるようにナイフとブロックの向きを合わせる

⑤ 厚さ0.5μmの準超薄切片をつくり，スライドガラスに張り付ける（図15，16）。

4 トルイジン青染色の手順

① トルイジン青染色液を1，2滴切片の上に垂らす（図17）。
② ホットプレートで加温する（図18）。
③ スライドガラスをホットプレートからはずして室温にもどし，蒸留水で水洗する。
④ 水滴をエアースプレーで吹き飛ばし乾燥させる。

5 準超薄切片の観察（☞ 4 トルイジン青染色した準超薄切片から得られる情報）

① 電子顕微鏡で観察する場所を選定する。
② 切片上に目的とした糸球体などの組織が出ていない場合は，可能な限り 3 〜 4 の操作を繰り返して切り込みながら探してゆくが，組織を失ってしまうことは避ける。

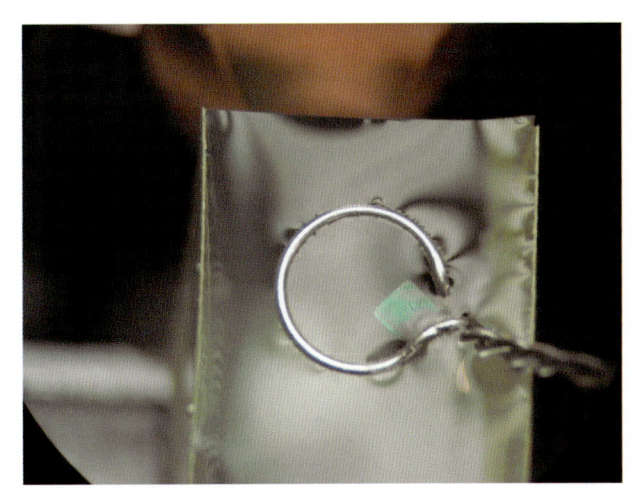

図15 ● 準超薄切片の回収の様子

薄切した切片は，図のように蒸留水を注いだボートの水面に浮かんでくる。この切片を白金耳ですくい取り，スライドガラスに軽く押し当てながら斜めに傾けると，水滴は，切片ごとスライドガラスへ移る

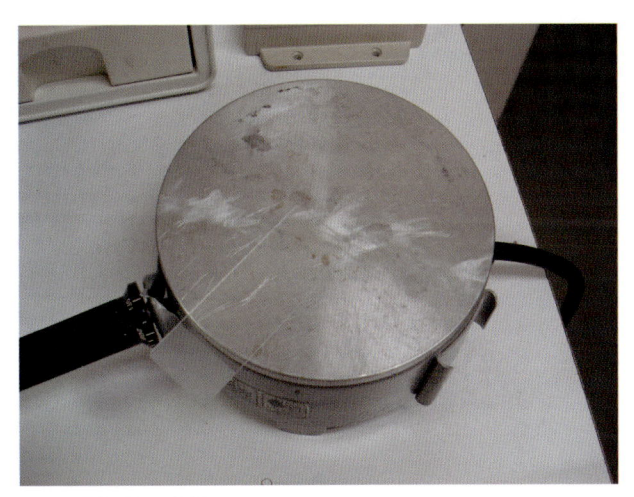

図16 ● 切片の乾燥

スライドガラスをホットプレートで加温し乾燥させる（5分間）ホットプレートの温度は，軽く手で触れられる程度がよい。高温にすると蒸留水が急激に沸騰して気泡ができ，切片が破れてしまう

図17 ● 切片の上に滴下したトルイジン青染色液

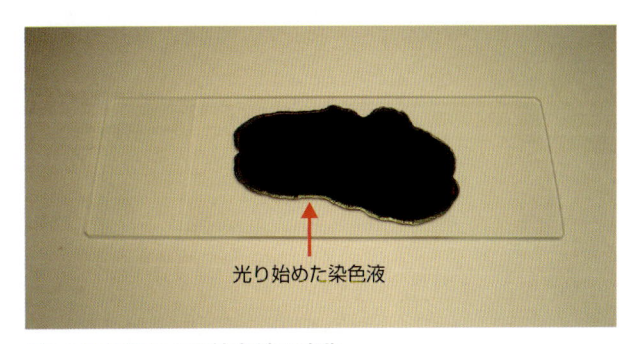

図18 ● 加温による染色液の変化

40℃ほどの温度で数十秒加温すると，染色液の辺縁が玉虫色に光り始める（矢印）

6 第2トリミングの手順

① 実体顕微鏡にブロックをセットする（図19）。
② 50メッシュ1区画に選定した部分がうまく納まるようメッシュを重ねる。
③ トリミングの範囲がわかるよう印を付ける（図20）。
④ トリミングする（図21）。

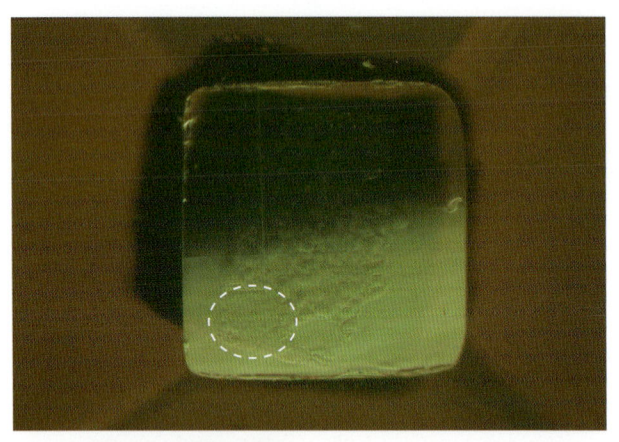

図19● 選定した場所の確認

ブロックを上下左右に傾かせ，ブロック表面の凹凸がよくわかる反射角度を探す。準超薄切片と見比べながら，選定した場所をブロック上に確認する。図のブロックでは，点線で囲んだところに観察したい糸球体がある

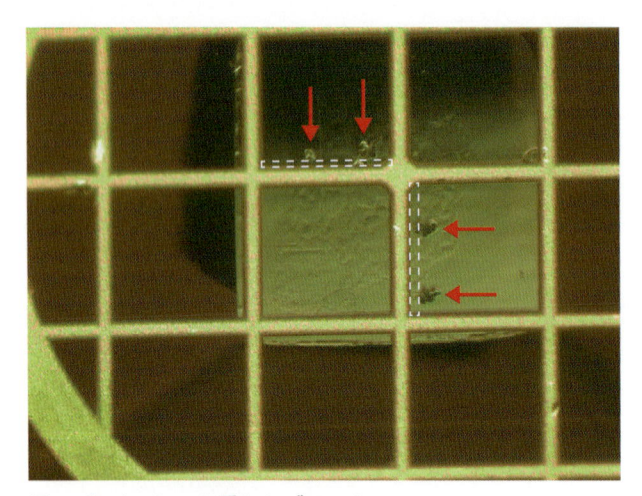

図20● メッシュを重ねたブロック

メッシュの格子の外側に，ピンセットの先でキズを付ける（矢印）。格子ぎりぎりのところではなく，わずかに隙間を残しておく。図の点線は，トリミングで削るライン。点線で囲んだ部分がメッシュに切片を張りつけるときの糊代となる

7 超薄切の手順

① ミクロトームにブロックとガラスナイフを取り付け，水平・垂直方向の面合わせをする。
② ガラスナイフをダイヤモンドナイフに変え，水平方向のみ面合わせをする。
③ ダイヤモンドナイフのボードに蒸留水を注ぎ，水位調節する。
④ ナイフを微動送りで近づけながら切削し，少し切れてきたら自動送りにする。厚さ70～90nmの超薄切片を，2～3枚切る。
⑤ ボードキーパーでボードの蒸留水をきれいにし，再び蒸留水を注ぐ。
⑥ 水位調節後，自動送りで本番用の超薄切片を1～4枚切る。切片の厚さは，低・中倍率撮影用ならば80～90nm。高倍率が目的ならば，60～80nmにする。

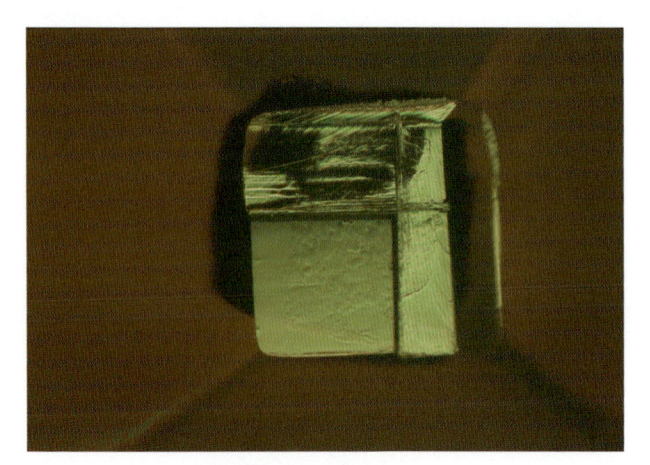

図21● トリミングが完了したブロック

キズを付けた部分まで，薄くスライスしながら不要な部分を剃刀で取り除く。後に組織を再利用することを考慮し，必要以上に深くそぎ落とさない

8 切片の回収手順

① 2枚重ねた濾紙の上に,50メッシュを1枚ずつ並べる〔表側(図22)が上向き〕。スポイトで2%ネオプレンWを1滴ずつかけ,乾燥させる。

② メッシュの表が下向きになるようクロスピンセットでつかむ(図23)。

③ 切片を回収する(図24,25)。

④ 濾紙に,メッシュが斜めになるよう軽く当て,余分な水分を吸い取る。

> **注意点:ダイヤモンドナイフの取り扱いについて**
> ダイヤモンドを研磨してつくったナイフのため,非常に硬いものでもよく切れ,刃こぼれしない印象があるが,実際には水平面からの衝撃には脆い。面合わせのときなどは,ブロックをナイフにぶつけないよう慎重に行う。また,刃先には,何も触れないように注意する。

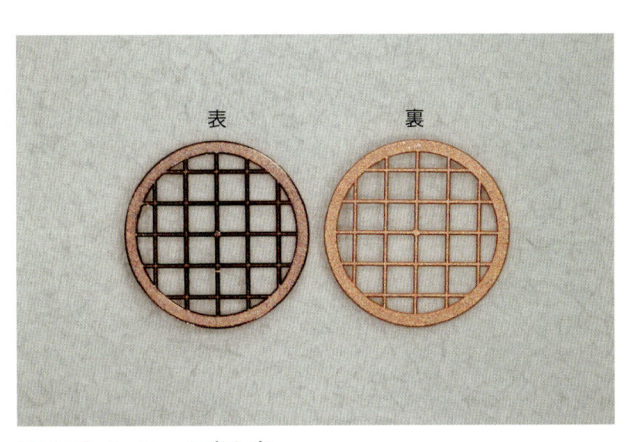

図22 ● メッシュの表と裏
メッシュには表と裏がある。図に示したVECO社製のメッシュでは,表面のほうが光沢があるため間違えることはないが,大きな相違点は,格子表面のカッティングにある。表の格子のほうが平らで,切片の接着が安定するよう作られている

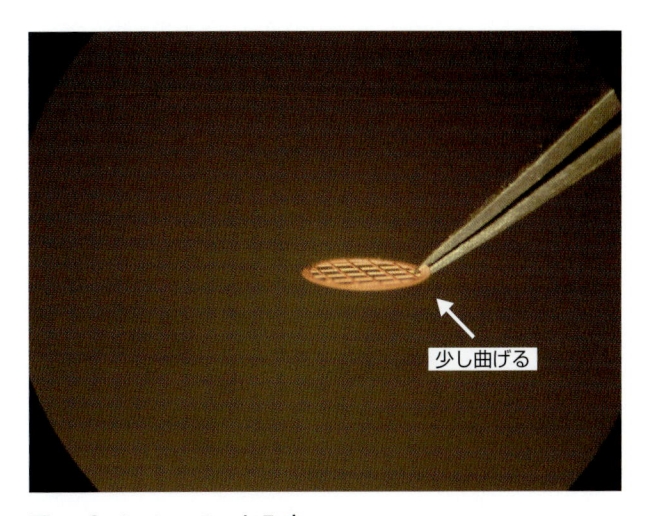

図23 ● メッシュのつかみ方
端を少し曲げておくとつかみやすい

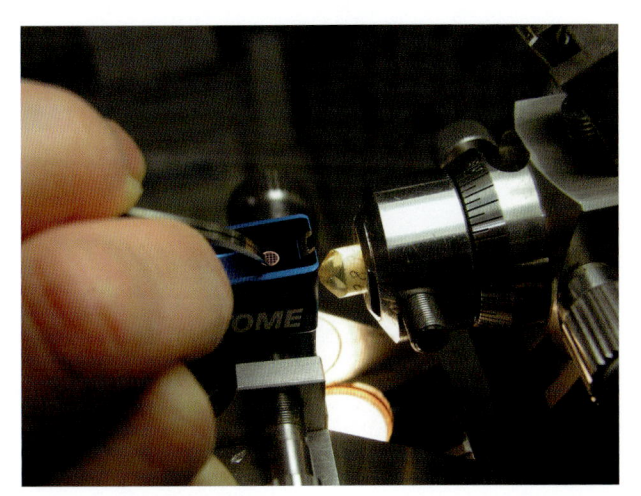

図24 ● 超薄切片の回収
ピンセットで挟んだメッシュを水面上に移動させ,割り箸の先端に接着させたまつ毛で浮遊している切片を動かし,メッシュの格子と重なるように向きを合わせる

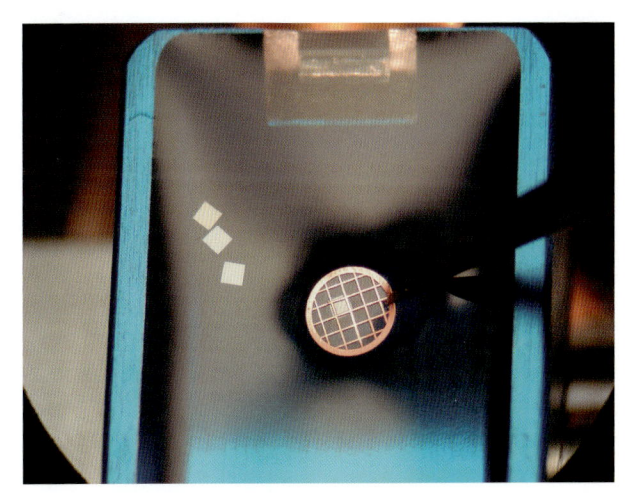

図25 ● 押し付け法で回収している様子
静かに切片に押し付けて上へ引き上げる

4 トルイジン青染色した準超薄切片から得られる情報

準超薄切片は，超薄切片を作製するにあたって，糸球体の場所を確認したり，組織の変化を大体つかむための標本と思われがちであるが，実際には多くの情報を得ることができる。

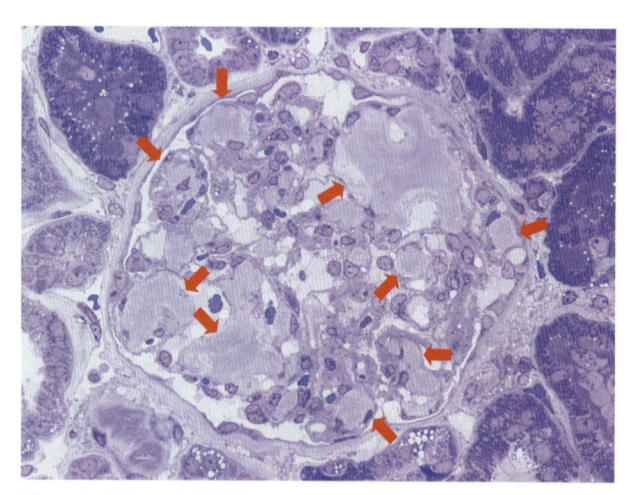

図26 ● アミロイド腎症
アミロイド線維（矢印）の沈着が確認できる

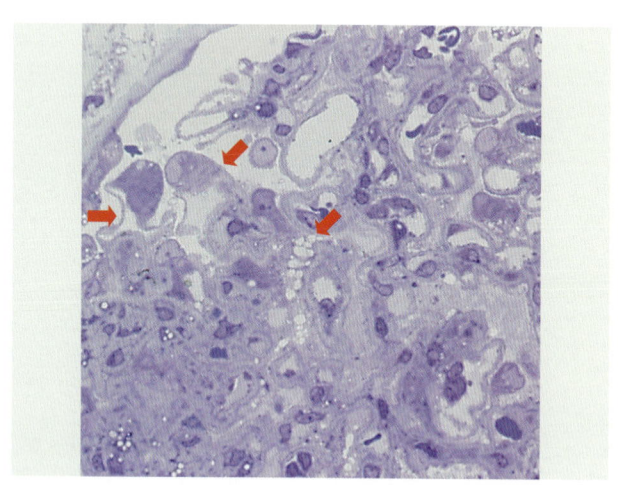

図27 ● 巣状糸球体硬化を伴った膜性腎症
剥離しつつある上皮細胞（矢印）の細胞質にできた空胞が明瞭に観察できる

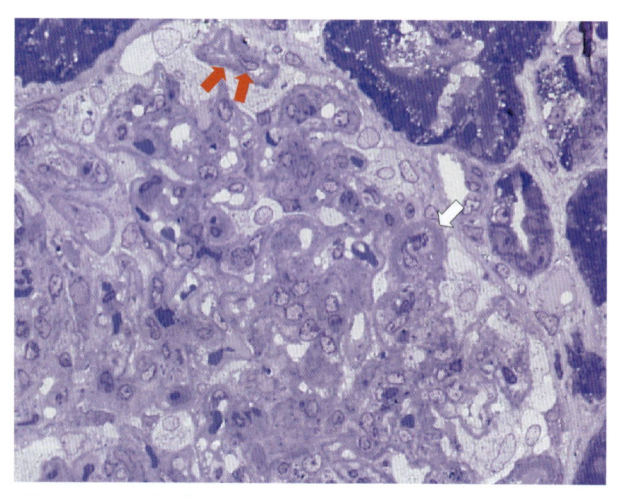

図28 ● ループス腎炎
メサンギウム領域の沈着物（白矢印）や，基底膜に沿って，大小不同の沈着物（赤矢印）が認められる

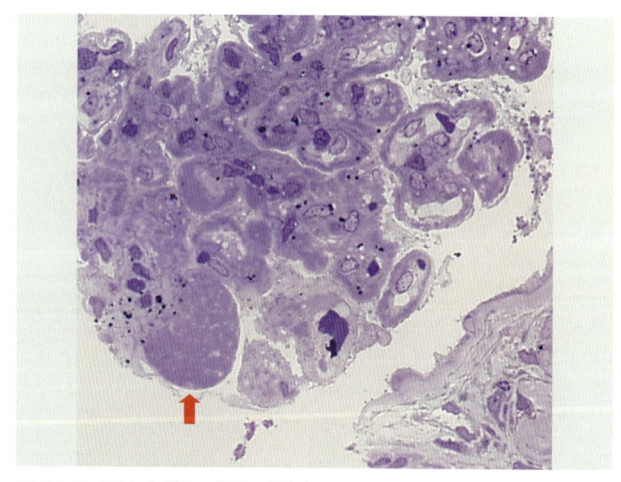

図29 ● クリオグロブリン腎症
巨大な沈着物（矢印）は，不均一な染色性を示している

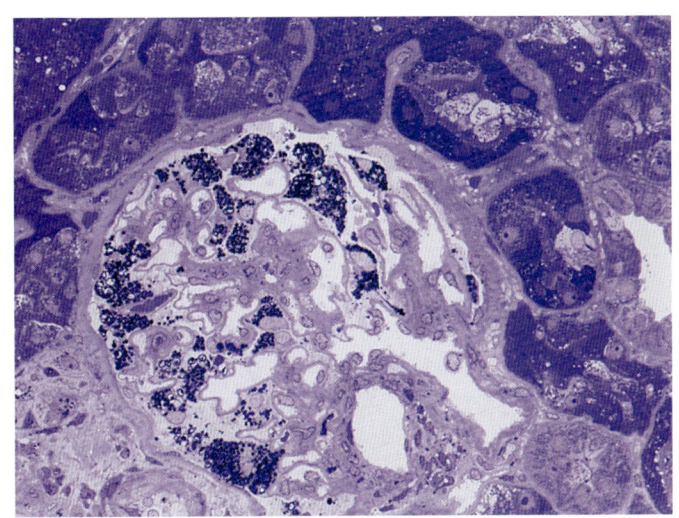

Ⅴ 電顕情報を得るための試料作製法　75

図30 ファブリー（Fabry）病
上皮細胞内に脂質がみられる

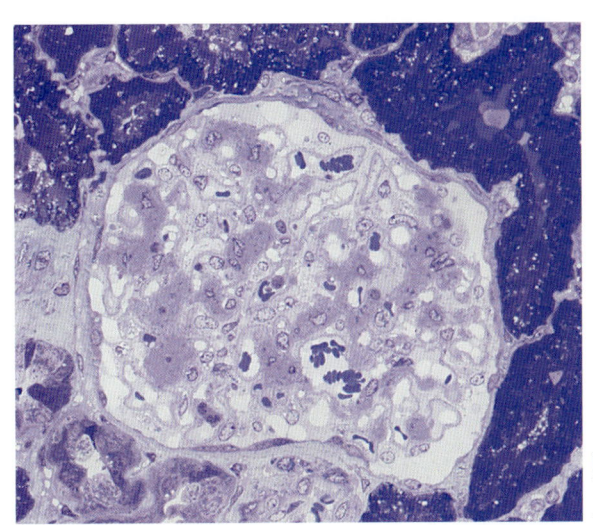

図31 IgA腎症
メサンギウム領域への沈着物が認められる

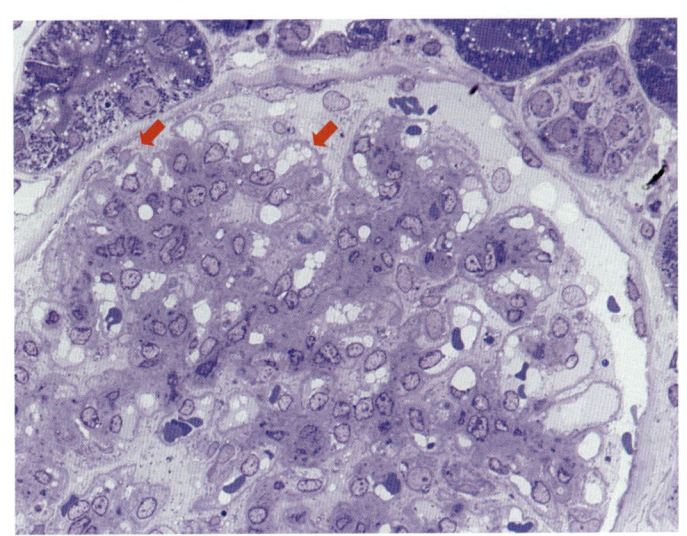

図32 急性腎炎
上皮側へのhump（ハンプ）（矢印）が認められる

5 電子染色法

準備するもの
シリコンチューブ，ガラス製円筒，スポイトキャップ，試験管，ピンセット，実体顕微鏡，エアースプレー

準備する染色液
4％酢酸ウラン水溶液，Reynolds鉛染色

POINT（図33）

①染色準備
シリコンチューブにメッシュを挟み，ガラスの円筒にこのチューブを入れ，スポイトキャップをはめる（図34）。

②水洗
試験管にとった蒸留水の中で，スポイトキャップを押したり離したりしながら切片を洗浄する。3〜5回繰り返す。

③4％酢酸ウラン染色
ウラン染色を吸い，室温で20分静置（図35）。

④水洗
②の要領で洗浄する。

⑤Reynolds鉛染色
ウラン染色と同様に，鉛染色液を吸い，室温で5分静置。

⑥水洗
②，④の要領で水洗する。

⑦乾燥
切片が破けない程度の風をエアースプレーでかけ，水滴を吹き飛ばす。

1. 染色準備
2. 水洗
3. 4％酢酸ウラン染色液[※6]（室温20分）
4. 水洗
5. Reynolds鉛染色液[※7]（室温5分）
6. 水洗
7. 乾燥

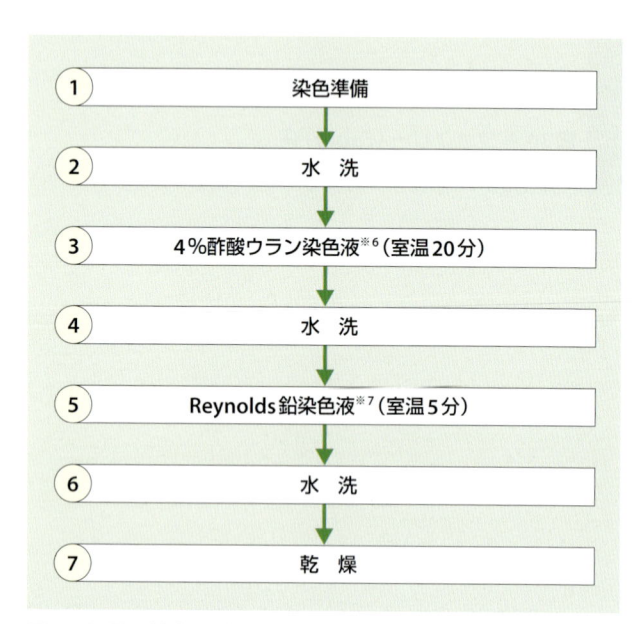

図33● 電子染色の流れ

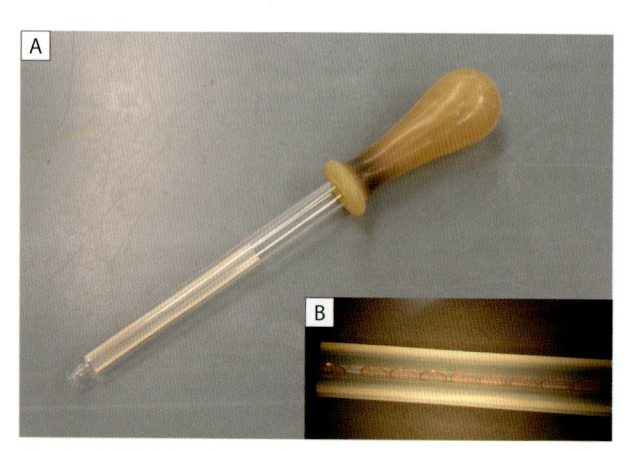

図34● 染色のセッティング
A：外径5mm内径3mm長さ50mmのシリコンチューブを縦半分に切断。内径の中央に切り込みを一筋入れ，そこにメッシュを挟む。メッシュは約15枚挟める
B：メッシュを挟んだシリコンチューブの拡大図

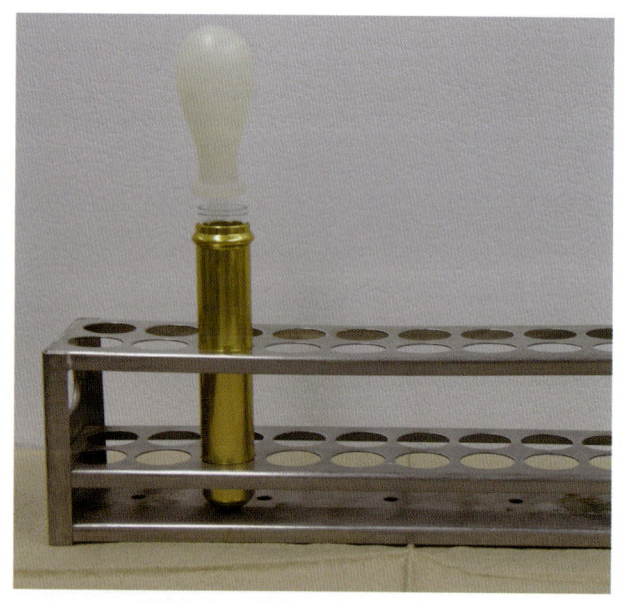

図35● 4％酢酸ウランの染色の様子
並べたメッシュがひたるくらい，ウラン染色液をスポイトで吸い込み，室温で15〜20分静置。試験管は遮光する

6 膠原線維の特殊染色

腎疾患の中に，稀ではあるが膠原線維が沈着するcollagenofibrotic glomerulopathyがある。この疾患が疑われた場合には，糸球体の中に沈着した膠原線維を証明しなければならない。しかし，通常の電顕標本では，膠原線維が白く抜けた状態となることも多く，観察が困難である。

このような場合は，タンニン酸染色やOTE（ウーロン茶抽出物）染色を行うと，膠原線維が染色され，線維の特徴である横紋などがはっきりと観察できる。両者の染色に大きな相違はないが，タンニン酸染色のほうがコントラストの高い組織像が得られる。これらの染色はエポン樹脂包埋の切片に染色が可能である。

1）タンニン酸染色法

準備するもの
ウラン・鉛染色のときと同様
準備する染色液
タンニン酸染色液，ウラン染色液，Reynolds鉛染色液

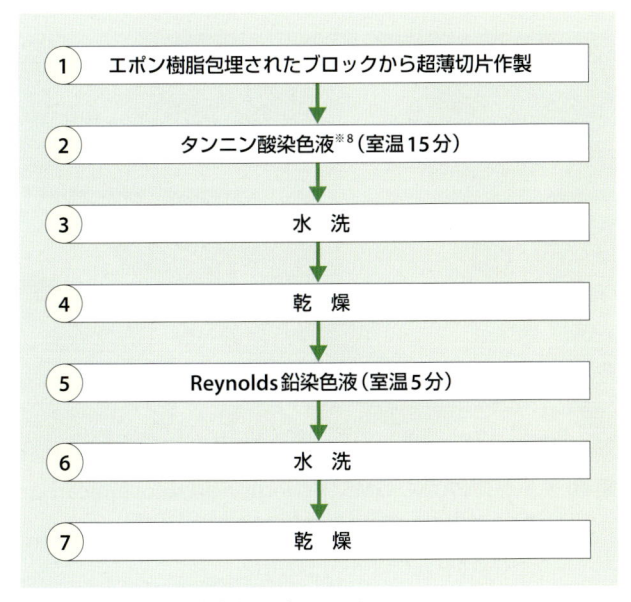

1. エポン樹脂包埋されたブロックから超薄切片作製
2. タンニン酸染色液[※8]（室温15分）
3. 水　洗
4. 乾　燥
5. Reynolds鉛染色液（室温5分）
6. 水　洗
7. 乾　燥

図36 ● タンニン酸染色の流れ

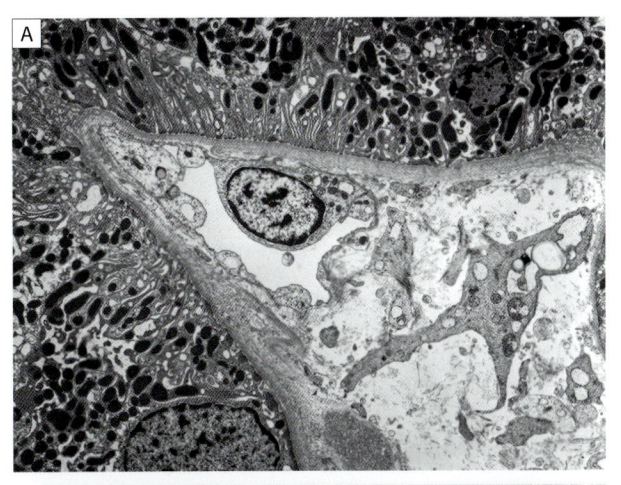

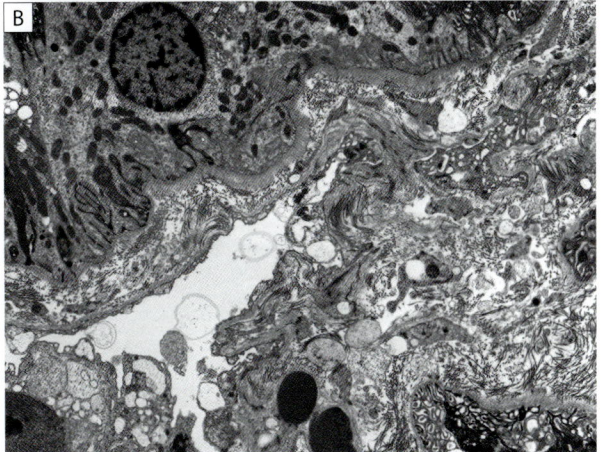

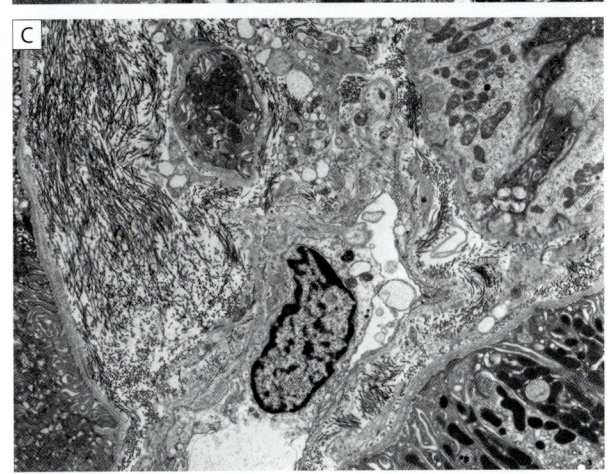

図37 ● 普通の電子染色とタンニン酸染色とOTE染色（間質の膠原線維）

A：ウラン・鉛染色（観察倍率：3,500倍）
B：タンニン酸染色（観察倍率：3,500倍）
C：OTE染色（観察倍率：3,500倍）

2）OTE染色法

準備するもの	ウラン・鉛染色のときと同様
準備する染色液	OTE溶液※9，ウラン染色液，Reynolds鉛染色液
染色操作	OTE染色液を室温15分反応させた後，通常行う電子染色（ウラン・鉛の二重染色）をする

7 PAM並松変法，PATSC-GMS染色

　電子顕微鏡用の切片にも，鍍銀染色を行うことがある。糸球体基底膜からメサンギウム基質，間質の膠原線維，尿細管基底膜，傍尿細管毛細血管（PTC）等の観察に威力を発揮する。

準備するもの	ニッケルグリッドに張り付けた超薄切片，ピンセット，ビーカー，グリッドスティック
準備する試薬や染色液	25％アンモニア水，1％過ヨウ素酸，0.1％チオセミカルバジド，メセナミン銀液 グリッドスティックにニッケルグリッドを張り付けて，染色操作を行う（図38）

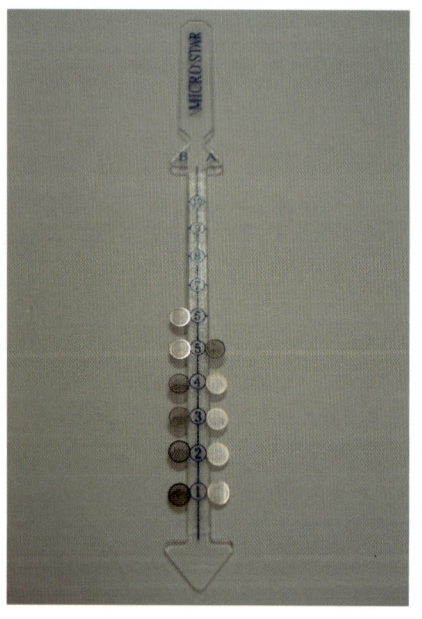

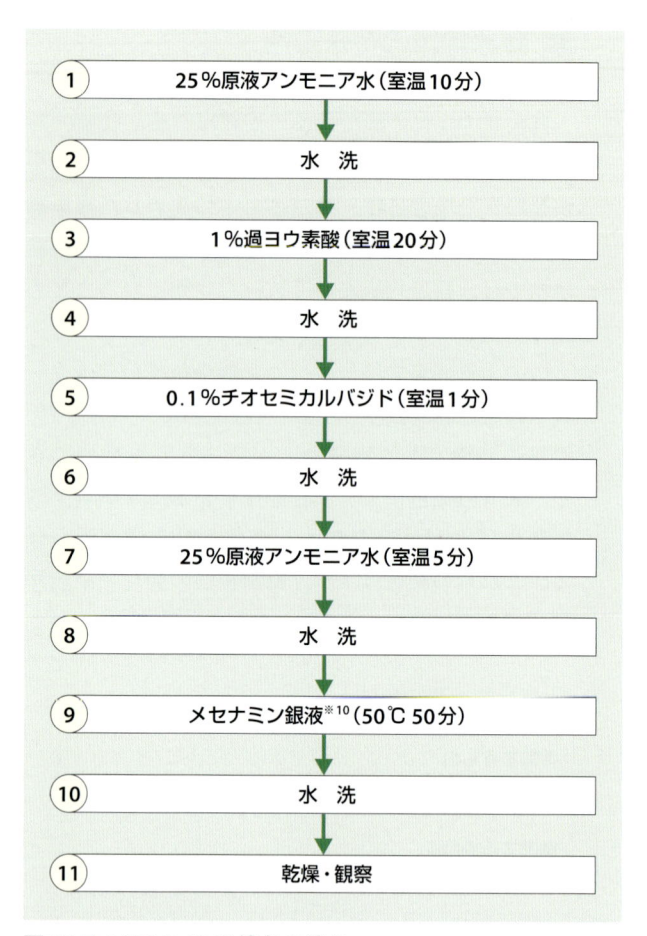

① 25％原液アンモニア水（室温10分）
↓
② 水　洗
↓
③ 1％過ヨウ素酸（室温20分）
↓
④ 水　洗
↓
⑤ 0.1％チオセミカルバジド（室温1分）
↓
⑥ 水　洗
↓
⑦ 25％原液アンモニア水（室温5分）
↓
⑧ 水　洗
↓
⑨ メセナミン銀液※10（50℃ 50分）
↓
⑩ 水　洗
↓
⑪ 乾燥・観察

図39 PATSC-GMS染色の流れ

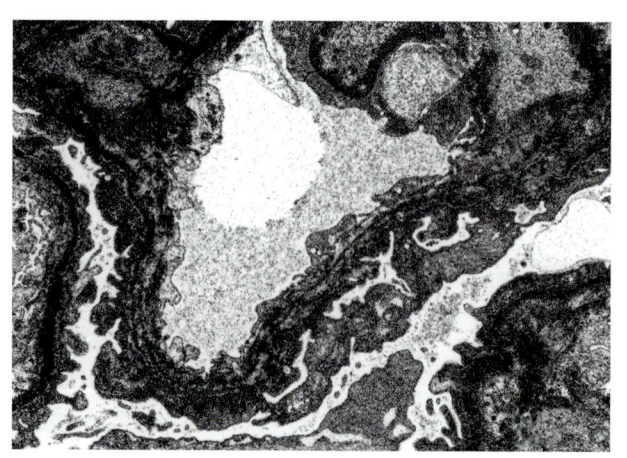

図40 糸球体PATSC-GMS（Periodic acid thiosemicarbazide gelatin methenamine silver）染色
アルポート症候群（観察倍率：6,000倍）

図38 ニッケルグリッドを張り付けたグリッドスティック

8 もどし電顕法

電顕用に腎組織が採取されていなかった場合，有効な手段としてもどし電顕という方法がある。薄切したパラフィン切片からもどす方法もあるが，よりアーティファクトの少ない組織塊から作製する方法をすすめたい。これは，ホルマリン固定したパラフィンブロックから，一部を組織塊として切り出し，電顕用に採取した組織と同様に，包埋する方法である。包埋後は通常通りに超薄切片を作製する。

通常のグルタールアルデヒド・オスミウム固定エポン包埋処理で作製した標本と，ホルマリン固定パラフィン包埋の光顕用ブロックから作製した標本を比較する。

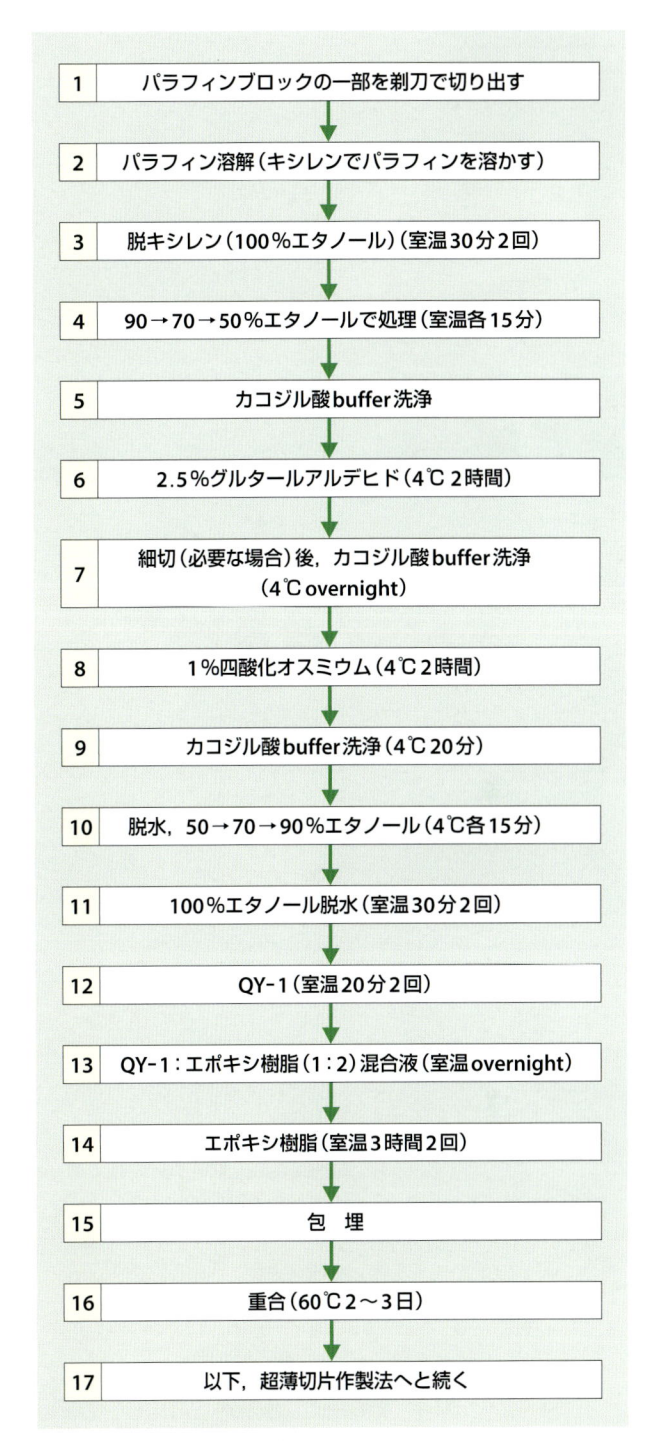

1	パラフィンブロックの一部を剃刀で切り出す
2	パラフィン溶解（キシレンでパラフィンを溶かす）
3	脱キシレン（100％エタノール）（室温30分2回）
4	90→70→50％エタノールで処理（室温各15分）
5	カコジル酸buffer洗浄
6	2.5％グルタールアルデヒド（4℃2時間）
7	細切（必要な場合）後，カコジル酸buffer洗浄（4℃overnight）
8	1％四酸化オスミウム（4℃2時間）
9	カコジル酸buffer洗浄（4℃20分）
10	脱水，50→70→90％エタノール（4℃各15分）
11	100％エタノール脱水（室温30分2回）
12	QY-1（室温20分2回）
13	QY-1：エポキシ樹脂（1：2）混合液（室温overnight）
14	エポキシ樹脂（室温3時間2回）
15	包埋
16	重合（60℃2〜3日）
17	以下，超薄切片作製法へと続く

図41● もどし電顕法の流れ

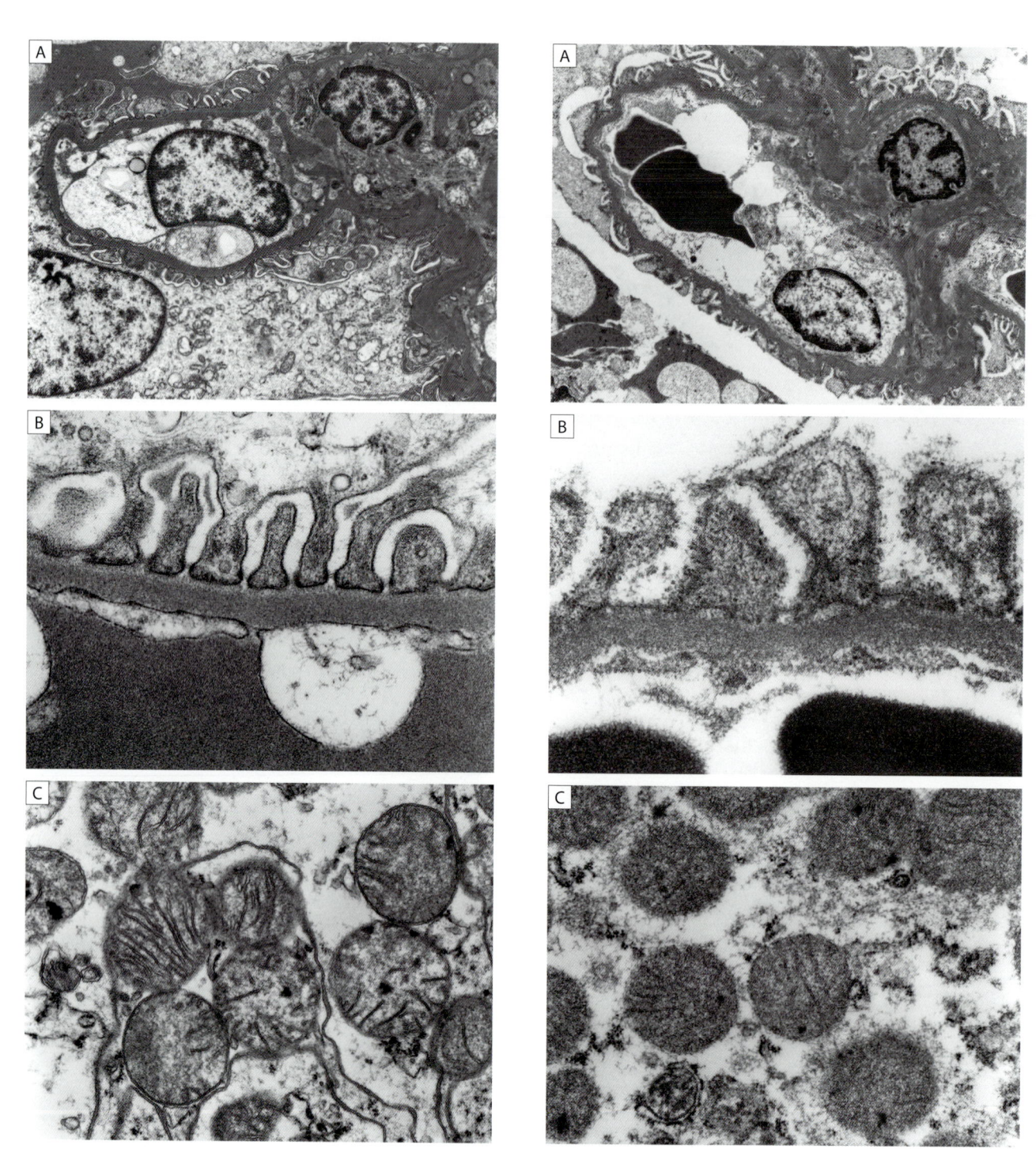

図42 通常のグルタールアルデヒド・オスミウム固定のエポン包埋標本

A：5,000倍で撮影した糸球体
B：基底膜と足突起部分の拡大（観察倍率：30,000倍）
C：ミトコンドリアの拡大（観察倍率：20,000倍）

図43 bufferホルマリン固定パラフィンブロックからのもどし電顕標本

A：5,000倍で撮影した糸球体
B：基底膜と足突起部分の拡大（観察倍率：30,000倍）
C：ミトコンドリアの拡大（観察倍率：20,000倍）

V 電顕情報を得るための試料作製法

5,000倍で撮影した糸球体像(図42, 43)では, 両方法で大きな相違はない。若干, もどし電顕法の組織像では, 上皮, 内皮細胞の細胞小器官や赤血球の保存状態が悪い。

次に高倍率像を比較する。

一見, 状態がよくみえたもどし電顕像ではあるが, 基底膜や足突起の細胞膜は, 固定不良を示す。パラフィン包埋処理の過程で, 膜系の固定に威力を発揮する, オスミウム固定剤が使われていないためと考えられる。固定状態をよく反映するミトコンドリアにおいても, もどし電顕像では単位膜構造が不明瞭である。

腎生検の検査の一環としてもどし電顕を行った臨症例を示す。

図44〜46より, アミロイド線維の証明や沈着物の有無, 存在場所などの確認を行う場合には, 対処できる方法であることがわかる。

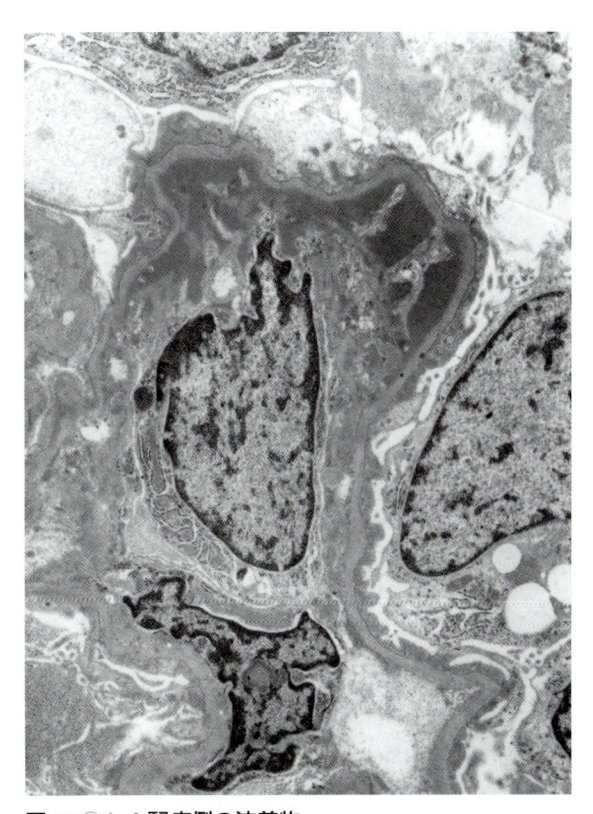

図45 IgA腎症例の沈着物

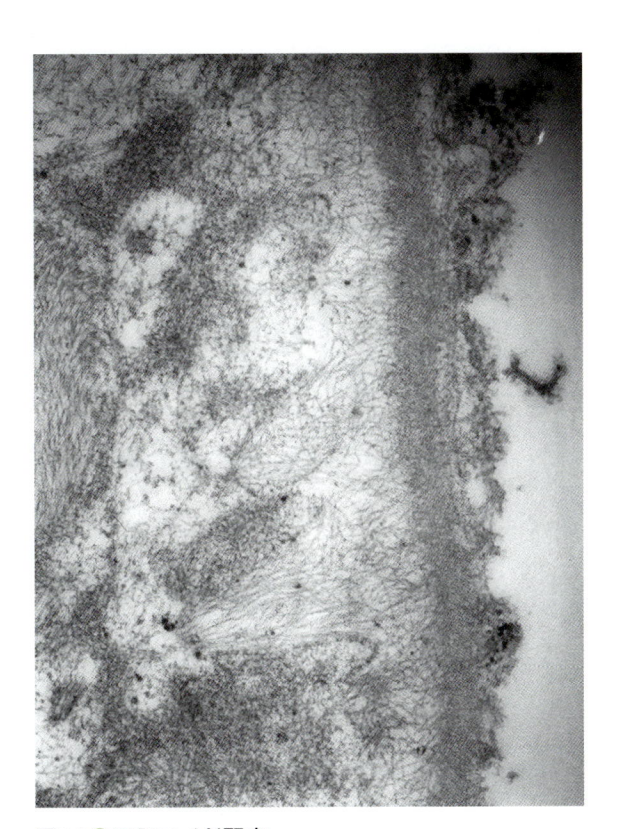

図44 アミロイド腎症

糸球体に沈着したアミロイド線維の一部拡大

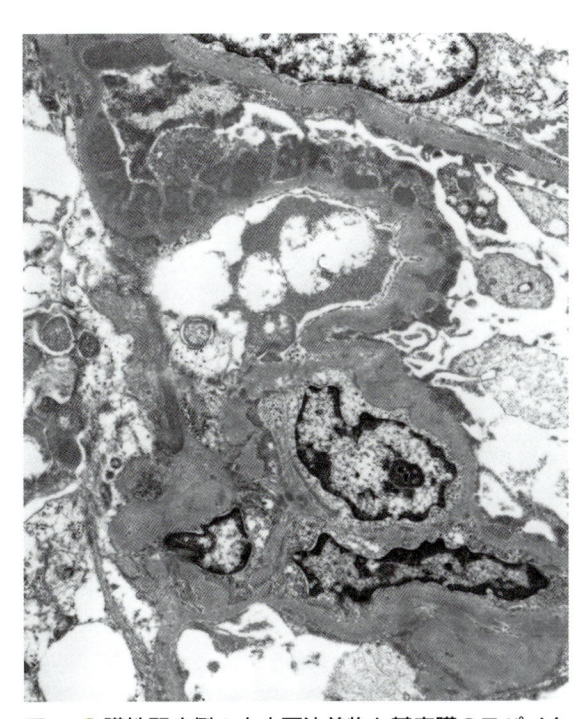

図46 膜性腎症例の上皮下沈着物と基底膜のスパイク様変化

主な試薬の作製方法〔1〕

※1　2.5%グルタールアルデヒド

市販の25%グルタールアルデヒドを利用し，bufferで10倍希釈する。

※2　0.05Mカコジル酸buffer

500mLの蒸留水にsodium cacodylate EM（TAAB）を21.403g溶解する（0.2Mカコジル酸ナトリウム）。ここから100mLをメスシリンダーにとり，0.2M塩酸[注1)]でpH7.2〜7.4に調整し，全量が400mLになるよう蒸留水を加える。

注1）0.2M塩酸：塩酸16.8mLを1000mLの蒸留水に加えると0.2Mとなる。

※3　約1%四酸化オスミウム

市販の4%四酸化オスミウム（アンプル製品）を利用し，bufferで3倍希釈する。
シリンジに四酸化オスミウムの全量の2倍量のbufferをとり，先に注射針をつけ，アンプル内の四酸化オスミウムを吸い取る。こうすることで，手や鼻粘膜を保護することができる。作業は，マスク・手袋をし，ドラフト内で行う。

※4　エポキシ樹脂

エポキシ樹脂は，Quetol 812とDDSA（A液），Quetol 812とMNA（B液）の混合比A：Bで硬さを調節できる。A液が多ければ軟らかく，B液が多ければ硬くなる。樹脂の混合比は扱う組織に合わせて選択する。腎生検では，A：B＝4：6がよい。簡便法を利用し，A：B＝4：6の処方になるようそれぞれの量（以下参照）を計算して混合している。

《混合の仕方》

表1を参考に，シリンジを使ってQuetol 812，MNA，DDSA（いずれも日新EM）を量りながらビーカーへ入れ，スターラーでよく攪拌する。全量は，1つのビームカプセルに0.8mL入ると考えて，0.8mL×ビームカプセル数＝全量mLで計算する。十分に混和できたらDMP-30（TAAB）を量り入れ，さらによく混和する。この時，細かな気泡が入らないよう回転速度を調節する。気泡が入った場合は，真空ポンプを使って脱気する。

表1　Luftの処方量（A：B＝4：6）

全量 （mL）	Quetol 812	MNA	DDSA	DMP-30
30 mL	14.113	8.476	7.407	0.45
50 mL	23.527	14.127	12.345	0.75
60 mL	28.232	16.952	14.814	0.9
80 mL	37.642	22.603	19.753	1.2
100 mL	47.05	28.25	24.69	1.5

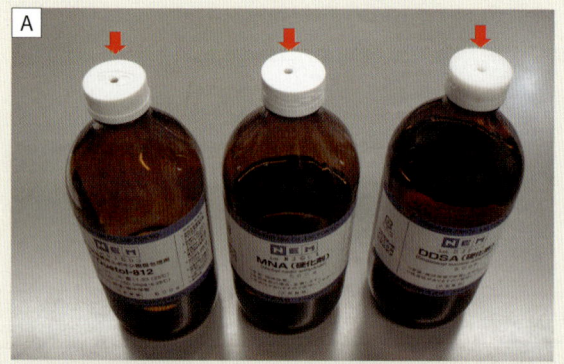

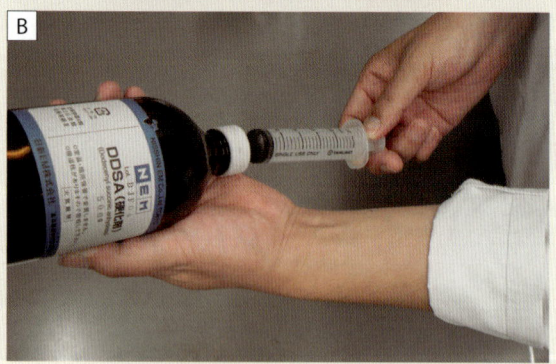

図47　樹脂と硬化剤の計量方法と褐色ビンの取り扱い

A：それぞれのビンの蓋に，電気ドリルでシリンジの口と同じ大きさの穴を開けておく（矢印）
B：樹脂と各硬化剤の計量方法。ドリルで開けた穴にシリンジの口をさし，注射筒の目盛を使って計量する。手を汚さずにできて便利

主な試薬の作製方法〔2〕

※5 トルイジン青染色液

2％トルイジン青水溶液（ToluidinblauO MERCK）と2％四ホウ酸ナトリウム（ホウ砂）の等量混合液。
多少多めに作り，シリンジなどに密閉して冷蔵保存しても可。それを数年間かけて使用してもトラブルはない。

※6 4％酢酸ウラン染色液

4％になるよう蒸留水に酢酸ウランを溶解する。黄色透明な液になったら濾紙で濾過し，ミリポアフィルターで再度濾過をする。加熱や光によって分解されるため，遮光したガラス瓶などに入れて冷蔵保存する。長期間保存していると，酢酸ウランが加水分解し，黄色い沈殿物が生じる。これは染色汚染の原因となるので，あまり大量につくって保存するのは避ける。

《酢酸ウラニルの取り扱いについて》
酢酸ウラニルは，国際規制物質であるため誰でも気軽に購入できる試薬ではない。使用にあたっては，文部科学省への使用許可と計量管理規定の許可を受けなければならない。

※7 Reynolds鉛染色液

蒸留水30mLに硝酸鉛（関東化学）1.33gとクエン酸三ナトリウム1.76gを溶解する（溶液は白濁している）。1N水酸化ナトリウムを8mL加え（溶液は無色透明になる），さらに蒸留水で全量を50mLにする。pH12の強アルカリ性の水溶液で，pHが酸性側に傾くと染色性が落ちる。空気に触れると炭酸ガスと反応して炭酸鉛を生じ，これが染色汚染の原因となる。作製後は，シリンジなどに吸い取って空気をシャットアウトし，冷暗所に保管する。

※8 タンニン酸染色液

タンニン酸0.3g，p-ニトロフェノール0.5g，蒸留水30mLをビーカーへ入れ，60℃〜80℃ほどに加熱しながら溶解する。溶液が黄色透明になったら，人肌ほどに冷却し，4％酢酸ウランを0.5mL加える。溶液は茶褐色となり，時には沈殿を生じるが，これは，再び加熱すると溶解する。ミリポアフィルターで濾過して使用する。染色液は使用時作製する。

※9 OTE溶液

市販のOTE粉末（日新EM）をエタノールに溶解して0.1％溶液とし使用。

※10 メセナミン銀液

50mLのビーカーに3％メセナミン銀20mLを入れる。スターラーで混和させながら，5％硝酸銀2mL，蒸留水16mL，5％ホウ砂2.4mL，2％ゼラチン2mLの順に加えていく（このとき，染色液が白濁したらつくり直す）。50℃に設定しておいた温浴槽にビーカーを移し，加温しながら染色する。

9 電子顕微鏡での観察

準備するもの
作製した切片，ピンセット，FGフィルム

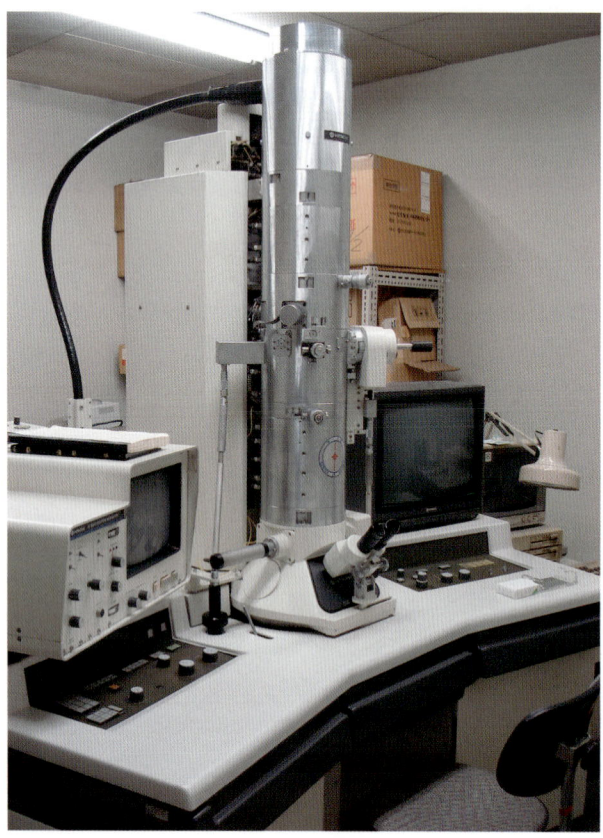

図48 ● 日立H7000透過型電子顕微鏡
（東京女子医大総合研究所設置）

1	電子顕微鏡の調整
2	観 察
3	写真撮影

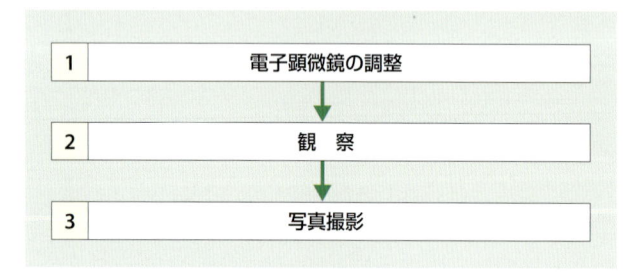

図49 ● 観察から写真撮影までの流れ

1 電子顕微鏡の調整

① 加速電圧を選択し，電子線を出す。
② 標本をセットする（図50）。

注意点
電子顕微鏡は，電子を発生させる電子銃から始まり，コンデンサーレンズ，対物レンズ，中間レンズ，投射レンズと続く。軸調整や非点補正し，これらを調整することは，よりよい電子顕微鏡像を得るために必要なことである。顕微鏡によって操作が異なるため，自分が使用する機種に熟知した技師等に使用方法を習うとよい

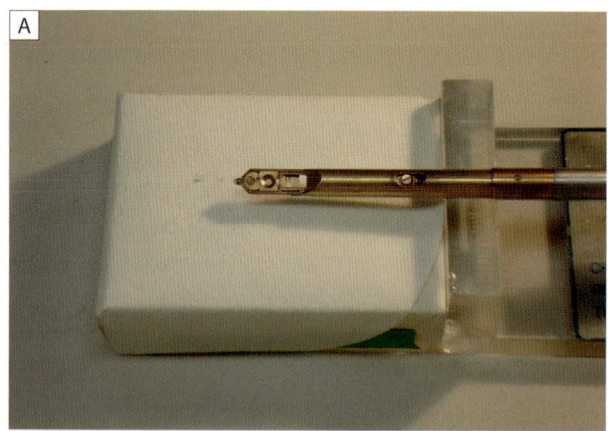

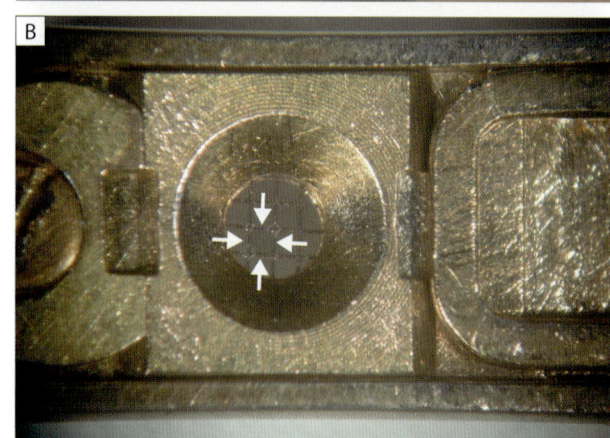

図50 ● 標本を電子顕微鏡内へセットするための試料挿入棒と一部拡大

A：中央の円形の窪みに試料をセットする
B：セットした試料の拡大。網目状にグリッドの一部がみえ，矢印部分には，張り付けられた超薄切片が確認できる

2 観察

ドリフトを防止するため，最初にごく弱い電子線を切片全体にあてる。

3 写真撮影

低倍率⇨高倍率の順で撮影する。電子があたった所は，樹脂が熱変化を起こすため，照射跡が残る（電子線によって変化した場所は，明るくなり切片に濃淡がつく）。よって，初めに高倍率にしてしまうと切片には照射跡がついてしまうため，美しい低倍率写真は得られない。

電子顕微鏡で検鏡しながら所見を判断することは困難である。撮影した写真でルーペなども使って所見を読む。

◎ 糸球体所見を撮影する場合の目安

1,000倍で5～6枚
1個の糸球体全範囲をこの数で撮影
2,000～3,000倍で5～6枚
気になる変化や沈着物の沈着部位を中心に撮影
10,000倍以上で必要な分
さらに高倍率で沈着物の構造など必要な場合に撮影

なお，糸球体以外にも重要な所見がみられる場合のあることを忘れないよう，尿細管や血管の変化にも気を配ることが必要である。

■ 最新の透過型電子顕微鏡

最新型は，デジタル化が進んでいる。組織の観察は，CCDカメラを通して画面上で行える。基本的にはフィルムレスで，組織像はデジタル画像として保存する。

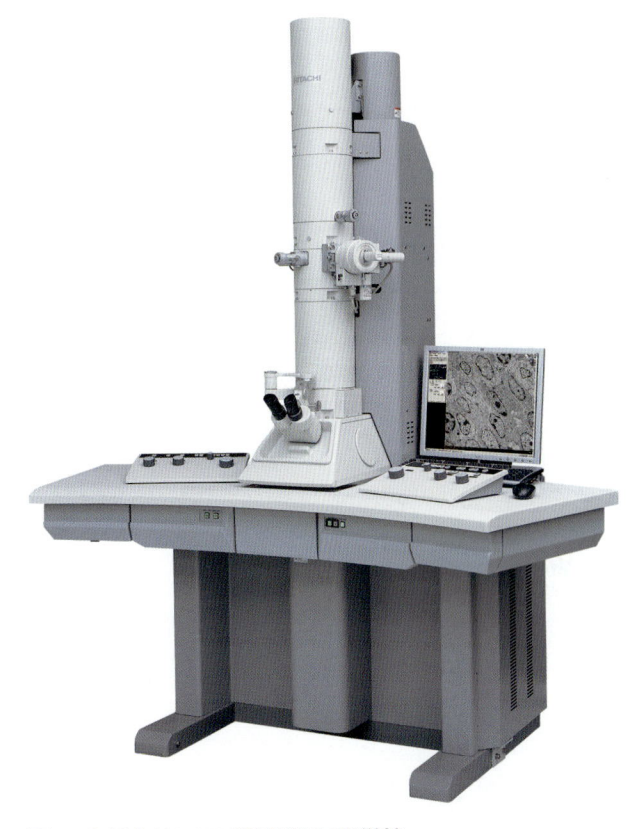

図51● 日立H7650透過型電子顕微鏡

（写真提供：日立ハイテクノロジーズ）

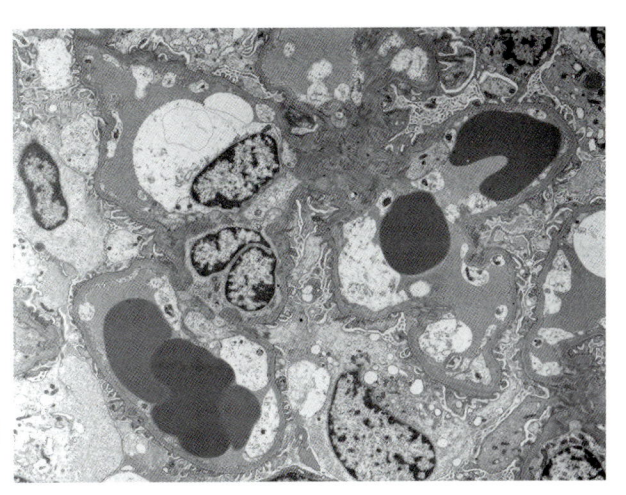

図52● 日立H7650で撮影した糸球体像

グルタール固定不良が目立っている

10 写真の焼き付け

> **必要なもの**
> 撮影したFGフィルム，現像液(コピナール)，停止液(富士氷酢酸液)，定着液(フジフィックス)，手袋，乾燥機，印画紙，引き伸ばし機，自動現像装置(Kodak)，暗室

POINT (図53)

1 現像する

現像液の濃度，温度，時間などは，コントラストに影響を与える因子であるため，現像条件は，使用するフィルムの指定に従う。

時間が経つにつれ退行現象が生じるため，撮影したその日に現像するのが望ましい。

◎ FGフィルムの現像処理

現像：20℃，2〜4分
停止：20℃，1分
定着：20℃，4〜5分

2 水洗

水洗は流水で行う。水温の高い時期は20分，冬季期間は40分以上行う。

3 乾燥

乾燥機に入れ60℃以下の温風で乾燥させる。

4 写真の焼き付け

固定から写真撮影までを一様な作業で行ってきても，できあがったフィルムは，微妙な条件の違いから様々なコントラストをもってしまう。これらを微調整し，適正なコントラストの写真となるように，グレード(コントラスト)の違う印画紙を使って焼き付ける(図54参照)。

四号印画紙は最もコントラストが強くなる。

5 スケールを入れる

必要に応じて写真にスケール，あるいは倍率を記載する。

◎ スケールの入れ方

できあがった写真の倍率は，ネガの撮影倍率と写真の引き伸ばし倍率を掛け合わせた数値となる。ほとんどの電子顕微鏡では撮影倍率をネガに印字させる設定があるので，これを利用すれば記録が残る。しかし，引き伸ばし倍率はデータを自動的に残すことができないので覚えておく。

スケールは，「総合倍率が10,000倍の場合，10mm = 1μm」が基準となる。スケールの長さは，極端に長かったり短かったりしないよう，写真の大きさに合わせる。

(大野真由子)

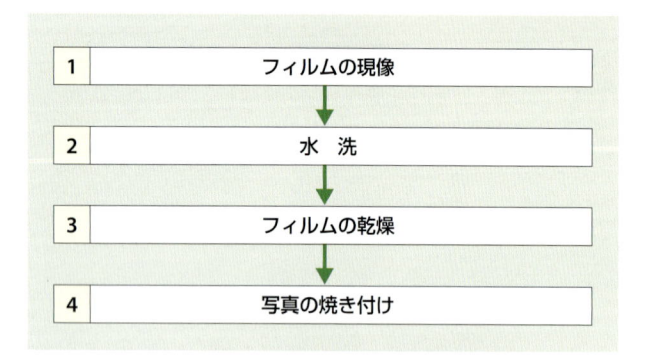

1	フィルムの現像
2	水　洗
3	フィルムの乾燥
4	写真の焼き付け

図53 フィルム現像から写真焼き付けまでの流れ

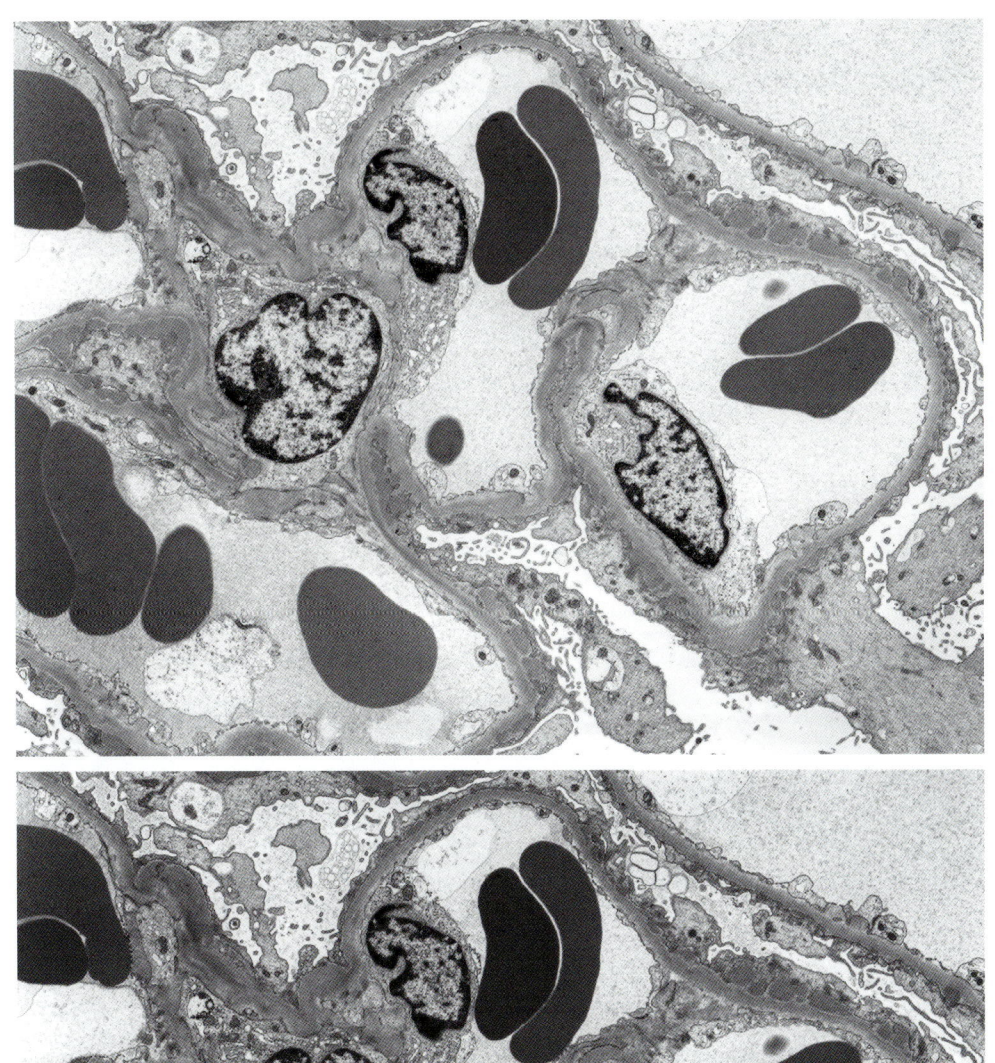

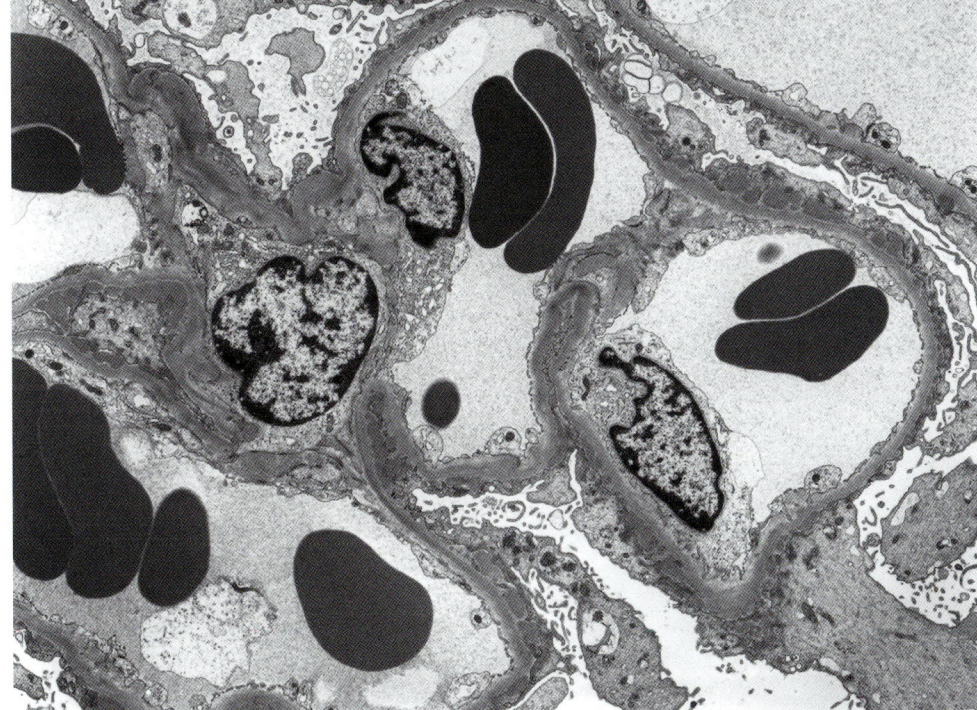

図54 ● 印画紙による仕上がりの違い

A：二号印画紙で焼き付けた写真
B：三号印画紙で焼き付けた写真

VI 電顕レベルでの糸球体の構成要素と疾患との関連

　腎生検における電顕的検索の意義は，電顕診断を待って最終診断となる症例，光顕や免疫診断の正当性を確認するために電顕所見が必要な症例，そして，光顕診断では臨床像が説明できず，電顕診断と対応させなければならない症例などに認められる．

　最近のシカゴ大学病理学教室からの報告では，最終診断に電顕が活用されたのが21％，光顕診断の確定に役立ったのが21％，その他種々の理由から半分以上の症例で電顕情報が必要であった〔文献 第2章VI 1)〕．

　腎生検を診断する観点から，超微形態的所見がその診断にどのように役立つかを，腎糸球体を構成する各要素の構造の変容から解説する．

　電顕所見を読む上で，構造上の着眼点は，以下のようにわかれる（図1）〔文献 第2章VI 2-3)〕．
　①上皮細胞（足細胞）(P)
　②糸球体基底膜（B）
　③内皮細胞（E）
　④メサンギウム基質・細胞（M）

　また，糸球体基底膜では，足細胞側の基底膜と内皮細胞側の基底膜が合体している（図2）．

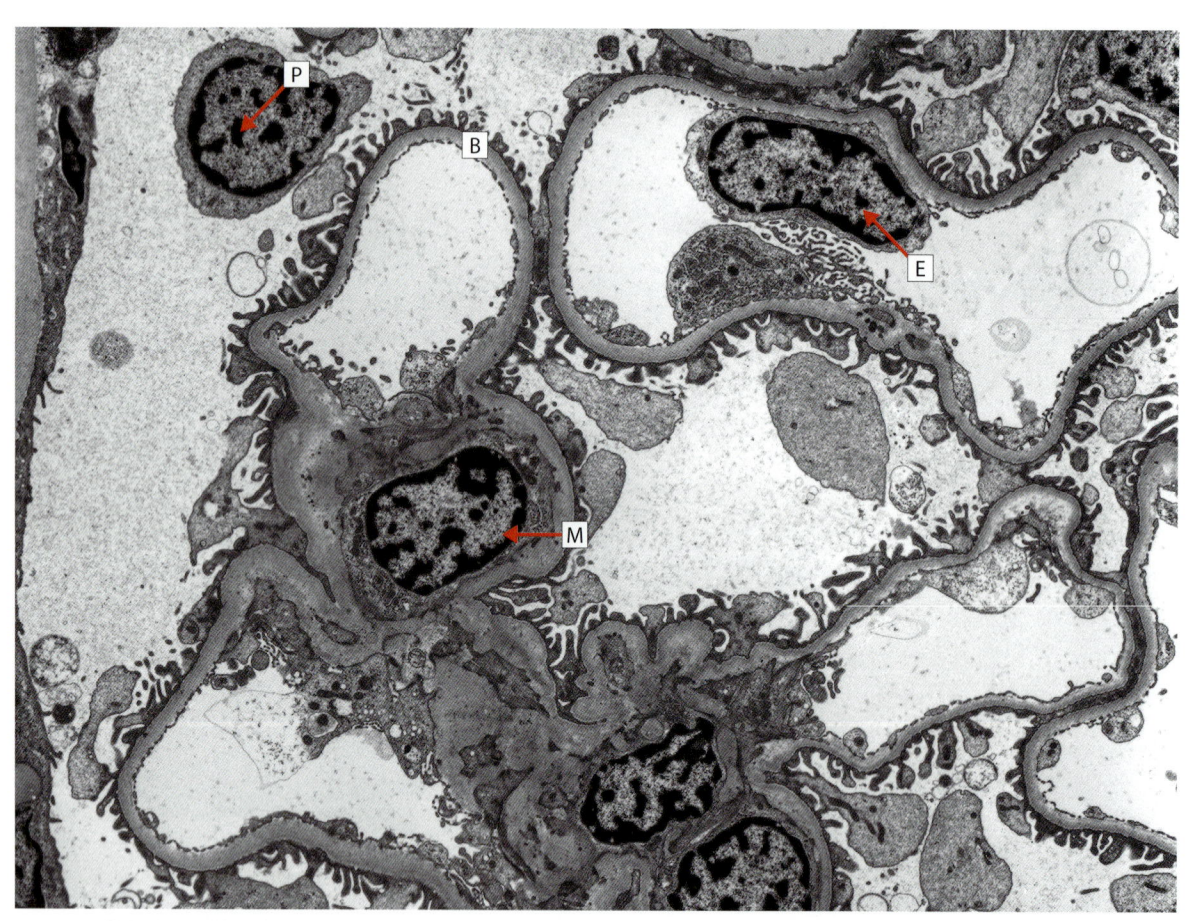

（城　謙輔）

図1● 正常糸球体電顕写真

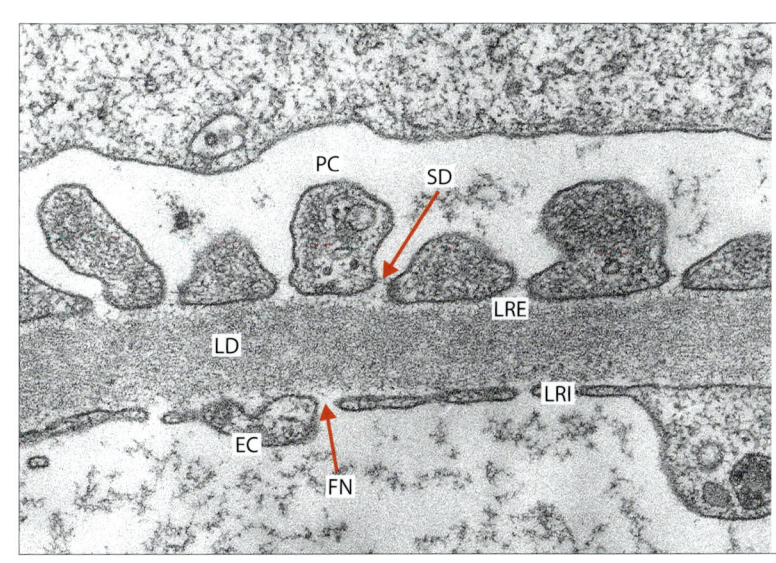

PC：podocyte（足細胞）
SD：slit diaphragm（スリット膜）
LRE：lamina rara externa（外透明層）
LD：lamina densa（緻密層）
LRI：lamina rara interna（内透明層）
FN：fenestra（小窓）
EC：endothelial cell（内皮細胞）

図2 ● 正常糸球体基底膜の電顕写真

基底膜の厚さは300〜400nmが標準である（☞ 第3章Ⅲ1）
lamina rara externa, lamina densa, lamina rara internaの3層構造にわかれる

◎腎糸球体の超微形態的構成成分とその変容(疾患・病態との関連)

表1 ● 上皮(足細胞);podocyte

	構成成分とその変容	対応する主な疾患・病態
1	足細胞の突起消失(foot proscess effacement)	微小変化型ネフローゼ症候群(☞第3章Ⅰ1),巣状糸球体硬化症(☞第3章Ⅰ2) 尿蛋白の程度とほぼ相関する
2	ライソソーム(lysosome),脂肪滴,ライソソームの拡大 針状結晶(図3) Myelin(ミエリン)体(Zebra体)	非特異的(局所的な足細胞の変性過程) 単クローン性γグロブリン血症 ファブリー病(☞第3章Ⅲ4),ゲンタマイシン腎症,先天性脂質異常症〔文献 第2章Ⅵ5)〕
	ミトコンドリア腫大:高密度に増殖	ミトコンドリア脳筋症(☞第3章Ⅲ3)
3	足突起物質:基底膜に面した領域で中間系フィラメントの増加(図4)	高度の蛋白尿・ネフローゼ症候群とほぼ相関する ☞第3章Ⅱ2
4	絨毛状変化(villous transformation);足細胞の細胞表面が絨毛状にボウマン囊腔内に突出する所見	高度の蛋白尿・ネフローゼ症候群
5	足細胞陥入(podocytic infolding)	ループス腎炎(☞第3章Ⅱ3)など膠原病関連疾患,巣状分節性糸球体硬化症等

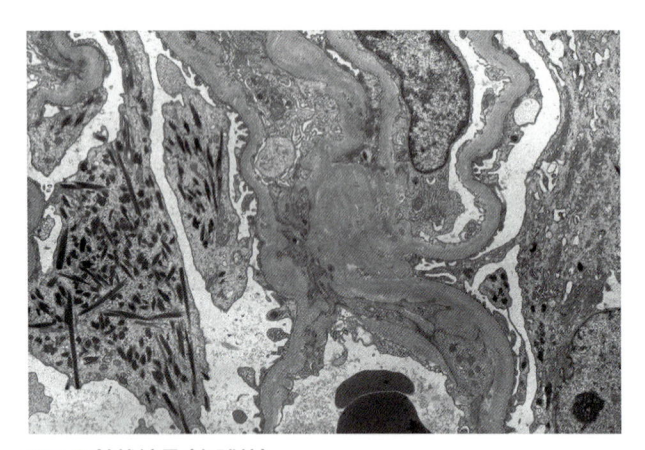

図3 ● 針状結晶(糸球体)
単クローンγグロブリン血症で足細胞胞体内に針状結晶がみられる〔文献 第2章Ⅵ4)〕

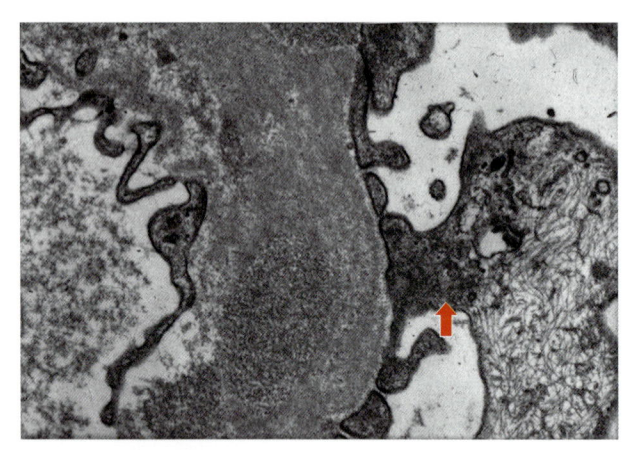

図4 ● 足突起物増加
基底膜に面した領域で足細胞内のサイトスケルトン(アクチンフィラメント)が増加(矢印)

表2 ● 糸球体基底膜

構成成分とその変容		対応する主な疾患・病態
1	肥厚	糖尿病性腎症（☞ 第3章Ⅳ1）の初期病変として診断に有用
2	菲薄化	基底膜菲薄病（☞ 第3章Ⅲ1）（家族性良性血尿），初期アルポート症候群，先天性ネフローゼ症候群
3	基底膜融解（図5）	半月体形成性腎炎，IgA腎症，紫斑病性腎炎
4	層板状（lamination），網状（reticulation）変化	アルポート症候群（☞ 第3章Ⅲ2），遺伝性腎炎
5	undulation：上皮側への波状の突出	膜性腎症（☞ 第3章Ⅱ2）
6	scalopping：内皮側への扇状の出っ張り	非特異的で虚血などによる内皮障害時
7	内皮下浮腫：endothelial edema（図6）	悪性高血圧症，HUS，preeclampsia
8	内皮下浮腫＋縞状構造物（図7）	Crow-Fukase症候群

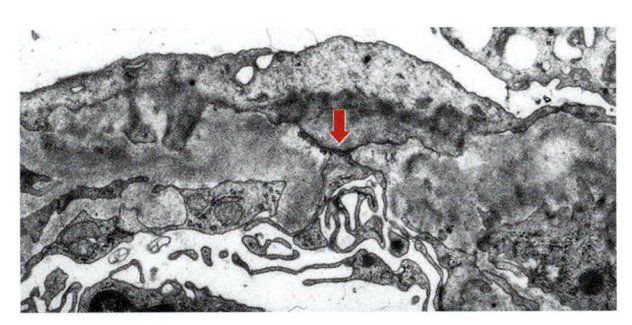

図5 ● 基底膜融解（membranolysis）
基底膜の融解性病変に伴って，限局的に菲薄化したり，時に足細胞と内皮細胞が相接して基底膜断裂（gap）に進展する

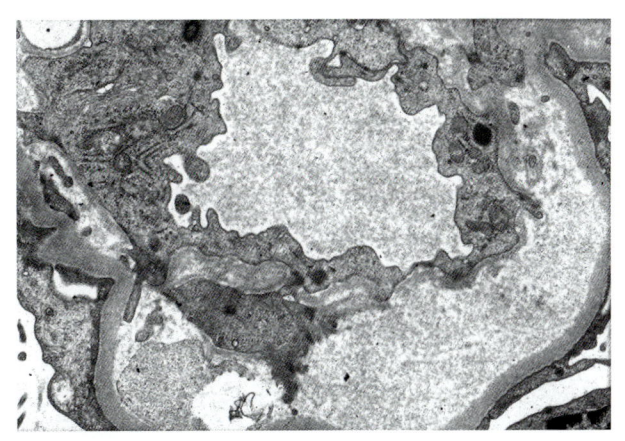

図6 ● 内皮下浮腫
虚血性の内皮障害に起因して血漿成分の内皮下への侵入（insudation）による（HUS）

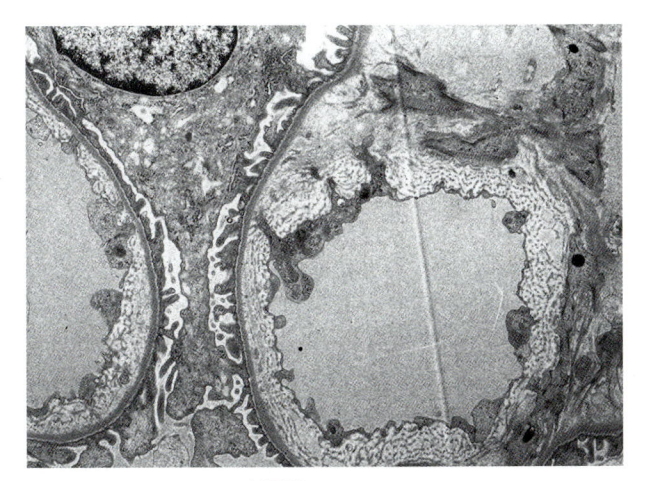

図7 ● Crow-Fukase症候群
内皮下腔の浮腫とともに特有の縞状構造を認める

表3 ● 内皮細胞

	構成成分とその変容	対応する主な疾患・病態		構成成分とその変容	対応する主な疾患・病態
1	腫大，poreの閉鎖・融合	虚血などによる内皮細胞の障害	3	ウイルス様粒子	ループス腎炎（☞第3章Ⅱ3）
2	網状変化（可逆性）	蛋白尿と相関する（ネフローゼ症候群など）	4	球状微小粒子	特異性不明

表4 ● メサンギウム

	構成成分とその変容	対応する主な疾患・病態
1	細胞の増殖	免疫複合体性腎炎，その他
2	基質の拡大	糖尿病性腎症（☞第3章Ⅳ1），巣状分節性糸球体硬化症
3	メサンギウム細胞間入（mesangial interposition）	Ⅰ型膜性増殖性腎炎の特徴
4	脂肪滴	脂質異常症（高脂血症）
5	膠原線維	collagenofibrotic glomerulopathy（☞第3章Ⅲ5-1），Nail-Patella症候群
6	細線維構造（図8）	diabetic fibrillosis
7	dense patchの際立ち（図9）	巣状糸球体硬化症（☞第3章Ⅰ2），その他

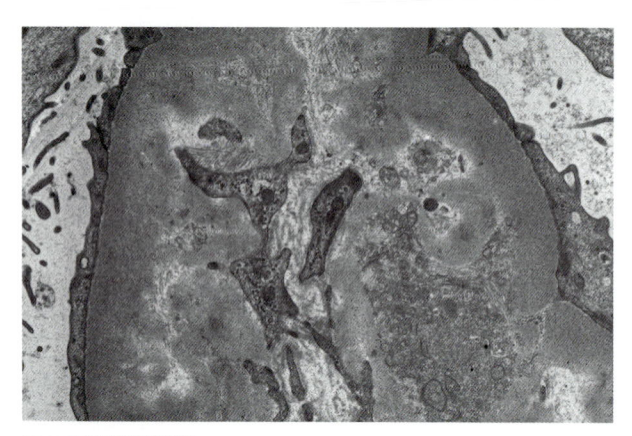

図8 ● 細線維構造
糖尿病において傍メサンギウム領域から内皮下腔にかけてみられる細線維構造で，diabetic fibrillosisと呼ぶ

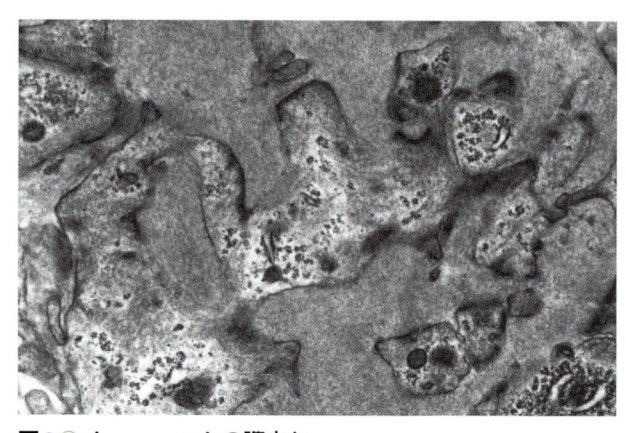

図9 ● dense patchの際立ち
メサンギウム細胞が平滑筋細胞への形質転換を起こし，細胞膜に接して細胞質内にアクチンフィラメントの細線維がみられる。ときどき，細胞膜を貫通してメサンギウム基質内にみられるため，Fibrillary腎炎と誤診される場合がある

表5 ● 高電子密度沈着物（electron dense deposit）の様々な部位での沈着（図10）

	構成成分とその変容	対応する主な疾患・病態
1	上皮下	膜性腎症（☞第3章Ⅱ2），ループス腎炎（☞第3章Ⅱ3）
2	膜性変化	膜性腎症
3	基底膜内	膜性腎症，ループス腎炎
4	内皮下	ループス腎炎
5	wire loop lesion	ループス腎炎
6	傍メサンギウム領域	IgA腎症（☞第3章Ⅱ1）
7	メサンギウム基質領域	ループス腎炎，IgA腎症

高電子密度沈着物の分布状況やその他の要因がそれぞれの構成成分に影響を与え，細胞の変容を誘導する

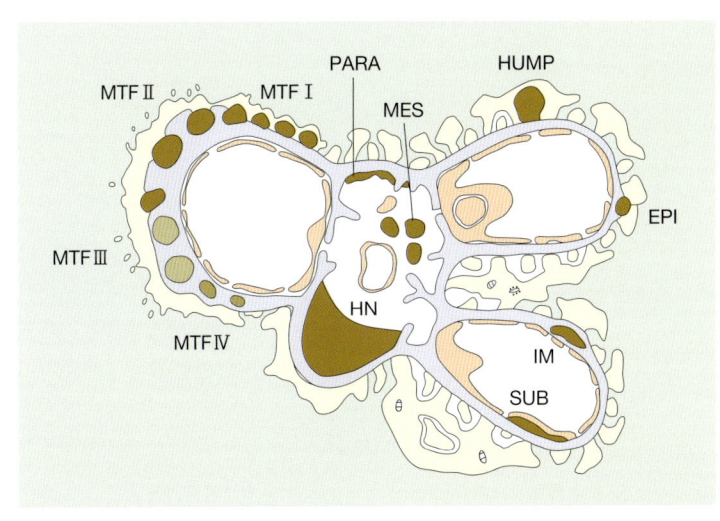

図10 ● 様々な部位での高電子密度沈着物

MTF：membranous transformation　膜性変化
PARA：paramesangial deposit　傍メサンギウム領域沈着物
MES：mesangial deposit　メサンギウム基質内沈着物
EPI：epimembranous deposit　上皮下沈着物
IM：intramembranous deposit　基底膜内沈着物
SUB：subendothelial deposit　内皮下沈着物
HN：hemispheric nodule　半球状沈着物

表6 ● 腎糸球体沈着症（細胞外基質において細線維構造を呈する疾患群）

成分とその変容	対応する主な疾患・病態
細線維（8〜10nm）	アミロイド腎症（☞ 第3章Ⅲ5-3）
細線維（10〜12nm）	フィブロネクチン関連腎症：非免疫グロブリン由来細線維
細線維（curved cylinder）（図11）	クリオグロブリン血症性糸球体腎炎：免疫グロブリン由来
細線維（15〜25nm）	軽鎖（単クローン性）沈着症：免疫グロブリン断片由来
細線維（18〜22nm）	Fibrillary腎炎（☞ 第3章Ⅲ5-2）
細線維（30〜55nm）	Immunotactoid腎症（☞ 第3章Ⅲ5-2）〔文献 第2章Ⅵ6〕）

アミロイド性（コンゴー赤染色陽性）と非アミロイド性（免疫グロブリン由来）に分類するのが一般的である（☞ 第3章Ⅲ5図1）
表に記載した線維の径でおおよそ判断する

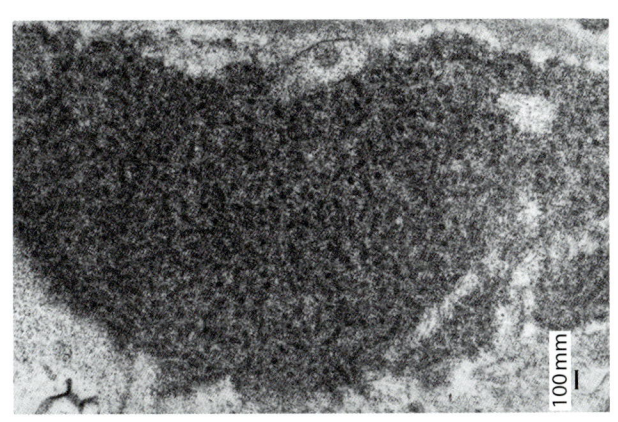

図11 ● クリオグロブリン血症の細線維
シリンダー構造を持つ免疫グロブリン由来の細線維

表7 ● 尿細管間質

	成分とその変容	対応する主な疾患・病態
1	異常ミトコンドリア	ミトコンドリア脳筋症（☞ 第3章Ⅲ3）
2	ライソソームのmyelin体	ゲンタマイシン腎症

臨床のための腎病理

第3章 ▶ 腎生検で診断できる腎疾患

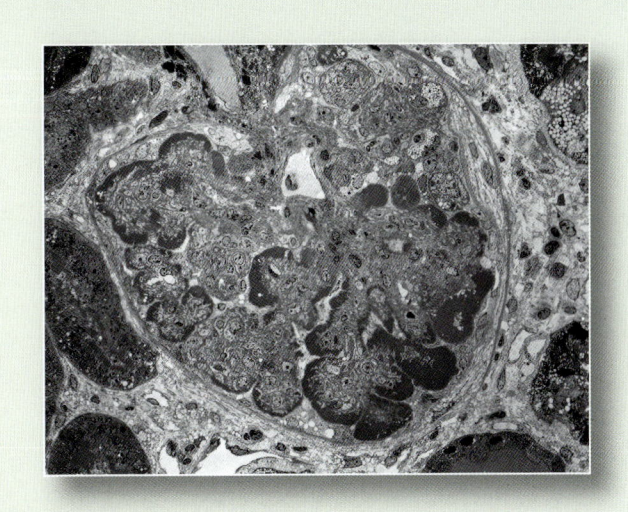

疾患名の★印は遭遇頻度を示す

3つ星(★★★)は,腎生検の診断で非常に頻度高く遭遇する疾患である。

1つ星(★)は,病理組織学的にめずらしく興味ある腎疾患ではあるが,遭遇することは少ない疾患である。鑑別にあたり知っておくべき疾患として提示した。

I 光顕所見が診断の決め手になる腎疾患

1. 微小変化型ネフローゼ症候群（MCNS）★★★

1 臨床エッセンス

微小変化群でネフローゼ症候群を呈する場合，微小変化型ネフローゼ症候群（Minimal change nephrotic syndrome；MCNS）と呼ぶ。浮腫が著明な場合，腎生検ができない場合もある。利尿薬などでできるだけ浮腫を軽減させ，感染徴候がなく，副腎皮質ステロイド（ステロイド）が使用できる状態であれば，治療を優先させる。本症では，脂質異常症（高脂血症），IgE高値を呈する。一般的に，血尿（沈渣で赤血球1視野10個程度を認めることはある）を伴うことは少ない。

一般的に，MCSNはステロイドなどの治療で約1～2週間で利尿がつき，尿蛋白も消失する。治療的反応からみても微小変化群が最も考えられる場合は，無理をして腎生検を行うことはないが，長期的にみて，ステロイドなどの減量の速度などを考える上でも，腎生検を実施できれば安心して外来加療に移行できる。

組織学的には微小変化群であっても，急性腎不全を示したり，ステロイドを投与していても治療抵抗性の場合もある。このように，ステロイドの反応性だけでは病態の診断ができないのも事実である。

再発に注意を要する。

ステロイドの減量は慎重に行う。

2 臨床と病理の接点

ネフローゼ状態で腎生検を行うと，しばしば近位尿細管の蛋白再吸収像（図2～4）を認める。足突起消失（foot process effacement）の拡がりと尿蛋白の程度は，他の膜性腎症，ループス腎炎，IgA腎症などにおいてもほぼ相関する。このような所見は，尿蛋白陰性になってから腎生検を行うと認められなくなる所見である。ステロイドなどの治療開始後に腎生検を施行したかどうかを判断できる所見といえるが，このような治療に関する情報の記載も腎病理医への情報として重要である（☞第1章❸「腎生検時に最低限必要な臨床情報」）。

3 病理のポイント

光顕所見が微小変化だからと安心してはいけない理由は，採取された糸球体は変化に乏しく，微小変化群と診断しても，電顕をみないと確定診断できない腎疾患もあるからである。基底膜菲薄病，fibrillary glomerulonephritis，アルポート症候群（初期）などがそれに相当する。

4 MCNSと巣状糸球体硬化症の鑑別点

足突起消失が広汎で，高電子密度沈着物（electron dense deposit）を認めない場合は，MCNSや巣状糸球体硬化症の診断根拠となる。MCNSと巣状糸球体硬化症との鑑別点は，光顕像と臨床経過も重要であるが，後者においては，上皮の空胞化や基底膜からの「はがれ」（detachment）を認めることである（☞第3章Ⅰ2図11～16）。

（湯村和子）

腎生検所見

1 光顕所見

▶ 微小変化群の光顕像は正常に近い

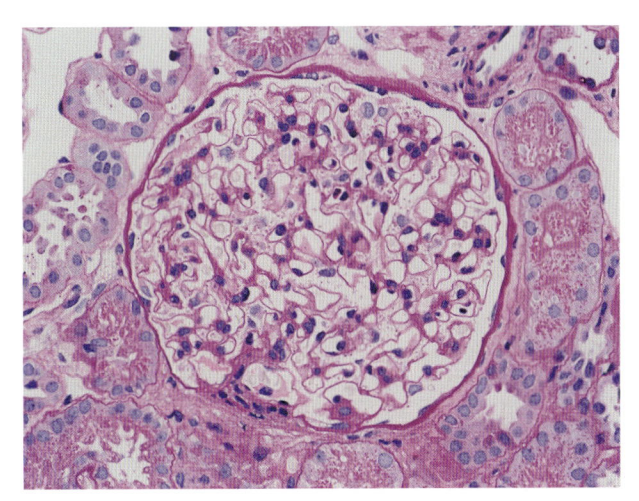

図1 ● MCNS(PAS染色)
正常に近い糸球体で,蛍光抗体法で有意な免疫グロブリンや補体の沈着はない(IgMの少量沈着をみる場合がある)

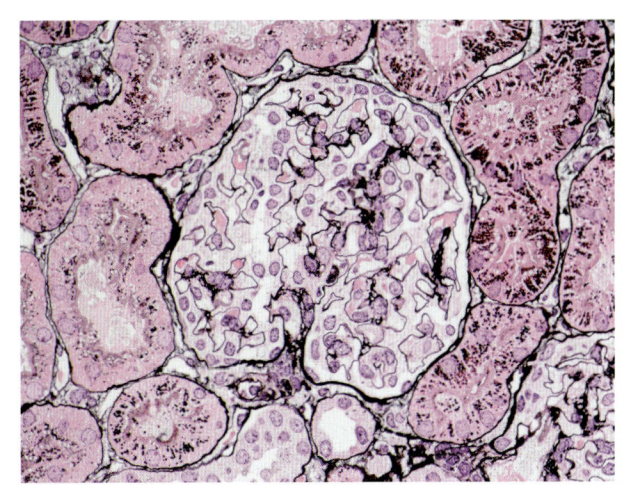

図2 ● MCNS(PASM-HE染色)
基底膜はPAMで黒く染まり,近位尿細管にはPAM陽性のアルブミン再吸収像を認める

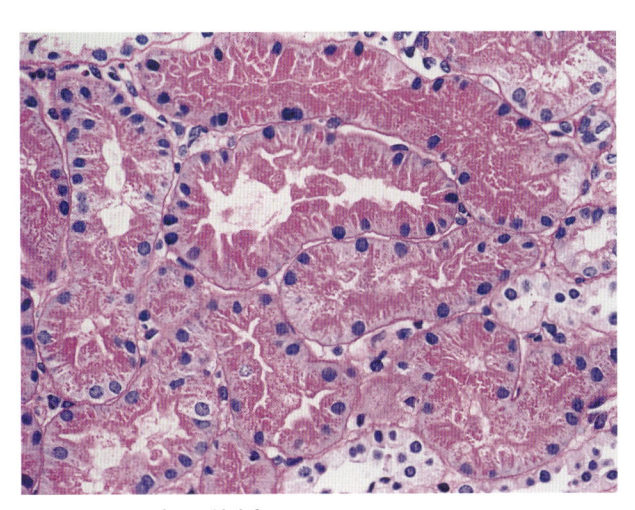

図3 ● MCNS(PAS染色)
近位尿細管の細胞内にPAS陽性の小顆粒(アルブミン再吸収像)を認める

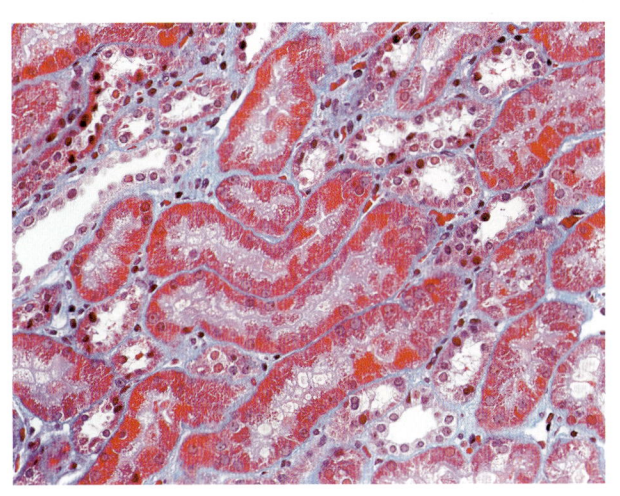

図4 ● MCNS(マッソン染色)
近位尿細管の細胞内に赤く染まった小顆粒(アルブミン再吸収像)を認める

2 電顕所見

▶ 足突起消失（foot process effacement）が特徴的

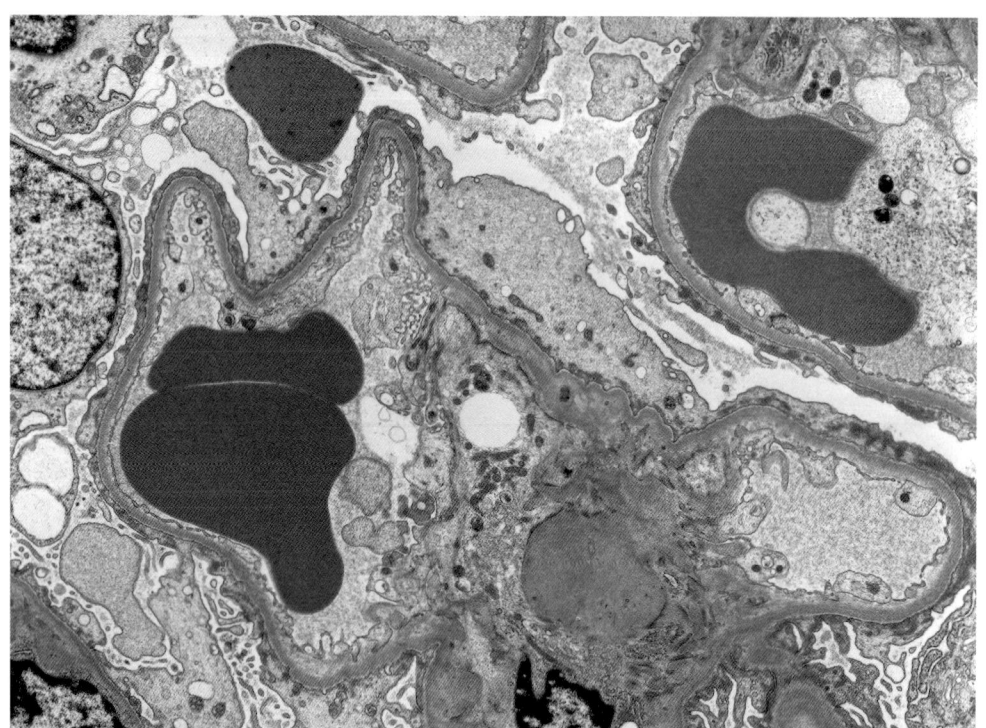

図5 ● MCNS
基底膜に沿って上皮細胞の広汎な足突起消失を認める
（観察倍率：3,500倍）

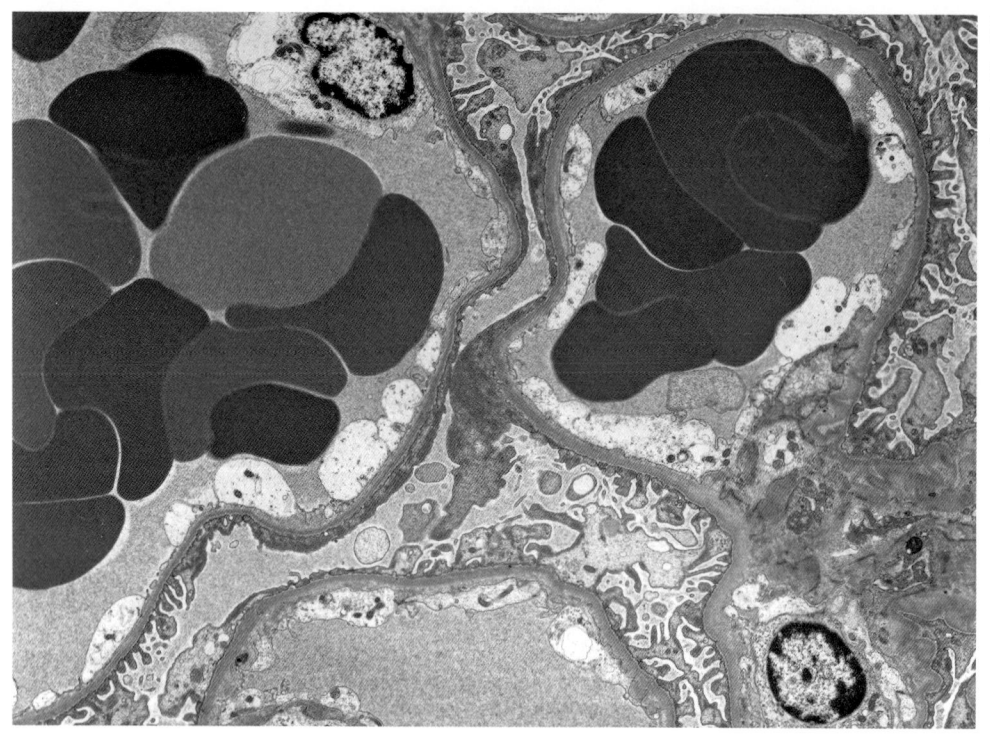

図6 ● MCNS
基底膜に沿った足突起の消失は高度の部分と，一部では変化の軽い部分もある
（観察倍率：3,000倍）

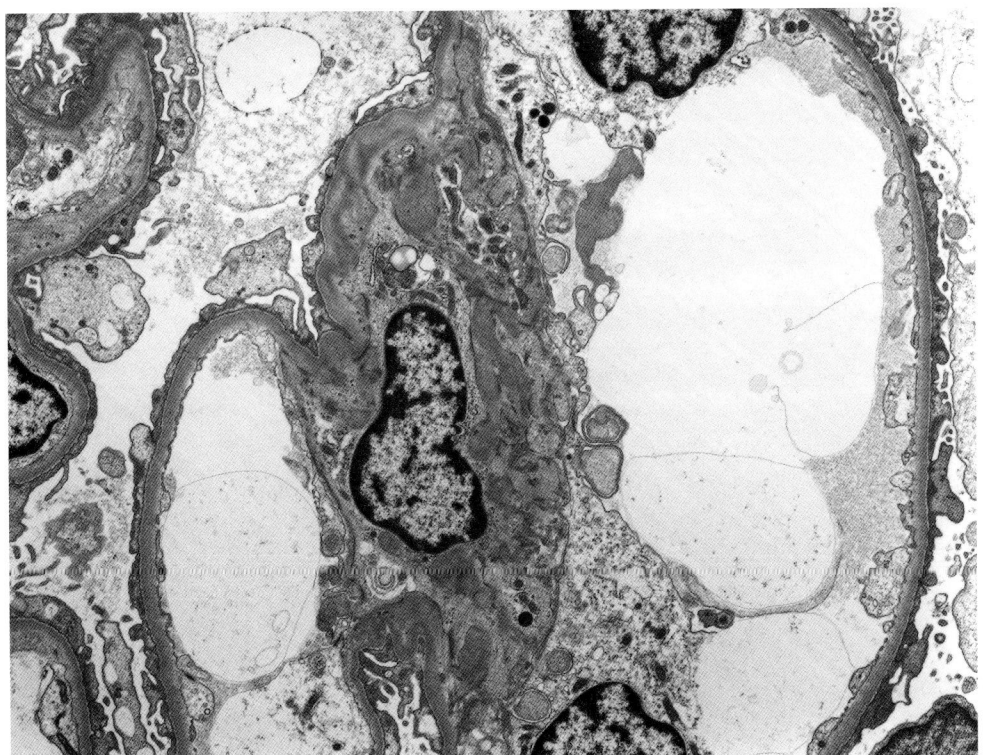

図7 ● MCNS

メサンギウム領域には沈着物なく，広範な足突起の扁平化がみられる
（観察倍率：3,500倍）

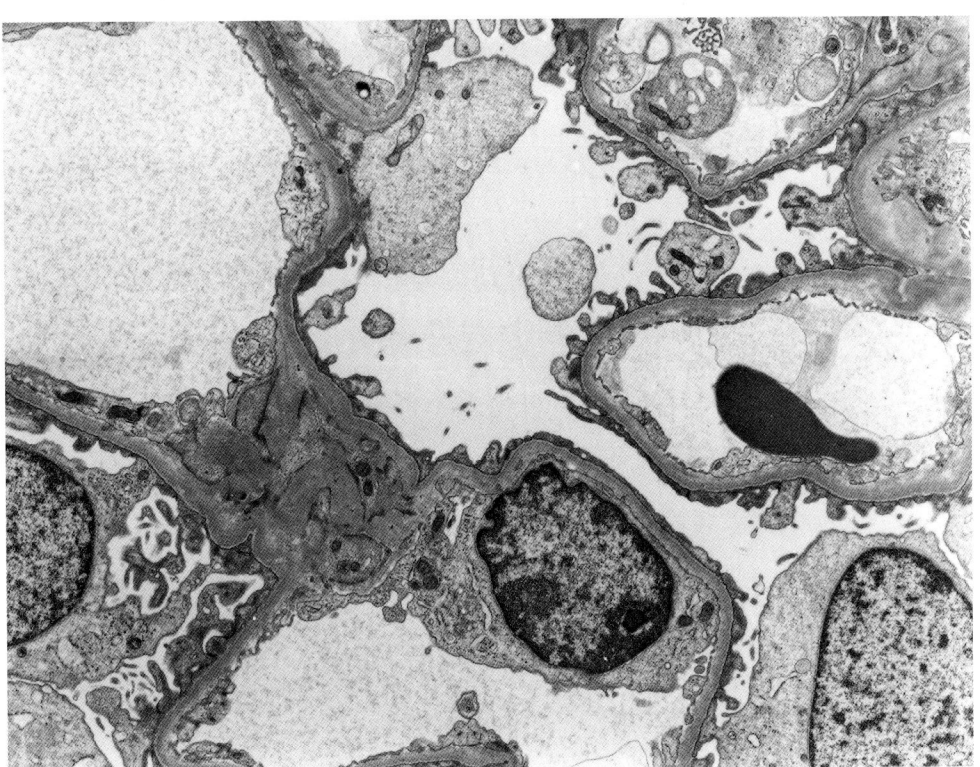

図8 ● MCNS

基底膜係蹄壁の部位によって足突起消失の程度が異なる
（観察倍率：3,500倍）

I 光顕所見が診断の決め手になる腎疾患

2. 疾患としての巣状糸球体硬化症（FSGS）★★

1 臨床エッセンス

疾患としての巣状糸球体硬化症（Focal segmental glomerulonephritis；FSGS）は，微小変化群と同様にネフローゼ症候群を示すことが多く，一般的には中等度血尿を伴っている。高血圧もきたしやすい。腎予後は治療抵抗性であれば不良。いかなる治療（免疫抑制薬の併用など治療を工夫し，改善してきている）でも，抵抗性である場合（その期間を決める根拠は難しいが，半年以上寛解に至らない場合など）は，副腎皮質ステロイド（ステロイド）の副作用あるいは感染，筋萎縮，骨粗鬆症，低栄養などの問題を考慮し，透析療法への移行を考えなければいけないことも稀ながらある。

2 臨床と病理の接点

巣状糸球体硬化症が疑われる場合には，できるだけ早くに全身状態改善を確認し，積極的に腎生検をし，他の免疫抑制薬の併用を行い，ステロイドの減量を図るのが望ましい。巣状糸球体硬化症は，皮髄境界部の近くの糸球体から変化が始まることが多いといわれている。採取糸球体が微小変化でも，適切な部位が採取されていない場合は診断がつかないこともある。

巣状糸球体硬化症の特徴的な分節性病変は，①糸球体門部動脈（血管極）周辺にみられる糸球体門部亜型（perihilar variant）と，②尿細管極にみられる尖部亜型（tip variant）にわけられ，①を認める報告が多い。②の尖部病変は細胞性か硬化性であり，治療に反応しやすいといわれる。

①で糸球体の50％以上が門部周囲の硝子化・硬化を示すような高度の巣状糸球体硬化は，高血圧性硬化症や肥満関連腎症に頻度が高い。非特異型亜型

腎生検所見

1 光顕所見

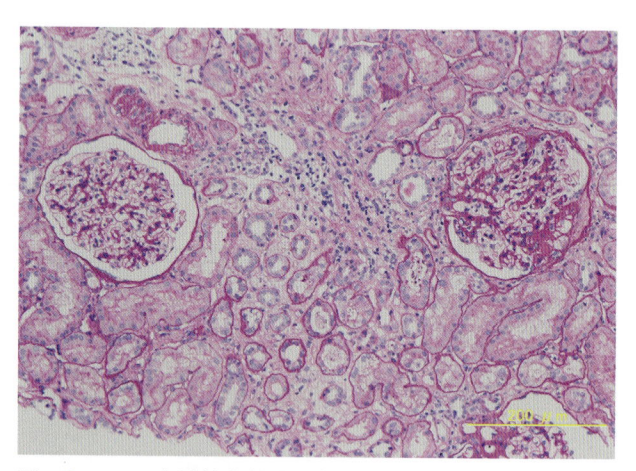

図1 ● FSGS・糸球体尖部亜型（PAS染色）

左はほぼ正常の糸球体。右の糸球体（focal）の尿細管に接する部分（segmental）が癒着，硬化しつつある。糸球体尖部亜型（tip variant）の硬化である

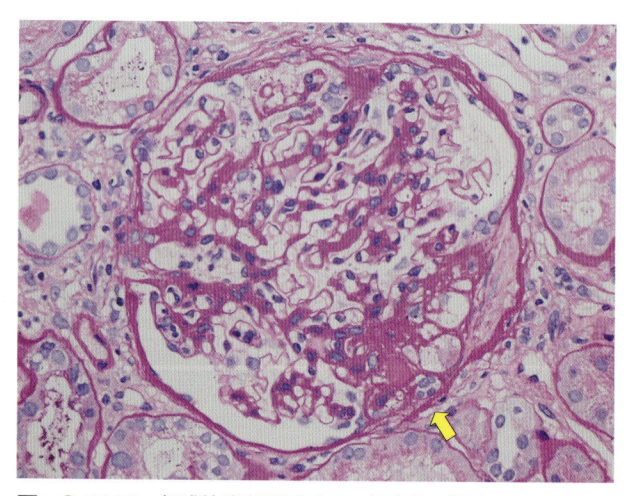

図2 ● FSGS・糸球体尖部亜型（PAS染色），拡大図

図1右側の糸球体拡大図
2箇所で癒着，1箇所は尿管極に接しており硬化病変を認める

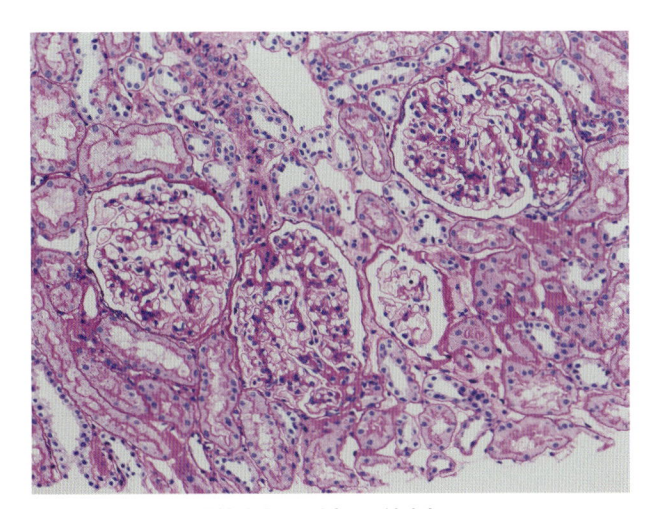

図3● FSGS・糸球体尖部亜型（PAS染色）
右端の糸球体は尿細管極の部位に分節状のメサンギオリーシスを認め、細胞性の糸球体尖部亜型である

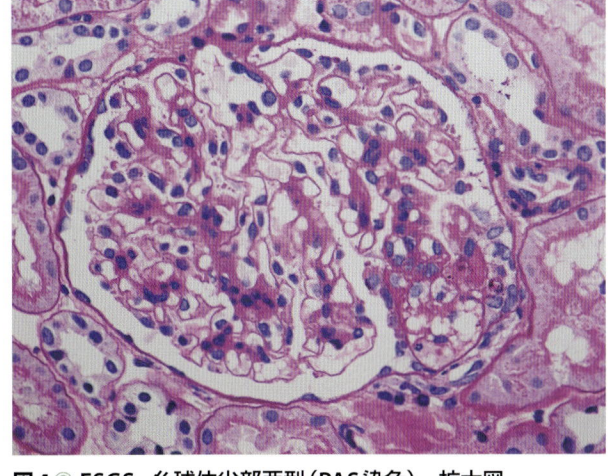

図4● FSGS・糸球体尖部亜型（PAS染色），拡大図
図3右端の糸球体拡大図
ボウマン嚢上皮と足細胞が合流し、その部分の糸球体係蹄には分節状に細胞増殖やメサンギオリーシスが認められ、細胞性の糸球体尖部亜型である

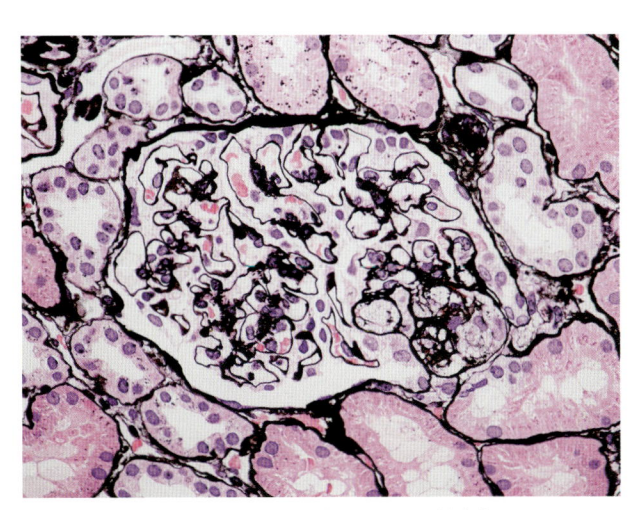

図5● FSGS・糸球体尖部亜型（PASM-HE染色）
分節状かつ細胞性に近位尿細管に接した糸球体尖部亜型である

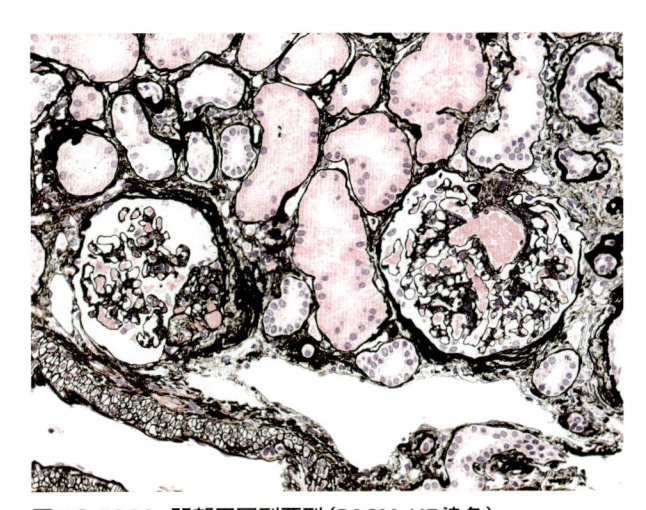

図6● FSGS・門部周囲型亜型（PASM-HE染色）
左側の糸球体に分節硬化を認める。門部周囲の硝子化・硬化が糸球体の50％近くにみられる

　FSGS（NOS）variantは、すべての亜型を除外した場合で、分節状に糸球体が虚脱して最も多く認められる。虚脱型は治療抵抗性のネフローゼを示し、腎不全に進行しやすい。

（湯村和子）

▶ 稀な虚脱型亜型と細胞型亜型

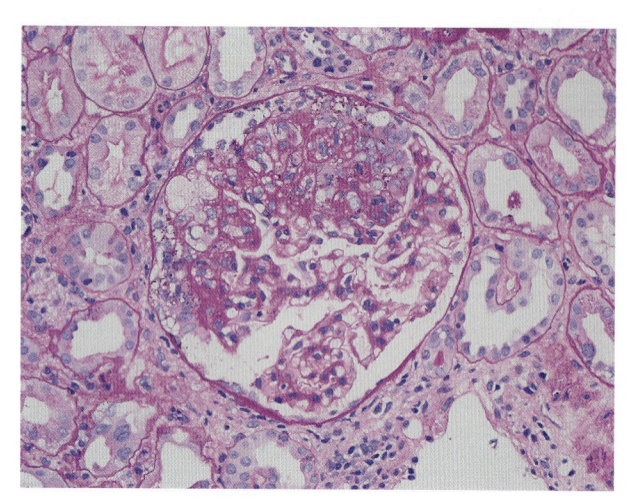

図7 ● FSGS・細胞型亜型（PAS染色）
分節状に管内型細胞増殖性変化を認める細胞型亜型（cellular variant）を呈する

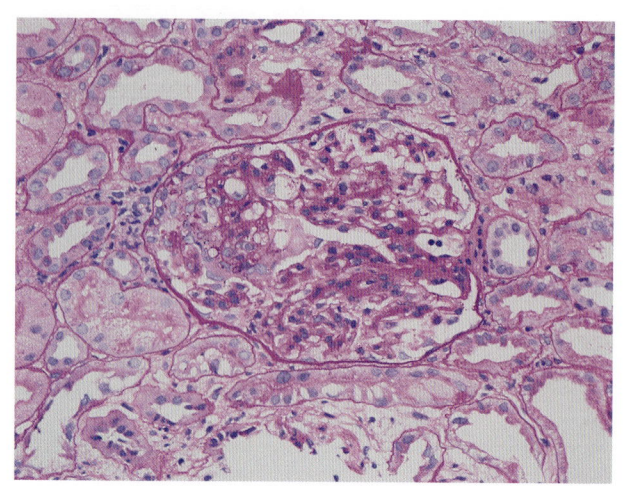

図8 ● FSGS・細胞型亜型（PAS染色）
尿細管極部近傍で，ボウマン嚢上皮と分節状に足細胞が合流し，細胞増殖変化や泡沫細胞を伴い硬化しつつある

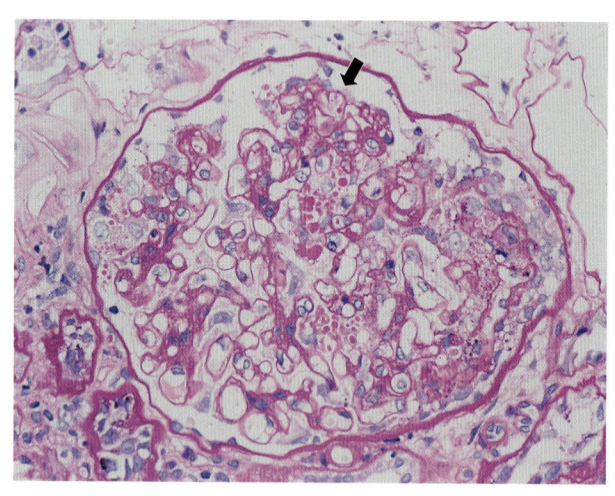

図9 ● FSGS・細胞型亜型（PAS染色）
明らかな分節状硬化はないが，足細胞内にPAS陽性の滴状構造を認め，変性像と考えられ，糸球体にも変化（矢印）をきたしており，細胞型亜型（cellular variant）と考えられる

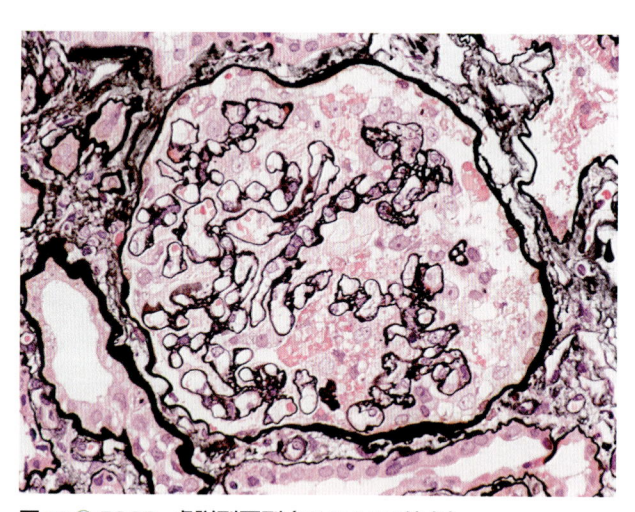

図10 ● FSGS・虚脱型亜型（PASM-HE染色）
球状に虚脱し，足細胞の肥大と増殖を伴う虚脱型亜型（collapsing variant）に近い糸球体である

2 電顕所見

▶ 特徴的な足細胞の部分的剥離を探すことが重要である

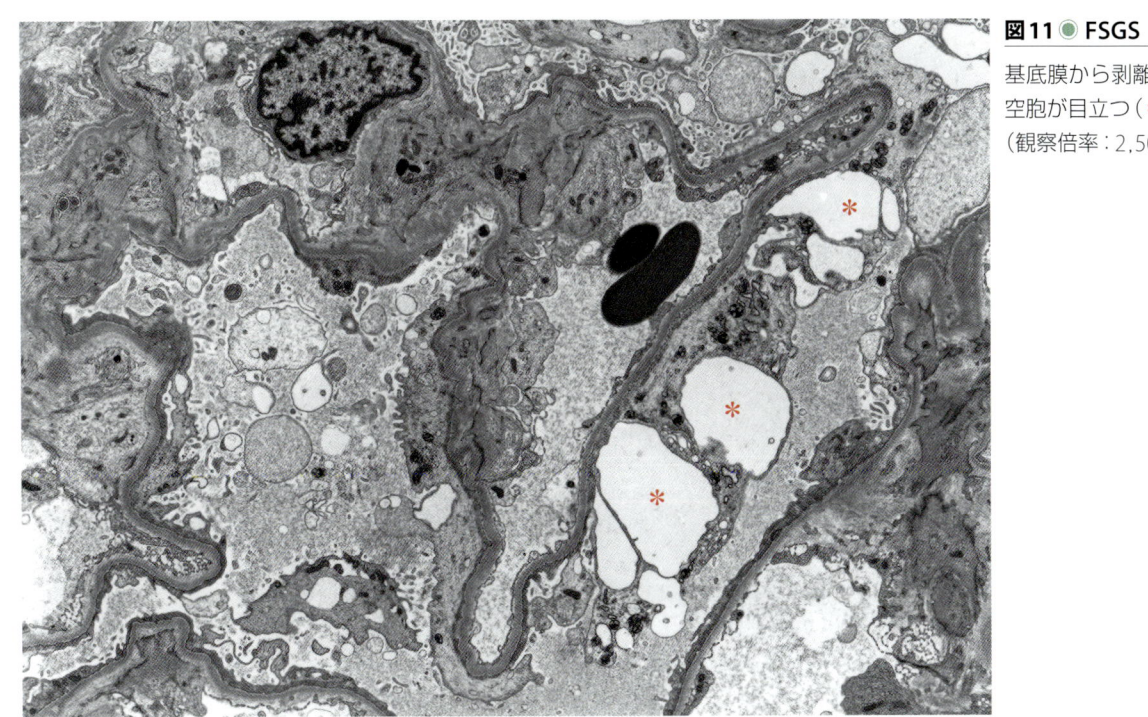

図11 ● FSGS
基底膜から剥離した足細胞の空胞が目立つ（＊）
（観察倍率：2,500倍）

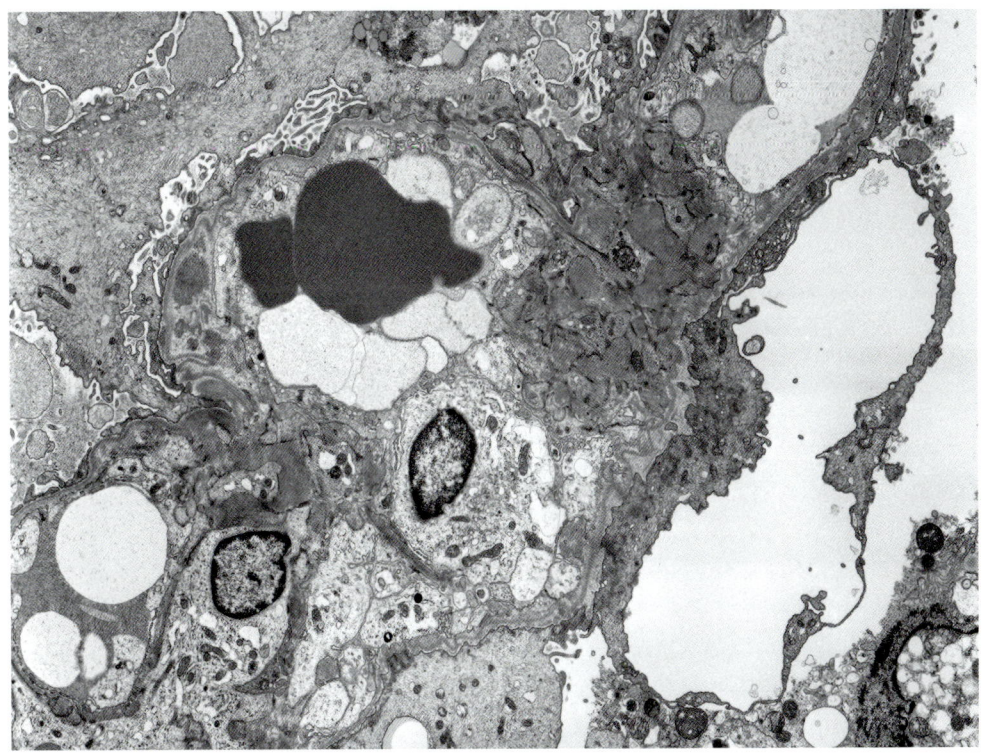

図12 ● FSGS
足突起の広汎な消失と巨大な空胞が目立つ
（観察倍率：2,500倍）

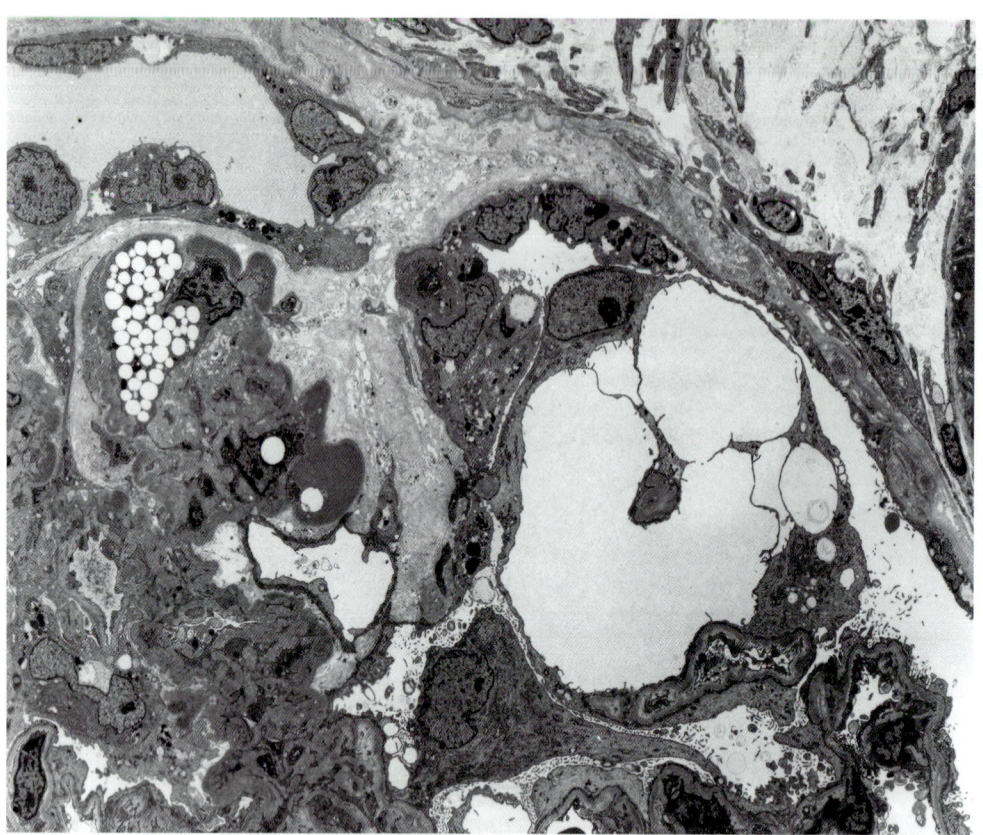

図13 ● FSGS

ボウマン嚢と係蹄壁が癒着し，足細胞の剥離（空胞化）と泡沫細胞が認められる
（観察倍率：3,000倍）

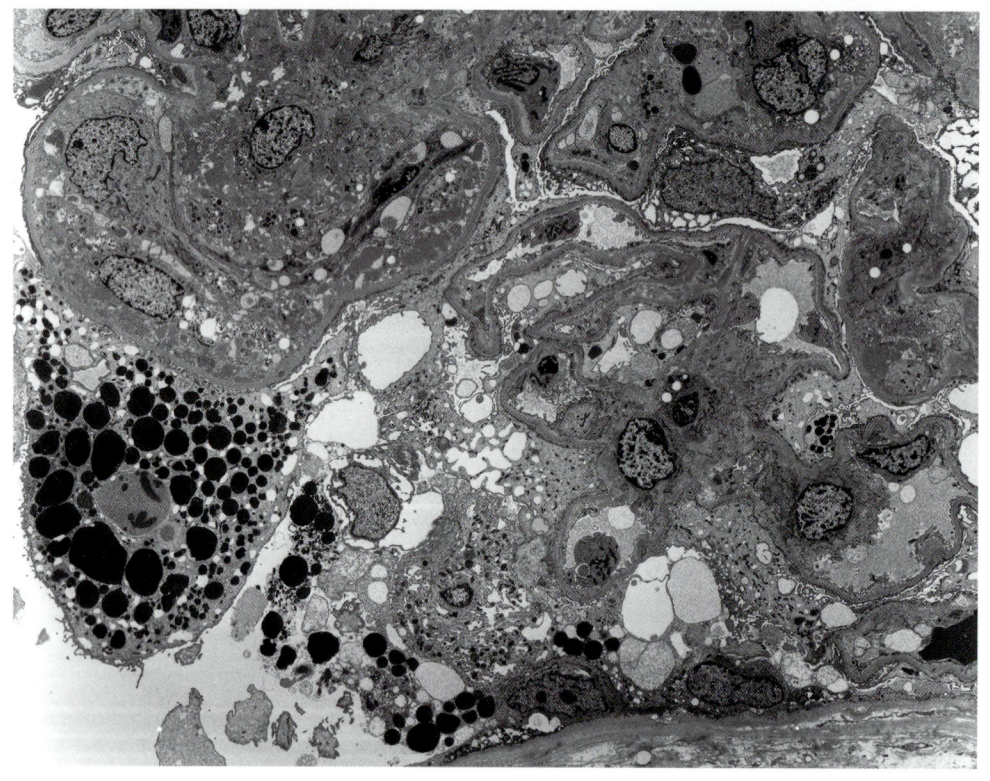

図14 ● FSGS

腫大した足細胞の変性（細胞内に粒子状の変性が目立つ），他の部位では足細胞の剥離が認められる
（観察倍率：1,000倍）

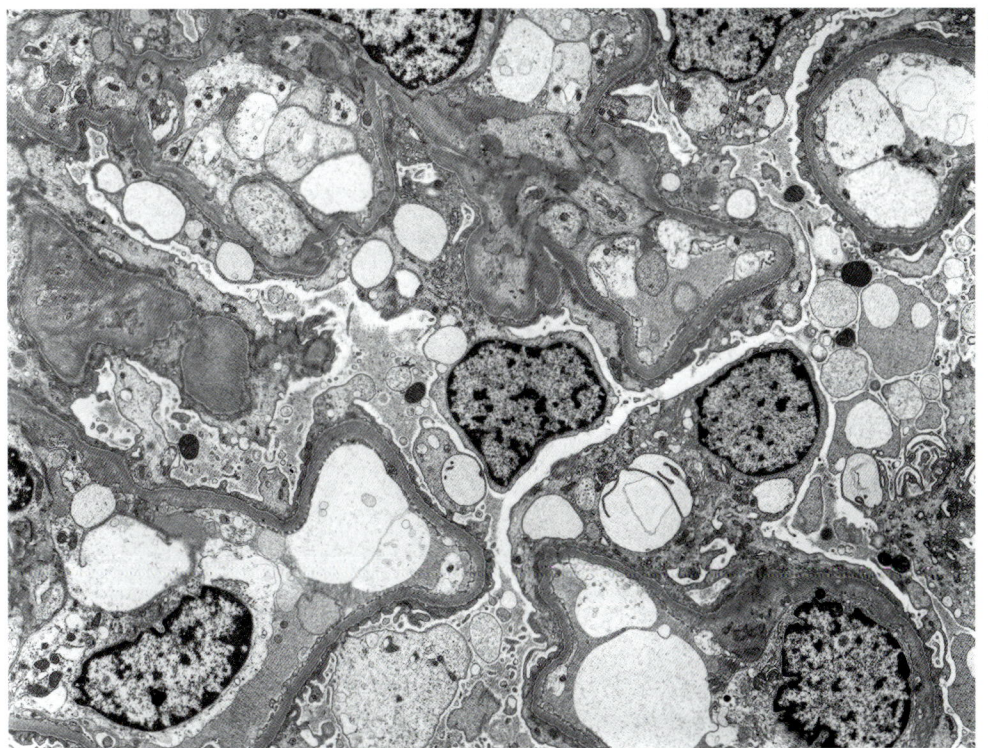

図15 ● FSGS

足細胞内に散在する空胞変性が目立っている（観察倍率：2,500倍）

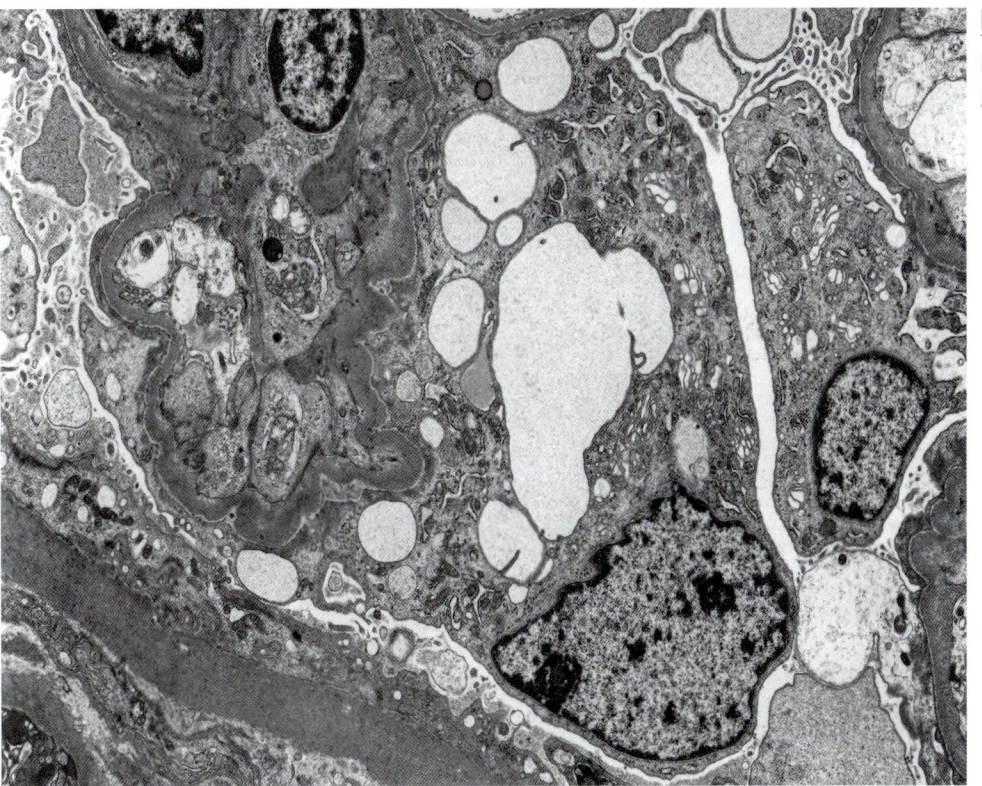

図16 ● FSGS

巨大な足細胞の空胞変性（細胞内に空胞が散在）（観察倍率：3,500倍）

I 光顕所見が診断の決め手になる腎疾患

3. 急性糸球体腎炎(AGN)とハンプ★

1 臨床エッセンス

臨床的には，多くは小児で，β溶連菌感染後，約2週間経過して発症する。急性糸球体腎炎(Acute glomerulonephritis；AGN)の臨床病態は，乏尿傾向があり，①浮腫(体重の増加)を認め，②高血圧を認める。③尿蛋白と血尿が認められ，発症初期には血清補体価が低下している。1〜2カ月経過すると低補体血症は回復する。血清クレアチニンの上昇を認めることがある。ASLO，ASKが上昇する。非溶連菌感染やウイルス感染症後でも類似した所見を認めることもある。安静保温で経過が順調であれば，予後良好である。

2 臨床と病理の接点

一般的には，臨床診断で急性糸球体腎炎と判断された場合，腎生検を行うことは少ない。発症初期の腎生検でないと，明らかな好中球などの細胞浸潤を伴うような管内増殖性腎炎の所見を認めることはない。病態回復とともに特徴的な組織所見とされているハンプ(hump)と称される沈着物は消失する。血尿のみが遷延する場合でも，発症後時間が経過してから腎生検を実施すると，腎組織所見では急性糸球体腎炎であったかどうか判読が困難となる。予後がよいので，本疾患が臨床的に明らかな場合，腎生検の適応になることが少ない腎疾患といえる。しかし，管内増殖性腎炎では，他の溶連菌以外の急性感染後などに同様の組織像を認めることもあり，この組織所見を知っておくことが重要である。

(湯村和子)

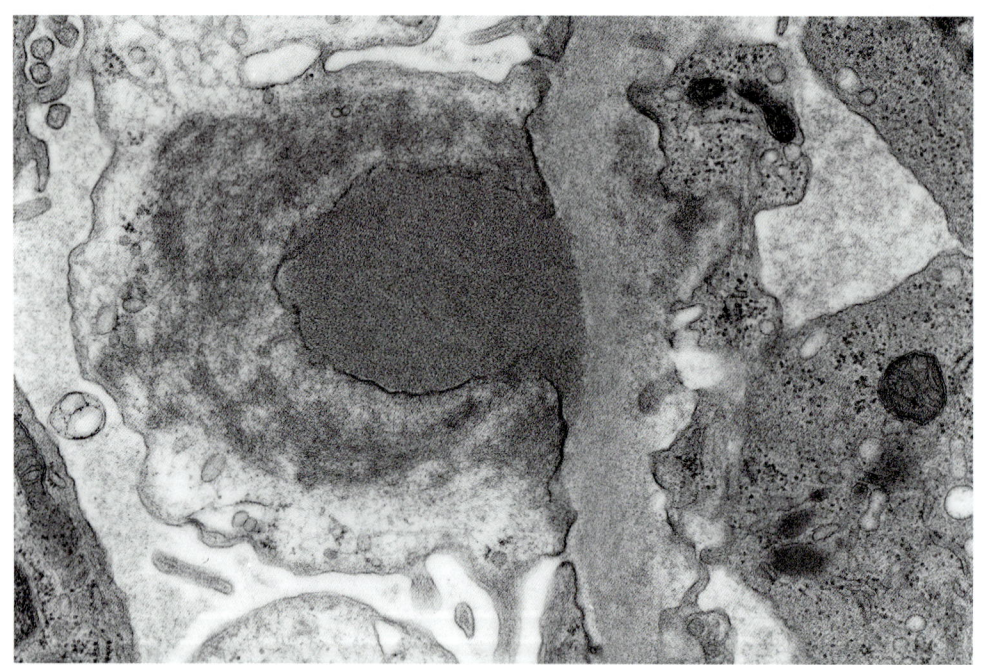

図1 ● ハンプ(瘤状沈着物)

ハンプは糸球体係蹄壁外側に接して沈着し，ドーム状のハンプを覆う形で足細胞が認められる
(観察倍率：17,000倍)

腎生検所見

1 光顕所見

▶ 管内増殖性腎炎である（種々の染色法による）

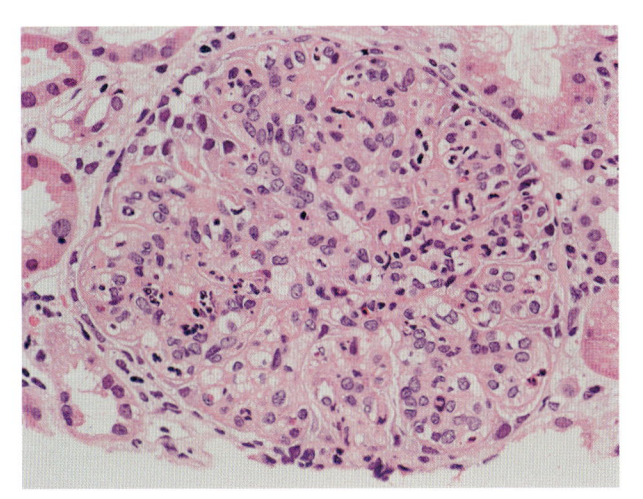

図2 ● AGN極期（HE染色）

炎症細胞浸潤に引き続いて内皮細胞やメサンギウム細胞が増殖することにより形成され，糸球体毛細血管係蹄の内腔の狭小化や閉塞を伴う

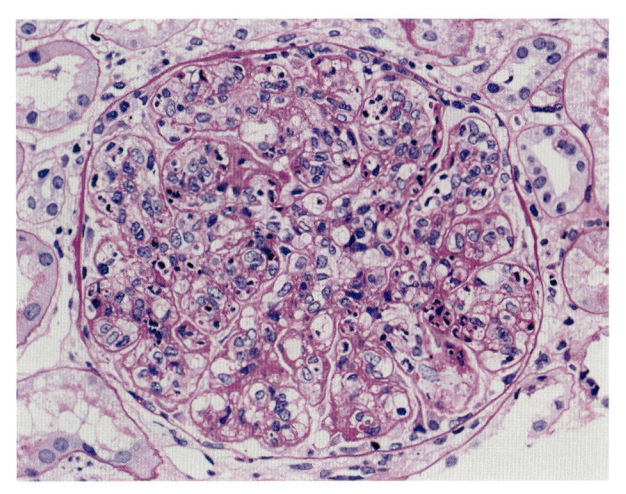

図3 ● AGN極期（PAS染色）

HE染色よりPAS染色でみるほうが，管内増殖もわかりやすい。管内性滲出性炎症像である

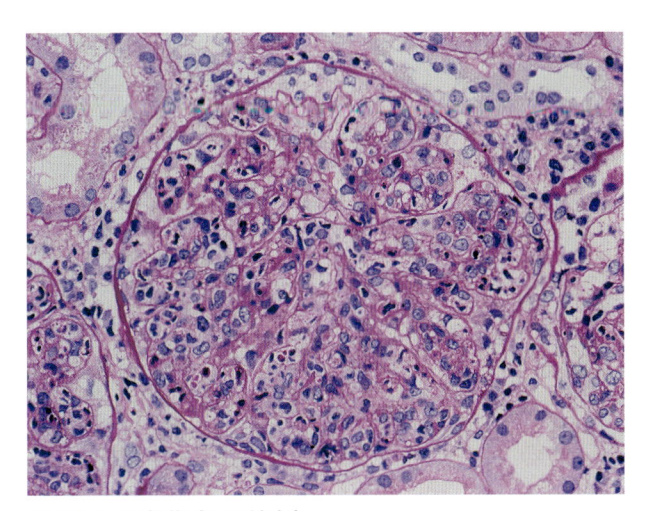

図4 ● AGN極期（PAS染色）

毛細血管係蹄内に好中球，マクロファージなどの細胞流入が著明

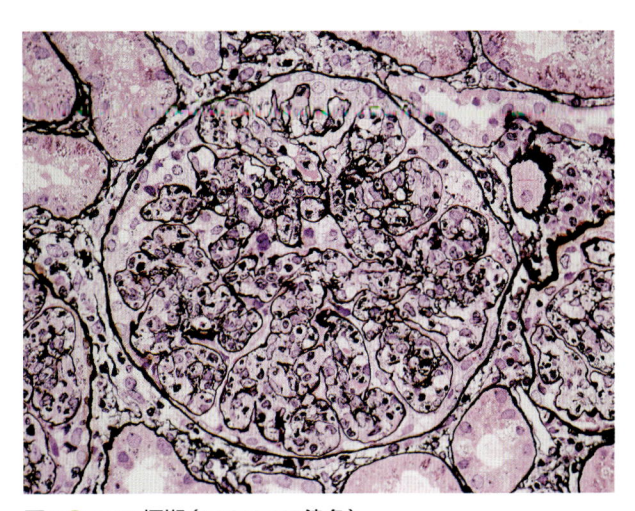

図5 ● AGN極期（PASM-HE染色）

毛細血管係蹄内の高度の炎症細胞流入を示す

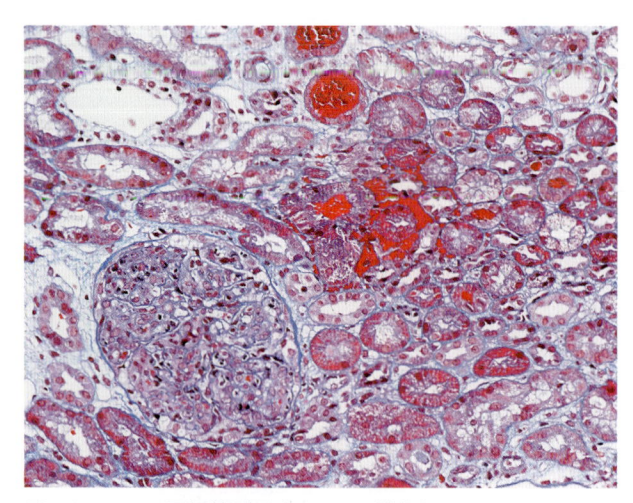

図6 ● AGNの尿細管所見（マッソン染色）
糸球体には好中球浸潤が著明で，尿細管の中には赤血球が認められる

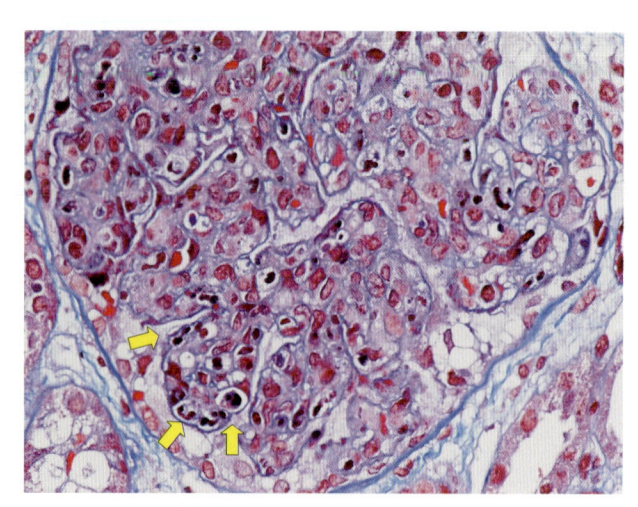

図7 ● AGNの特徴的な浸潤細胞の所見（マッソン染色）
浸潤細胞は好中球，単球，マクロファージなどの炎症細胞（矢印）である

▶ 細胞流入が軽くなってきている状態

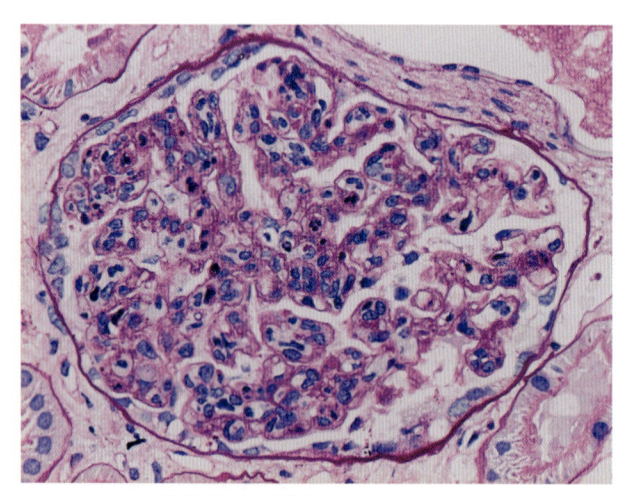

図8 ● AGN回復期（PAS染色）
好中球の流入が中等度に軽減してきている

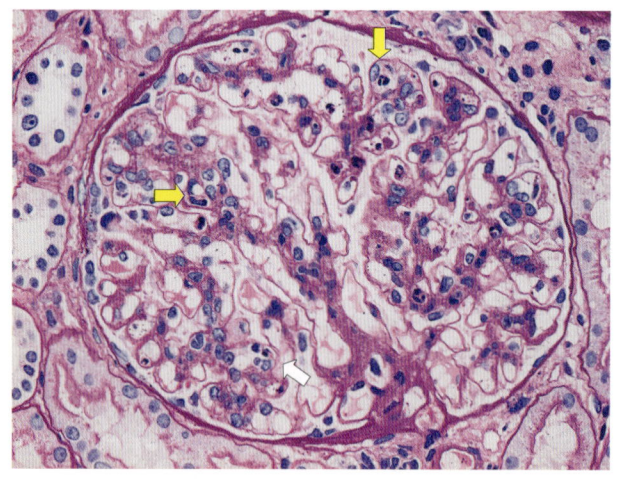

図9 ● AGN回復期（PAS染色）
好中球などの炎症細胞流入（矢印）は軽度になってきており，炎症像の軽減を示している

▶ マッソン染色でのハンプは赤く染まる

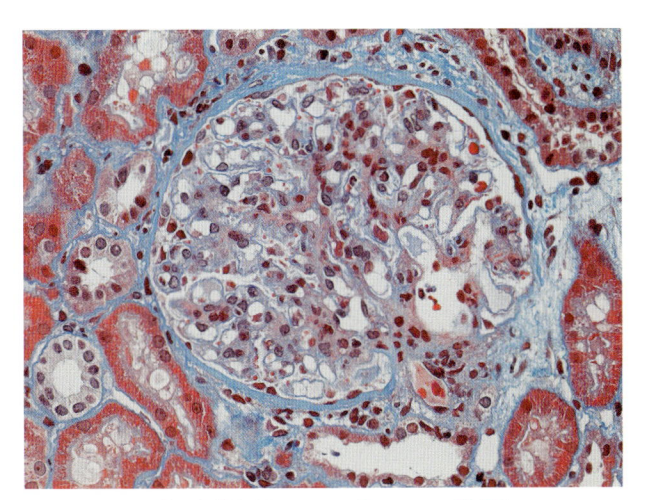

図10 ● ハンプを多数認めるAGN（マッソン染色）
ハンプ（赤）が多数認められる。管内増殖はおさまりつつある

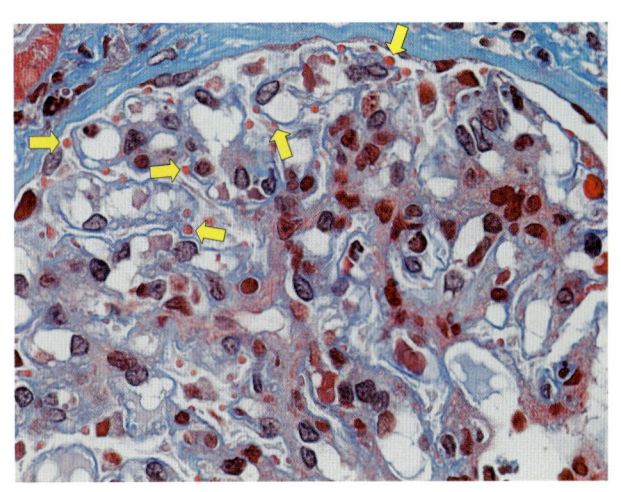

図11 ● ハンプ（マッソン染色）
ハンプ〔赤（矢印）〕を示す

▶ IgG＜C3の基底膜に沿った顆粒状沈着

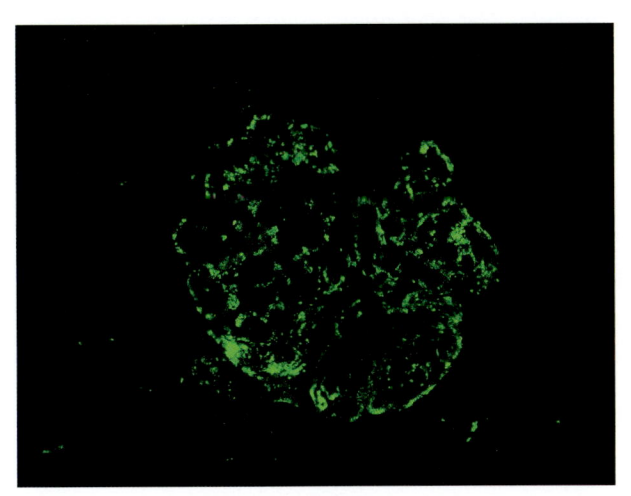

図12 ● AGN：C3沈着（蛍光抗体法）
補体成分C3優位の基底膜に沿った大小不同の沈着が分葉状に認められる

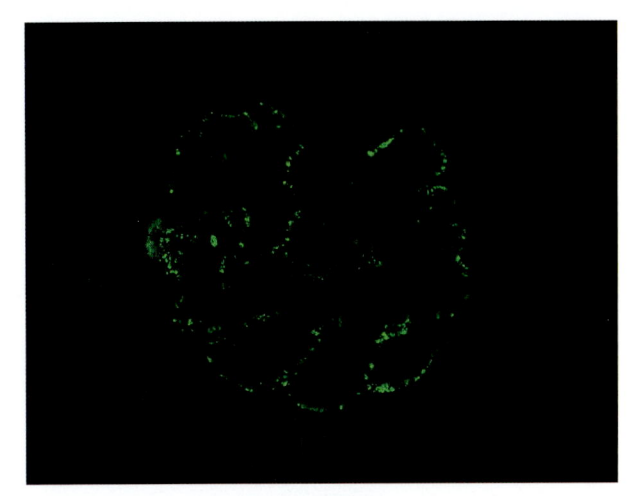

図13 ● AGN：IgG沈着（蛍光抗体法）
IgGはC3に比べると少量だが断続的に，顆粒状に認める

2 電顕所見

▶ ハンプを見つけることが重要

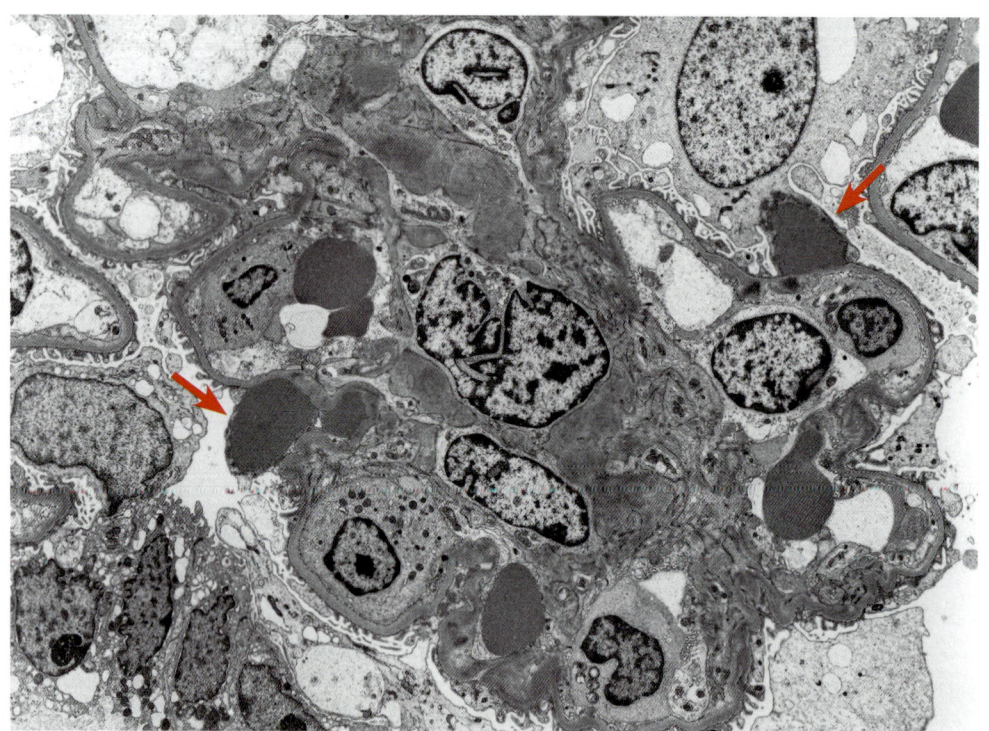

図14 ● ハンプ

基底膜上皮側に足細胞に覆われたドーム状沈着物ハンプ（矢印）を認める（上皮側沈着の1つである）
（観察倍率：2,000倍）

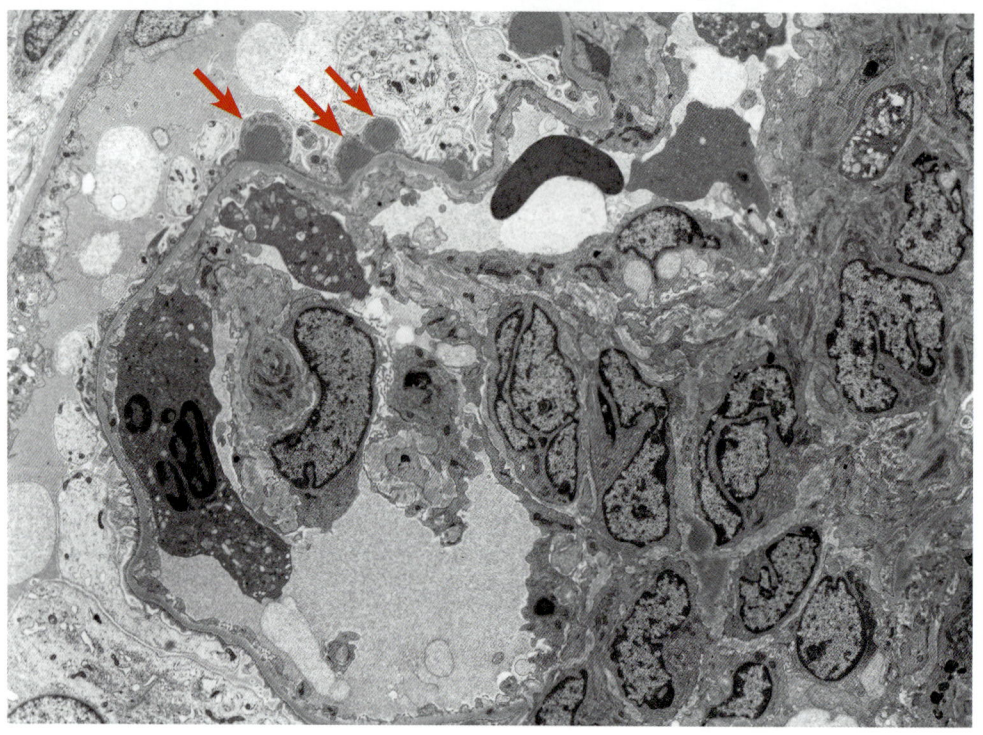

図15 ● 細胞増殖とハンプ

メサンギウム領域に高度の細胞増殖が認められ，糸球体係蹄壁にハンプ（矢印）が認められる。毛細血管腔内には好中球もみられる
（観察倍率：2,000倍）

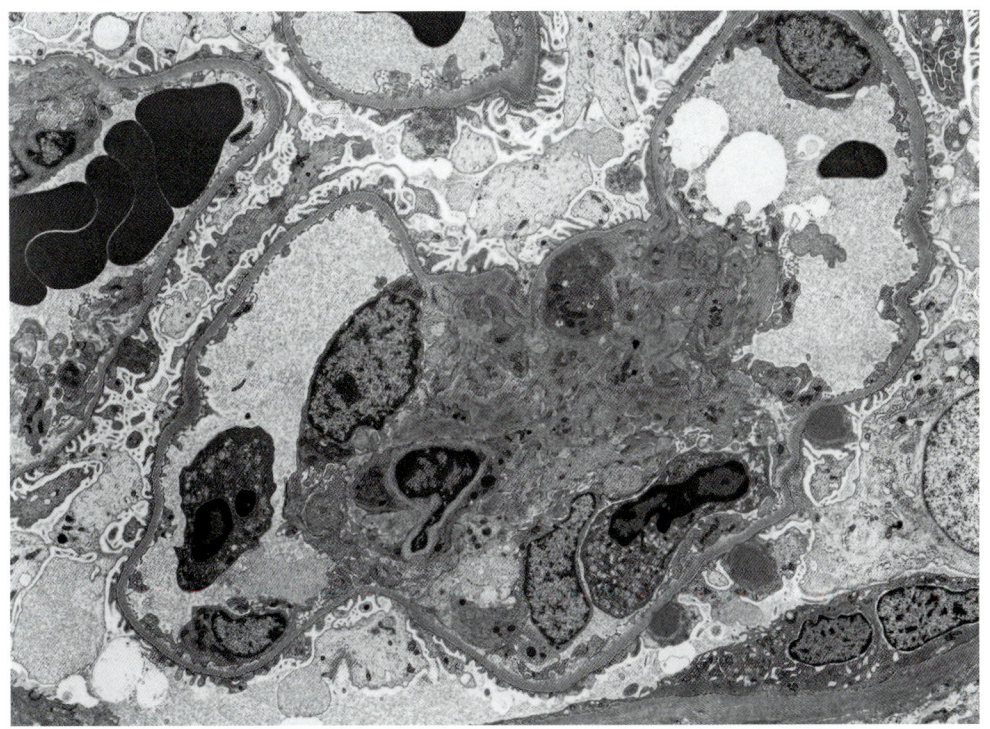

図16 ● 断続的なハンプ
糸球体係蹄壁には場所により まったくハンプを認めないと ころがある
（観察倍率：2,000倍）

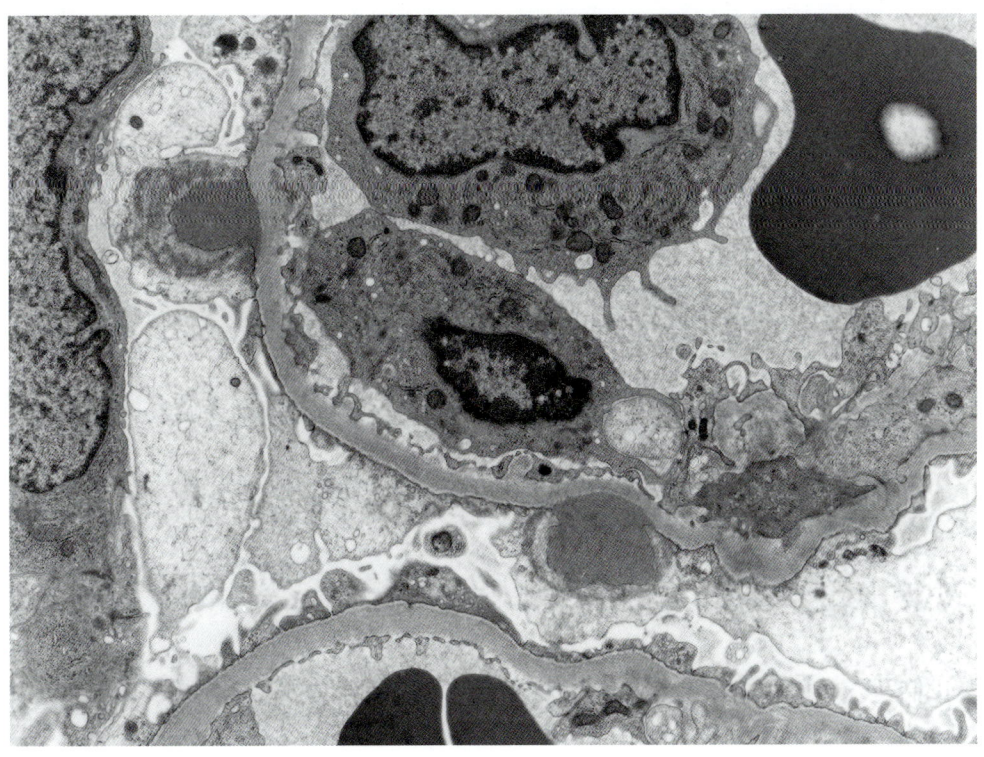

図17 ● ハンプ
ドーム状のハンプ2個は基底 膜上皮側にのるような形で沈 着し，その上を足細胞が覆っ ている
（観察倍率：5,000倍）

I 光顕所見が診断の決め手になる腎疾患

4. 急速進行性腎炎（RPGN）と半月体形成 ★★★

1 臨床エッセンス

　数週間から数カ月の経過で腎機能が低下し，腎不全に至る腎炎を急速進行性腎炎（Rapidly progressive glomerulonephritis；RPGN）と呼ぶ。基礎疾患を表1に示す。

　RPGNの経過をとるものの多くは，組織学的に半月体形成を認める。さらに，半月体形成を認める場合，糸球体への沈着物のパターンで表2のように分類する。pauci-immune型の顕微鏡的多発動脈炎（血管炎）（microscopic polyangitis；MPA）が多い。MPO-抗好中球細胞質抗体（anti neutrophilic cytoplasmic antibody；ANCA）が陽性を示す頻度が高い。著明な顕微鏡的血尿を認めることが多く，赤血球円柱なども認められ，尿蛋白の程度は様々である。腎のサイズは，正常あるいは腫大している。

2 臨床と病理の接点

　一般的には，半月体形成を50％以上の糸球体に認める場合，半月体形成性腎炎（crescentic glomerulonephritis）といい，係蹄内に壊死を認める場合，壊死性糸球体炎という。臨床的には血清クレアチニンの上昇を認める。全身症状が不良で，腎生検が施行できない急速進行性腎炎の場合もあるが，治療後であってもできる限り，腎生検を行うことが望ましい。

　便宜的に病理所見の半月体形成率をスコア化し，臨床的予後との関係をみた提案を示しているが（表3），いずれにしても血清クレアチニンが4mg/dLを超えると硬化病変の出現の頻度が高くなり，腎機能が不可逆性になりやすい。

3 血管炎症候群に含まれる疾患

　血管炎は，血管の炎症性病変を基盤とする全身性疾患である。代表的な血管炎の診断は，高安動脈炎，側頭動脈炎，結節性多発動脈炎，Wegener肉芽腫症，Churg-Strauss症候群，過敏性血管炎，Henoch-Shönlein紫斑病であるが，新しくMPAが

表1● 急速進行性腎炎の病態をきたす疾患

1. 半月体形成が認められる一次性腎炎 　IgA腎症 　原発性半月体形成性腎炎（原因不明） 　膜性腎症　稀
2. 感染が関連した腎炎（もともと頻度が少ない） 　細菌性心内膜炎 　シャント腎炎 　溶連菌感染後腎炎 　肝炎による腎炎
3. 系統的疾患 　ループス腎炎（免疫複合体沈着型） 　紫斑病性腎炎（免疫複合体沈着型） 　顕微鏡的多発血管炎（pauci-immune型） 　Wegener肉芽腫症（pauci-immune型） 　Goodpasture症候群（線状型） 　クリオグロブリン血症による腎炎

表2● 半月体形成を認める腎炎は，糸球体へのIgGなどの沈着パターンで分類

1) pauci-immune pattern（乏免疫沈着型） 　顕微鏡的多発血管炎（MPA），Wegener肉芽腫症，特発性半月体腎炎，時にアレルギー性肉芽腫性血管炎
2) immune-complex pattern（免疫複合体沈着型） 　ループス腎炎，紫斑病性腎炎，感染後糸球体腎炎，クリオグロブリン血症による腎炎，特発性膜増殖性腎炎など
3) linear pattern（線状沈着型） 　Goodpasture症候群，抗基底膜抗体腎炎

従来の古典的結節性動脈炎(classical polyarteritis nodosa；PN)からわけられた。Chapel Hill会議でJennetteらにより血管径を基準とする病変分類がなされた(図1)。

また,新しく発見されたANCAの有無とその種類の判定により好発する血管炎を予測することが可能で,CRPなどの炎症パラメータの測定とともに必須の検査事項である。

4 ANCA関連腎炎

RPGNの病態を示し,ANCAが出現する腎炎である。高齢者に多い腎炎として注目されている。1998年,ANCAの測定が保険適応になり,どの施設でも測定できるようになったことが,早期診断を可能にした。

ANCAには大きく2つにわけてMPOとPR3に対する抗体とがあり,本邦での陽性率はMPO-ANCA陽性が多い。MPAではMPO-ANCAが出現することが多く,診断の一助となる(表4)。

MPAのようなsmall-vessel vasculitis(SVV)の臨床徴候は多彩であるが,よく知られてない徴候も多い(表5,6)。

近年,急速にANCAの測定が普及したが,発熱,CRP上昇の場合もあり,発症初期には感染症との鑑別がつきにくいので診断が遅れる症例もある。欧

表3● 半月体形成性腎炎の病理所見での分類(急速進行性腎炎症候群の診療指針)一部改訂

病理スコア	半月体形成率(%)*	半月体病期	間質・尿細管病変
0			なし
1	＜30	細胞性	軽度
2	30〜50	線維細胞性	中等度
3	50〜80	線維性	高度
4	＞80		

*：係蹄のフィブリノイド壊死を認める糸球体も含む(このような場合もまったく半月体形成を認めないわけではない)
病理スコアが上昇すると腎予後が不良のことが多いが,腎機能は硬化糸球体数の割合によるともいわれている

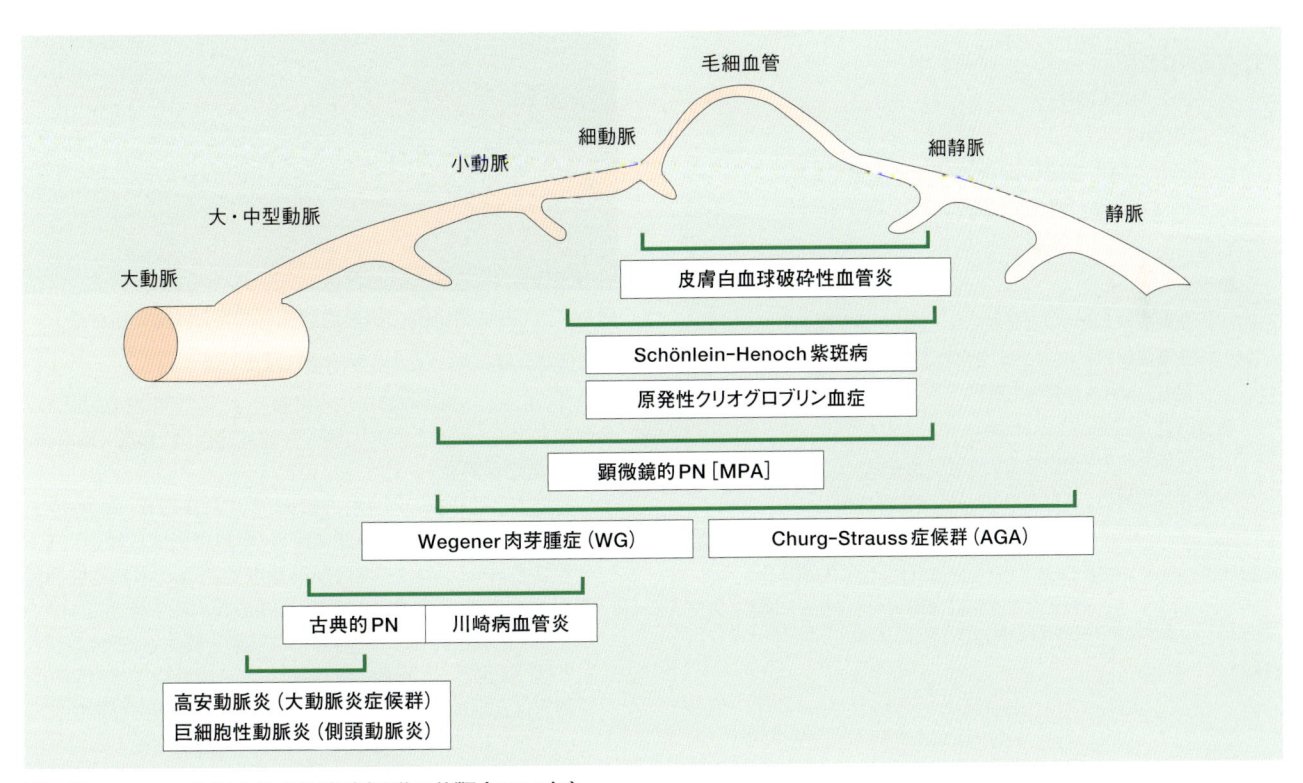

図1● Jennetteらによる血管炎症候群の分類(1994年)

米では，血管炎の活動性を評価するBirmingham vasculitis activity score (BVAS)（表5，6，122頁〜参照）が汎用されている。腎項目を含めた臓器別9項目になっており，このような多彩な障害臓器もあることも熟知すべきである。なお，腎限局の血管炎もある。CRPなどの炎症マーカーの上昇はなく，全身症状，間質性肺炎も欠き，尿異常（主に顕微鏡的血尿）のみの症例もある。加療後も再燃が多い。

一方，PNは一般的には太い血管の血管炎であり，糸球体には半月体形成は認めず，ANCAの出現は稀といわれている。

5 Goodpasture症候群と抗GBM腎炎

Goodpastureが1919年に，急性腎不全を呈する喀血例の剖検を報告したことに由来する。

①抗基底膜（基底膜構成成分のIV型コラーゲンに対する）抗体（ELISA法）が陽性であり，②肺出血と，③急速進行性腎炎を呈する場合を一般的にはGoodpasture症候群と定義する。肺出血を認めず，IFで基底膜に沿ったIgGの線状沈着を認め（図2），半月体形成性腎炎を呈する場合を抗GBM腎炎と呼んでいる。感染やtoxic agentによる基底膜の傷害が引き金になり，抗原が露出して自己抗体が産生される。MPO-ANCAと抗基底膜抗体ともに陽性の症例もあり，注意を要する。

表4● 顕微鏡的多発血管炎の診断基準（難治性血管炎分科会1998）

1) 主要症候
   a. 急速進行性糸球体腎炎
   b. 肺出血，もしくは間質性肺炎
   c. 腎・肺以外の臓器症状：紫斑，皮下出血，消化管出血，多発性単神経炎など
2) 主要組織所見：細動脈・毛細血管・後毛細血管細静脈の壊死，血管周囲の炎症性細胞浸潤
3) 主要検査所見
   a. MPO-ANCA陽性
   b. CRP陽性
   c. 蛋白尿・血尿，BUN，血清クレアチニン値の上昇
   d. 胸部X線所見：浸潤陰影（肺胞出血），間質性肺炎
4) 判定
   ● 確実（definite）
   　① 主要症候2項目以上を満たし，組織所見が陽性の例
   　② 主要症候のa.およびb.を含め2項目以上を満たし，MPO-ANCAが陽性の例[*1]
   ● 疑い（probable）
   　① 主要症候の3項目を満たす例 ⇒ 全身型
   　② 主要症候の1項目とMPO-ANCA陽性の例[*2]

[*1]：肺腎型
[*2]：RPGN＋ANCA陽性は本基準ではMPA疑い例となる（腎限局型）

（橋本博史：厚生科学研究特定疾患対策研究事業難治性血管炎に関する調査研究編：V. 顕微鏡的多発血管炎，難治性血管炎の診療マニュアル，p9-21, 2002）

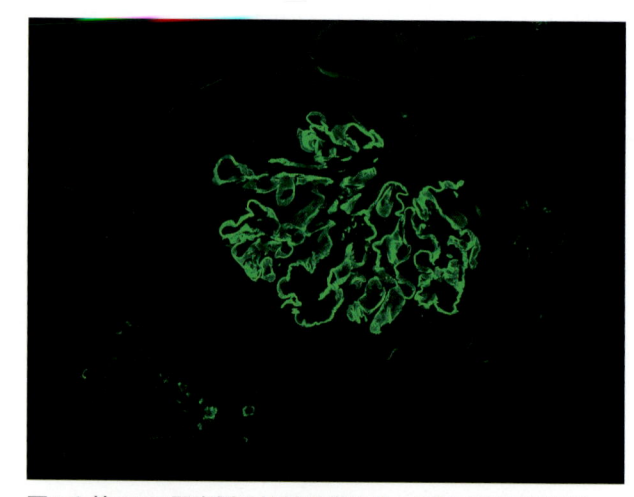

図2● 抗GBM腎炎例の抗基底膜抗体の証明（蛍光抗体法）

糸球体基底膜に沿ってIgGが線状に陽性である

【メモ】Wegener肉芽腫症による腎障害は，発症時には少ない
① 呼吸器系（上気道と肺）の壊死性肉芽腫性炎（胸部X線写真，CTで結節性病変）
② 全身の中小動静脈の壊死性血管炎（主に耳鼻咽喉・眼領域）
③ 巣状あるいは肉芽腫性糸球体腎炎（半月体形成性腎炎）を主徴とする。PR-3 ANCA陽性が高頻度である。本邦では発症率が低いと考えられているが，Wegener肉芽腫症でMPO-ANCA陽性のこともあり，診断には注意を要する。初発症状としては，鼻咽頭・上気道症状（眼球突出や中耳炎など）が多い。腎障害は初発時には少ないが，経過とともに頻度が増加するといわれている

腎生検所見

　管外性病変を最も特徴づけるのは半月体であり，細胞性半月体，線維細胞性半月体，線維性半月体にわけられる。半月体形成以後は，一般的な炎症と同じように器質化の機転が働き，細胞成分が減少するとともに細胞外基質成分が増加し，半月体は細胞性から線維細胞性，さらには線維性へとその様相を変化する。半月体にボウマン嚢基底膜の破壊を伴う場合は，糸球体機能が廃絶することが示唆され，腎機能予後を推測する上でも無視できない病変である。

（湯村和子）

▶ **細胞性半月体**：ボウマン嚢腔内に2層を超える上皮細胞増殖からなるもの

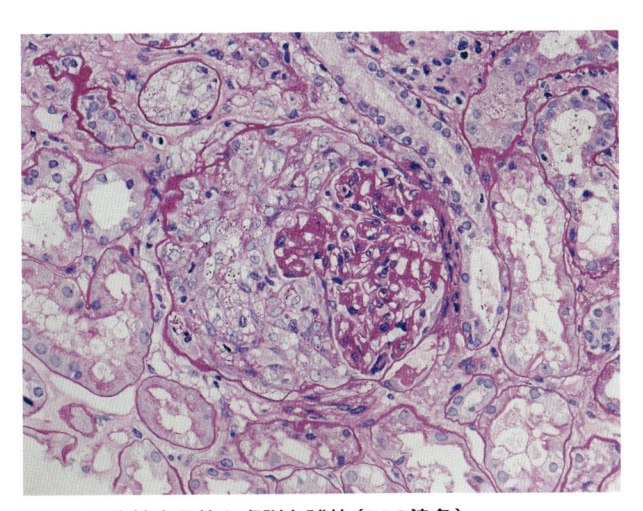

図3 ● 細胞性半月体と虚脱糸球体（PAS染色）
右半分には糸球体構造がみられるが，左半分には半月体形成を認め，ボウマン嚢上皮細胞成分が増殖している

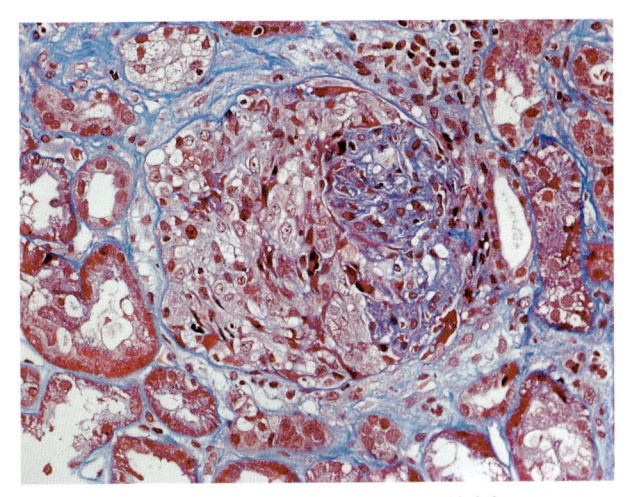

図4 ● 細胞性半月体と虚脱糸球体（マッソン染色）
ほぼ全周性に細胞性半月体形成を認め，糸球体はわずかに右に球状にみえる

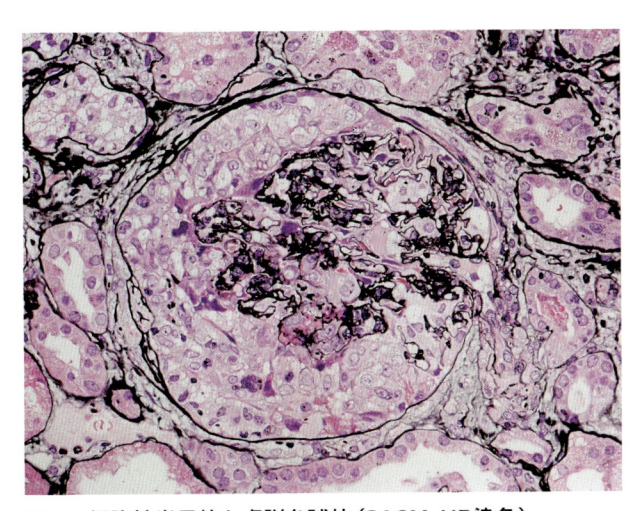

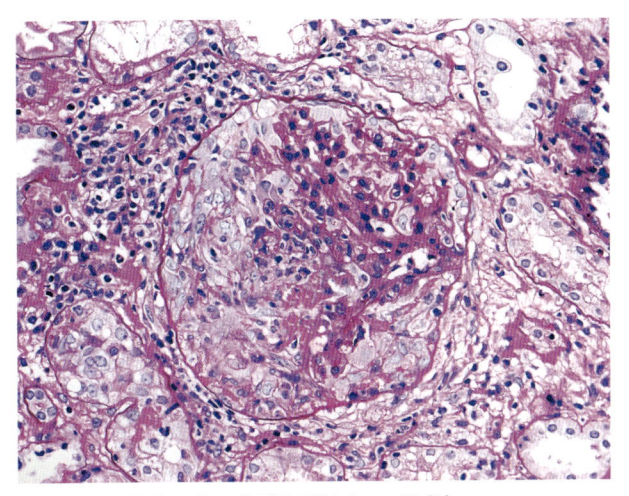

図5 ● 細胞性半月体と虚脱糸球体（PASM-HE染色）
糸球体基底膜は蛇行し，その周囲を取り巻く細胞性半月体を認める。半月体の中にPAM陽性の細胞外基質成分の染色は認めない

図6 ● 細胞性半月体と虚脱糸球体（PAS染色）
糸球体中心部に好中球・単球など細胞成分がみられ，管外には細胞性半月体が形成されつつある

▶ 細胞線維性半月体：細胞成分に加え細胞外基質成分を含むもの

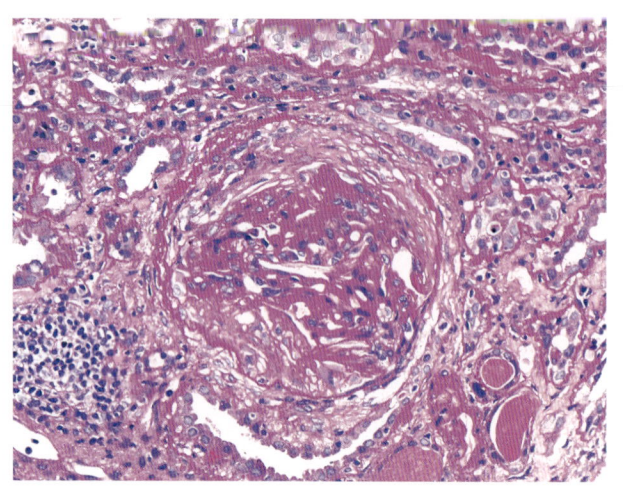

図7 ● 細胞性から線維性半月体へ移行時の間質変化（PAS染色）

半月体には細胞外基質成分が増加し，線維性半月体に近い所見となり，間質への細胞浸潤は著明となっている

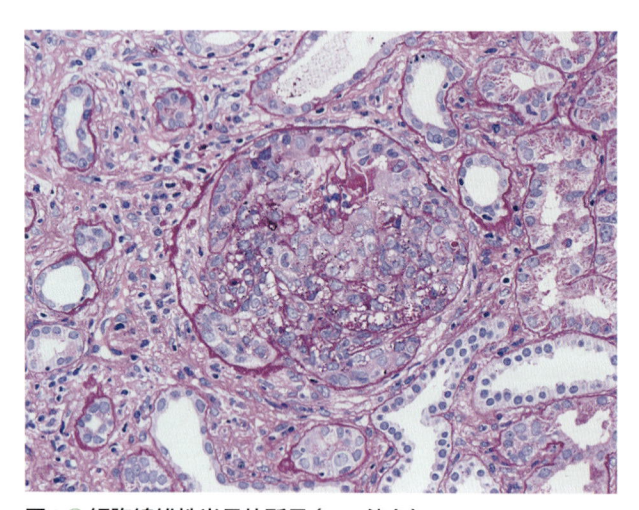

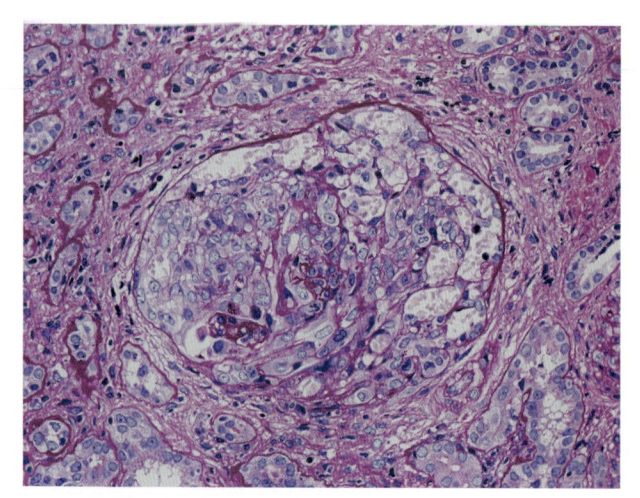

図8 ● 細胞線維性半月体所見（PAS染色）

細胞性半月体と増生した上皮細胞を囲んで基底膜様構造物の形成がみられ，tubular pattenを呈する糸球体である

図9 ● 細胞線維性半月体所見（PAS染色）

全周性の管外増殖で上皮間に基底膜様の細胞外基質形成が目立ち，著明なtubular pattenを呈している

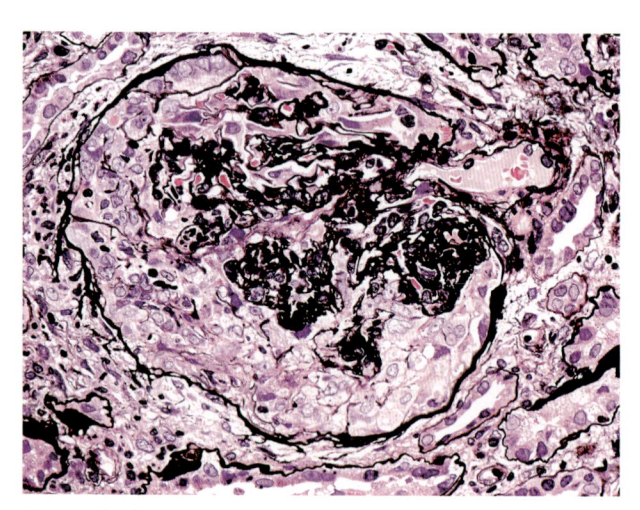

図10 ● 細胞線維性半月体所見（PASM-HE染色）

PAM陽性の基底膜様細胞外基質成分が半月体の中に出現しつつあり，糸球体は虚脱している

I 光顕所見が診断の決め手になる腎疾患／4. 急速進行性腎炎と半月体形成

▶ 線維性半月体：ボウマン嚢腔を主として結合組織で埋めるものとして定義

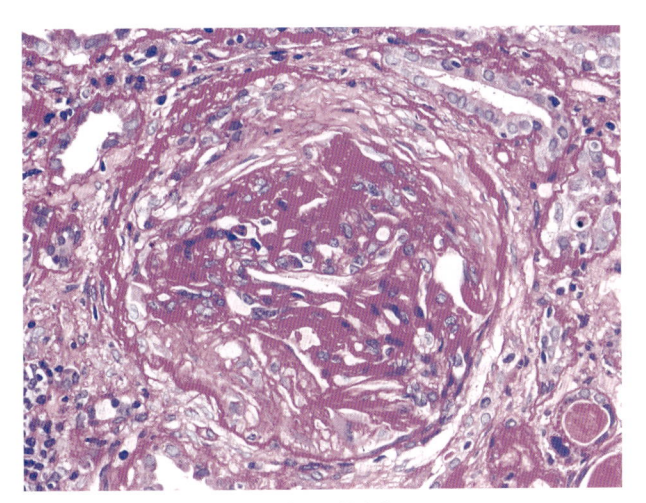

図11 ● 線維性半月体所見（PAS染色）
糸球体は虚脱し，その周囲に線維性の半月体を認める。半月体は線維化しつつあり，糸球体も虚脱硬化しつつある

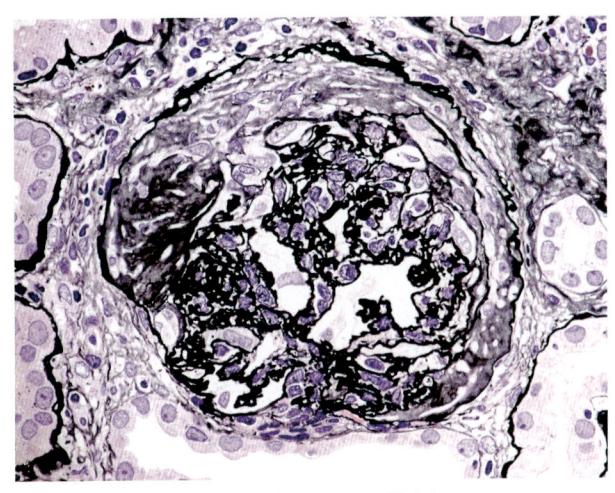

図12 ● 線維性半月体所見（PASM-HE染色）
半月体は線維化しつつある部分と，細胞性，線維細胞性の部分もある。このように1個の腎小体においても，半月体3者の境界は必ずしも明確ではなく，混在していることも多い

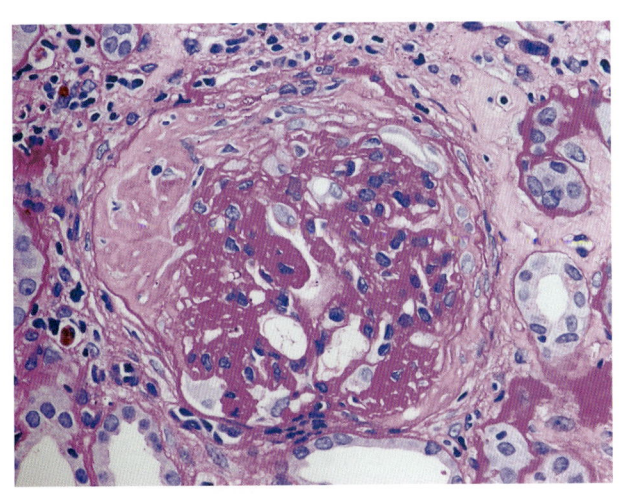

図13 ● 線維性半月体所見（PAS染色）
半月体は線維化し，糸球体は虚脱性硬化が進行している

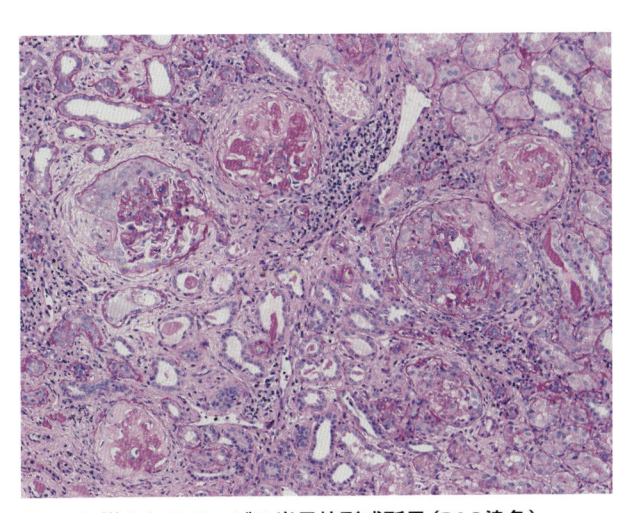

図14 ● 様々なステージの半月体形成所見（PAS染色）
様々な半月体が認められる。左下の糸球体は半月体が線維化し硬化しつつある。左上の糸球体は細胞性，線維性半月体が隣接している。右の糸球体は細胞性半月体と線維性半月体が隣接している

▶半月体形成は糸球体係蹄の壊死性病変に始まる：通常，半月体の形成に先立ち出現する病変

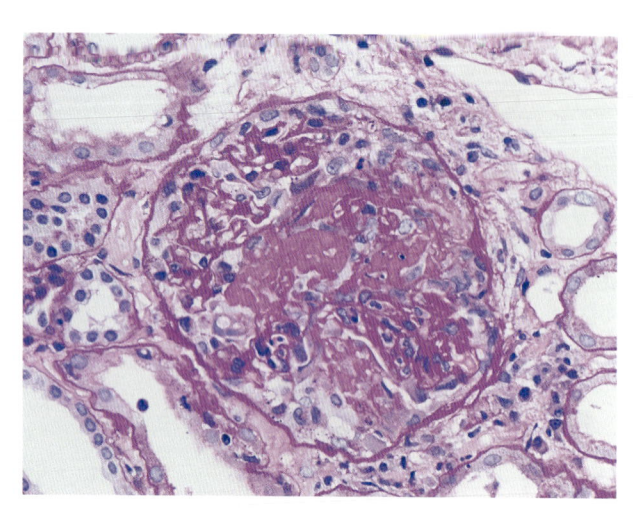

図15● 壊死性糸球体炎所見（PAS染色）
明らかな半月体にはなっていないが，ボウマン嚢上皮細胞の立ち上がりがみられる。糸球体の中心部に，核の断片化がみられ，フィブリンの析出とともに糸球体基底膜断裂がみられる特徴的病変である

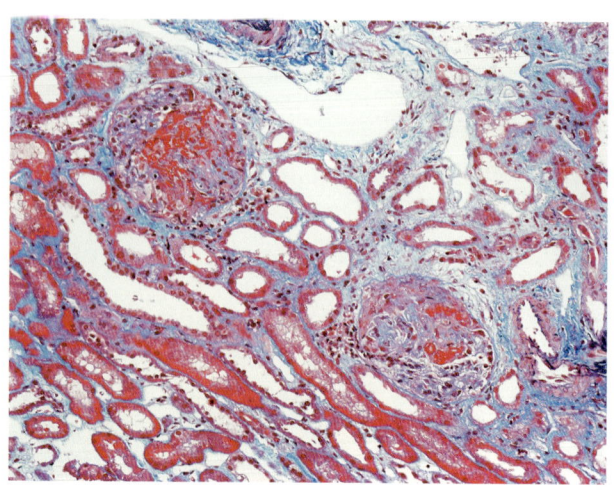

図16● 壊死性糸球体炎所見（マッソン染色）
糸球体係蹄壁のフィブリノイド壊死が2つの糸球体に認められ，糸球体毛細血管炎すなわち壊死性糸球体腎炎の像を呈する。フィブリノイド壊死の出現に始まり，続発して半月体が形成される。病勢が寛解・増悪を繰り返す場合，これらが混在した像として観察される

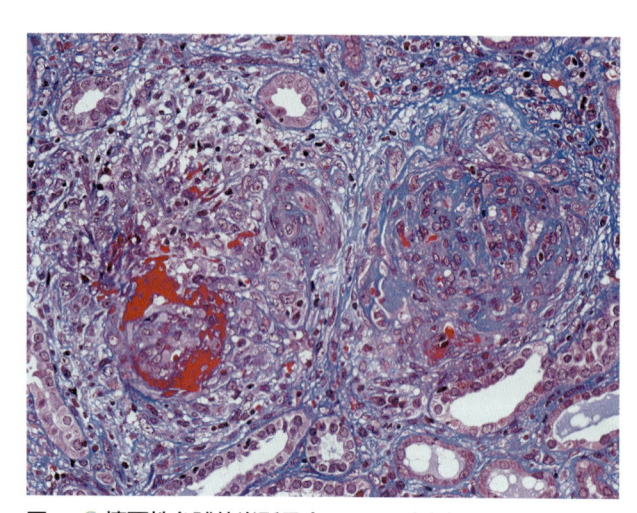

図17● 壊死性糸球体炎所見（マッソン染色）
全周性の管外性増殖を認め，糸球体には中心にフィブリンが析出している

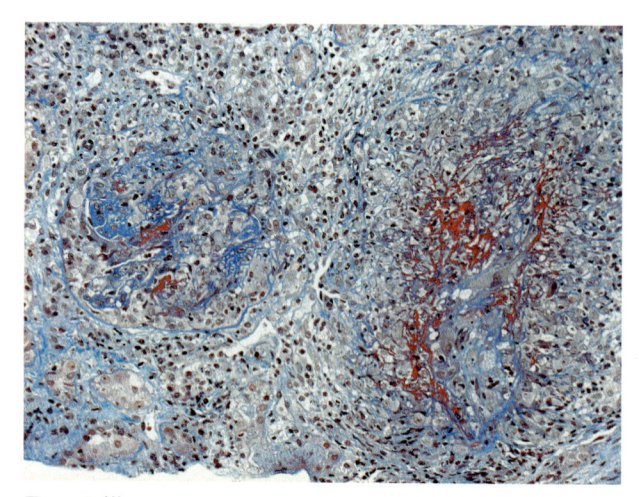

図18● 様々な血管での血管炎（マッソン染色）
糸球体の壊死性血管炎（左）とフィブリノイド壊死を示す動脈炎（右）が同時に認められる

▶ 糸球体係蹄壁の壊死性変化が中心部にみられ，半月体ができつつある病変

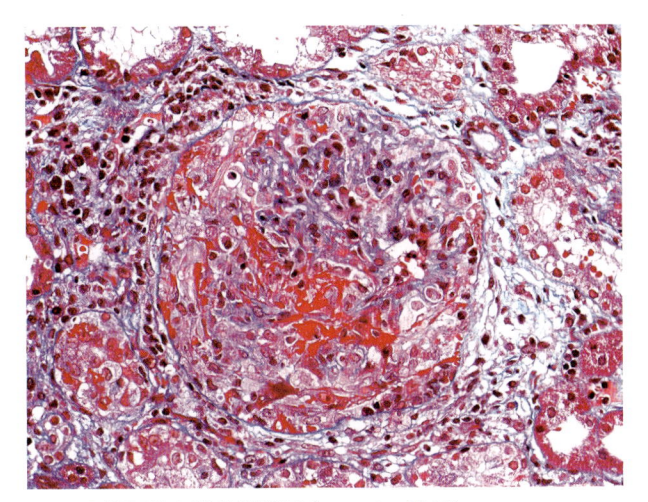

図19 ● 壊死性糸球体炎所見（マッソン染色）

壊死部より滲出物や炎症細胞がボウマン囊腔へと流出するが，基底膜の断裂部を覆うようにしだいに上皮細胞が増殖し，細胞性半月体となる

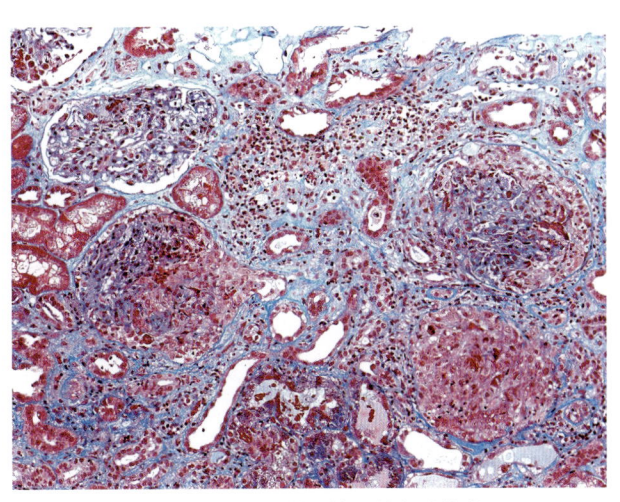

図20 ● 様々な半月体形成を伴う壊死性糸球体炎（マッソン染色）

4個の糸球体のうち，左上1個はまだ半月体形成が認められない，左下の糸球体では細胞性半月体が出現している。右上の糸球体はフィブリンが析出し半月体ができつつある。右下の糸球体は糸球体すべてが管外性増殖で埋まっている

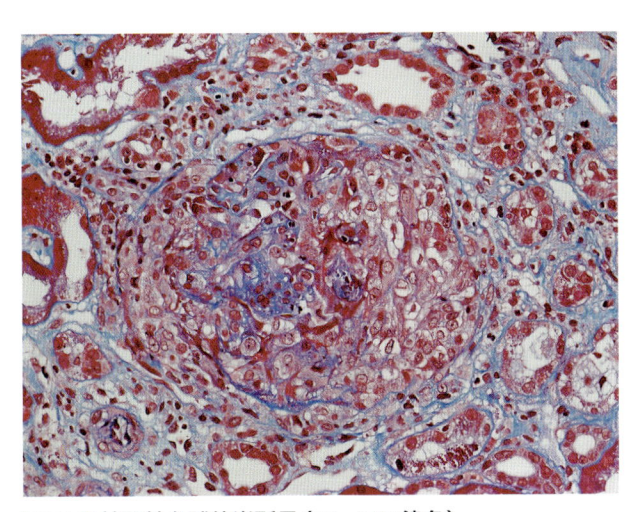

図21 ● 壊死性糸球体炎所見（マッソン染色）

糸球体右部分の中心に赤く染まったフィブリンが析出している。右半分は上皮が管外増殖しつつある。半月体形成に至る前には，糸球体基底膜の断裂による変化が先行している

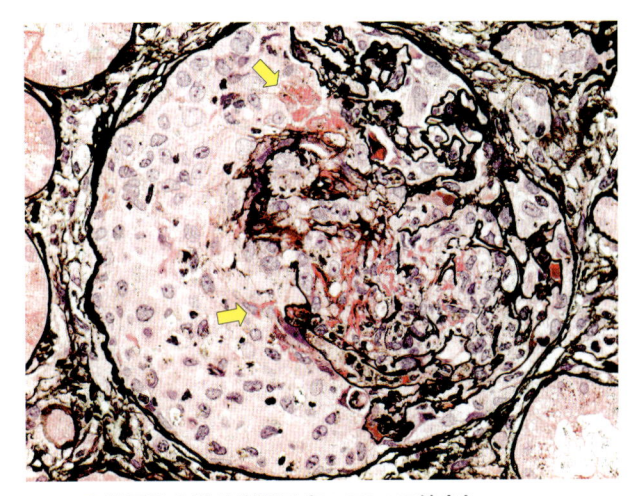

図22 ● 壊死性糸球体炎所見（PASM-HE染色）

糸球体係蹄壁が断裂し（矢印），フィブリンが析出している。PAM染色でみると基底膜の断裂がわかりやすい

▶ 半月体形成から間質への病変の波及

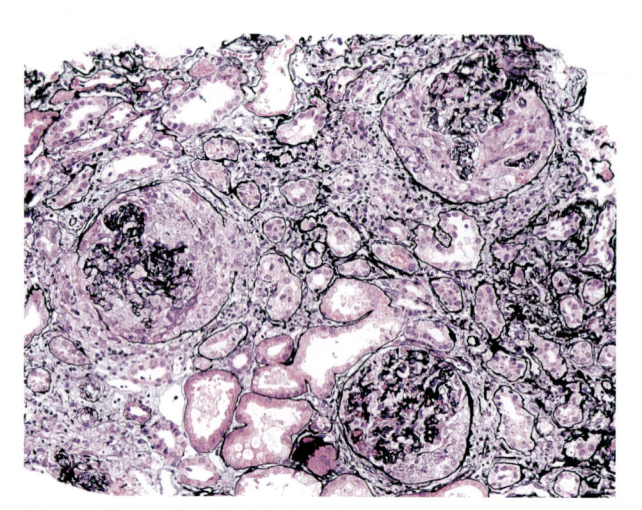

図23 ● 様々な半月体形成所見（PASM-HE染色）

炎症が激しい場合は，管外性病変がボウマン嚢腔内のみにとどまらず，ボウマン嚢基底膜の破綻を伴い間質へと波及する。左の糸球体のボウマン嚢は断裂し，間質へと上皮増殖が進展している

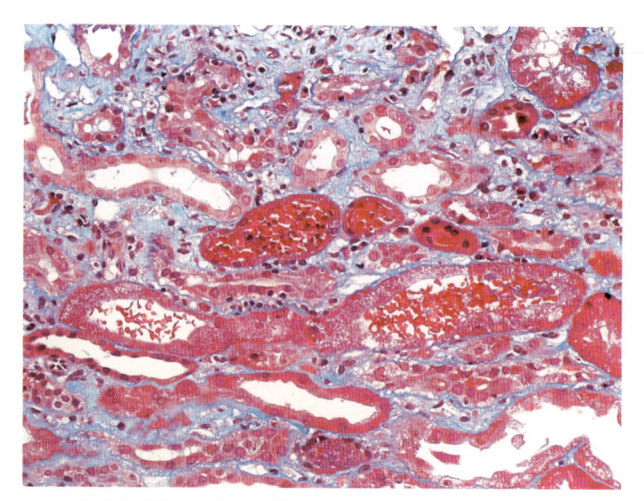

図24 ● 尿細管での血尿所見（マッソン染色）

近傍の尿細管には赤血球が充満し著しい血尿を示唆する所見である

▶ 酵素抗体法による半月体形成とフィブリノイド血管炎

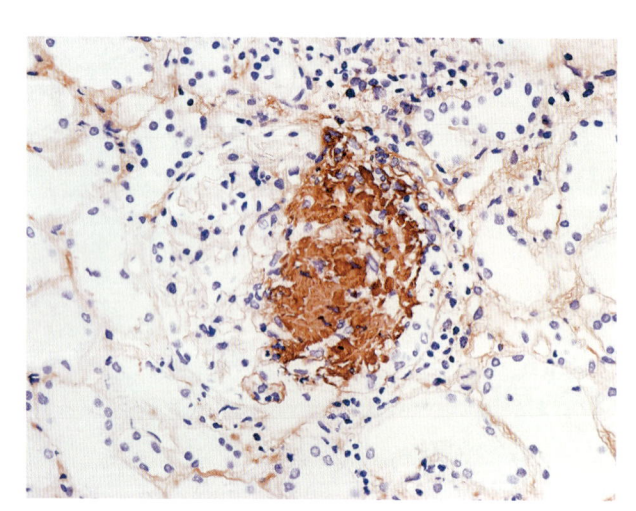

図25 ● 半月体形成（酵素抗体法）

免疫染色により半月体領域はフィブリノーゲンで染色されるが，pauci-immune型では糸球体にIgGやC3の免疫複合体の沈着を認めない

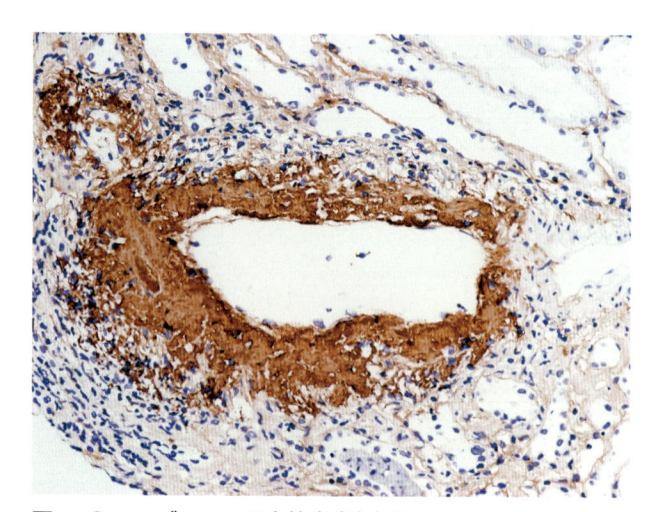

図26 ● フィブリノイド血管炎（酵素抗体法）

血管のフィブリノイド壊死の部位にはフィブリノーゲンが染色される

Ⅰ 光顕所見が診断の決め手になる腎疾患／4. 急速進行性腎炎と半月体形成

▶ 動脈炎の所見

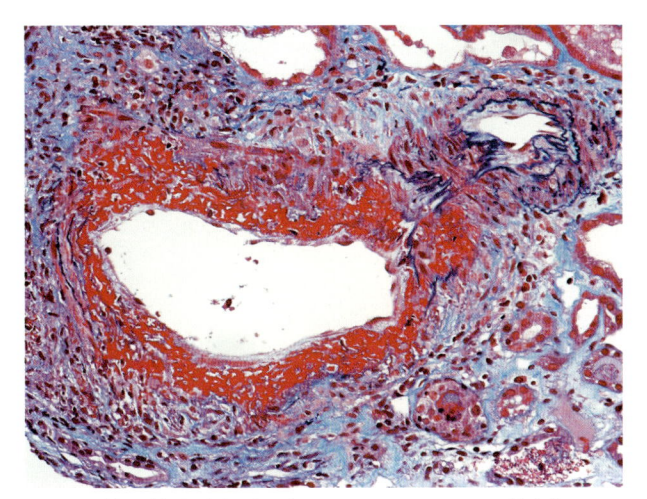

図27 ● 壊死性動脈炎所見（エラスチカ・マッソン染色）
図26と同一の動脈
フィブリノイド壊死の目立つ壊死性動脈炎を認める。弾性線維の断裂を認める

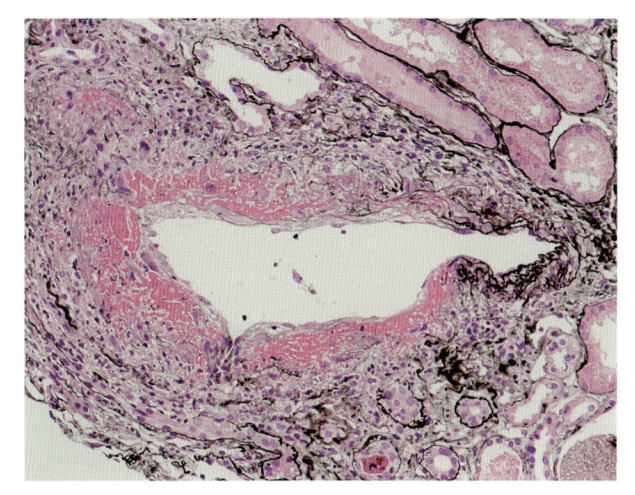

図28 ● 壊死性動脈炎所見（PASM-HE染色）
図26と同一の動脈
PASM-HE染色では基底膜の断裂や中膜平滑筋層の破壊がよくわかる

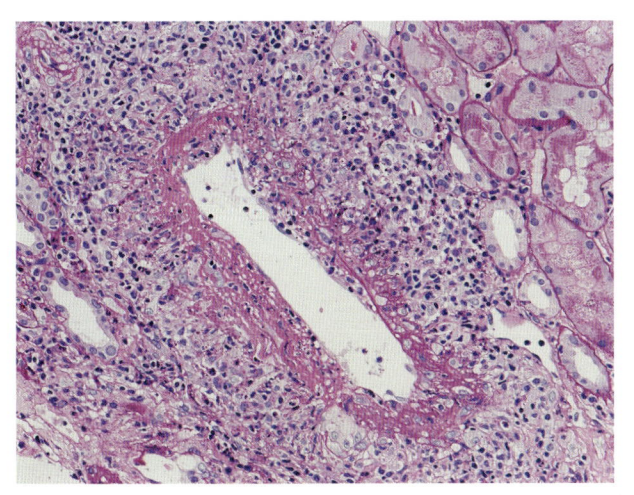

図29 ● 壊死性動脈炎所見（PAS染色）
PAS染色では、壊死性動脈炎の所見としてインパクトが少ない

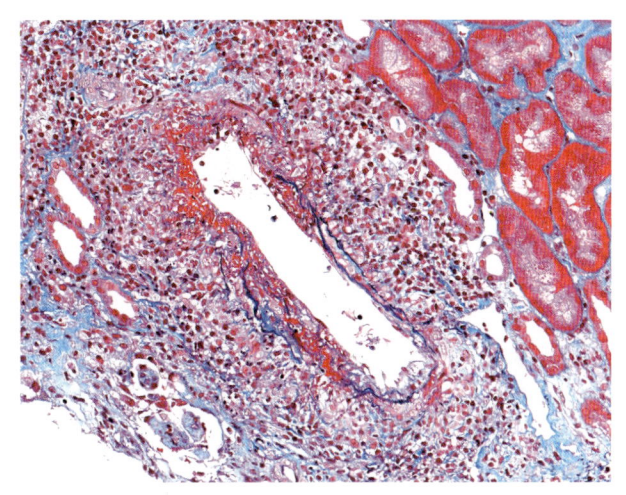

図30 ● 壊死性動脈炎所見（エラスチカ・マッソン染色）
図29と同一の血管
血管周囲に高度の炎症細胞浸潤を伴うフィブリノイド血管炎が存在するのがよくわかる。弾性線維の崩壊が目立つ

表5 ● 血管炎の病態の活動性評価〔BVAS（Birmingham vasculitis activity score）2003〕

	なし	活動性病変		なし	活動性病変
1. 一般状態	☐		**6. 心血管**	☐	
筋肉痛		○	脈の欠如		○
関節痛あるいは関節炎		○	弁膜疾患		○
38.0℃以上の発熱		○	心外膜炎		○
2kg以上の体重減少		○	虚血性の胸痛		○
2. 皮膚	☐		心筋症		○
梗塞		○	うっ血性心不全		○
紫斑		○	**7. 腹部**	☐	
潰瘍		○	腹膜炎		○
壊疽		○	血性下痢便		○
他の皮膚血管炎		○	虚血性の腹痛		○
3. 粘膜／眼	☐		**8. 腎**	☐	
口腔潰瘍／肉芽腫		○	高血圧		○
陰部潰瘍		○	蛋白尿＞1＋		○
付属器炎		○	血尿＞10rbc/hpf		○
著明な眼球突出		○	血清クレアチニン125〜249μmol/L		○
上強膜炎		○	血清クレアチニン250〜499μmol/L		○
結膜炎／眼瞼炎／角膜炎		○	血清クレアチニン≧500μmol/L		○
霧視		○	30％超の血清クレアチニン値の上昇あるいは 25％超のクレアチニンクリアランスの低下		○
突然の視力喪失		○			
ぶどう膜炎		○	**9. 神経**	☐	
網膜血管炎／網膜血栓／網膜滲出／網膜出血		○	頭痛		○
4. 耳鼻咽喉	☐		髄膜炎		○
血性鼻汁／鼻垢／潰瘍かつ／または肉芽腫		○	器質的病変に基づく認知障害		○
副鼻腔病変		○	痙攣（高血圧性脳症ではない）		○
声門下狭窄		○	脳卒中		○
伝音性難聴		○	脊髄病変		○
感音性難聴		○	脳神経麻痺		○
5. 胸部	☐		感覚末梢神経障害		○
喘鳴		○	運動性多発単神経炎		○
結節または空洞		○	**10. その他**	☐	
胸水貯留／胸膜炎		○			
浸潤影		○	持続性血管炎病態限定 上記のすべての症候が、新規／悪化 ではなく、低侵襲／持続性のとき のみチェック		☐
気管支内病変		○			
多量の血痰／肺胞出血		○			
呼吸不全		○			

☐：病変が活動性病態によると考えられる場合のみ、チェックする［慢性障害と考えられる場合はvasculitis damage index（VDI）を使用する］。臓器に異常がない場合は、それぞれの臓器項目の「なし」にチェックする
○：記録されているすべての病変が、くすぶり型／低侵襲型／断続型で、新規／悪化の症候がない場合は、右下端の四角にチェックする

（伊藤千春, 湯村和子：ANCA関連血管炎の評価法においてBVASの意義と問題点. リウマチ科40：17-25, 2008）

表6 ● BVAS 2003加点表および注釈（一部改変）

		BVAS持続	BVAS新規/悪化
1. 一般状態	最大点数	2	3
筋肉痛	筋肉の痛み	1	1
関節痛あるいは関節炎	関節の痛みあるいは関節炎	1	1
38.0℃以上の発熱	口腔/腋窩での測定，直腸温では0.5℃上昇	2	2
2kg以上の体重減少	食事制限によらない，前回測定時あるいは4週間以内に比較して2kg以上の体重減少（脱水ではない）	2	2
2. 皮膚	最大点数	3	6
梗塞	組織壊死あるいは線状出血	1	2
紫斑	点状出血（小赤色斑点），触知できる紫斑，皮膚出血斑，粘膜内出血（外傷ではない）	1	2
潰瘍	皮膚表面の開放有痛性病変	1	4
壊疽	高度の組織壊死（手指など）	2	6
他の皮膚血管炎	網状皮斑，皮下結節，結節性紅斑など	1	2
3. 粘膜/眼	最大点数	3	6
口腔潰瘍/肉芽腫	アフタ性口内炎，深部潰瘍かつ/または苺状の歯肉超厚，ただしSLEと感染を除外する	1	2
陰部潰瘍	外陰，会陰部の潰瘍，ただし感染を除外する	1	1
付属器炎	唾液腺（食後の広範軟性腫脹ではない）あるいは涙腺炎，感染などの他の要因を除外する。専門医の診断が必要	2	4
著明な眼球突出	眼窩内の著明な炎症による眼球突出，片側なら健側と比べ2mmの差があること，外眼筋炎による複視も合併することあり，進行性の近視も眼球突出の徴候である（最高視力で評価）	2	4
上強膜炎	強膜の炎症（専門医の診断が必要）。羞明も前兆となる	1	2
結膜炎/眼瞼炎/角膜炎	結膜の炎症（感染を除外，同じく充血の原因となる，ぶどう膜炎を除外，乾燥性結膜炎は活動性血管炎の症候ではないので除外）（専門医の診断は通常必要ない）/眼瞼の炎症，他の要因（外傷，感染）を除外，専門医の判断は必要ない/専門医の診断による，中心部または周辺部角膜の炎症	1	1
霧視	以前あるいは基準となる視力を基に，最高視力を改めて測定，より精密な検査には専門医の診察が必要	2	3
突然の視力喪失	眼科医の診察が必要な突然の視力喪失	2	6
ぶどう膜炎	眼科医によって確認されるぶどう膜（虹彩，毛様体，脈絡膜）の炎症	2	6
網膜血管炎	専門医の診察または蛍光眼底造影で確認される網膜血管鞘形成	2	6
網膜血栓	網膜動静脈血管閉塞	2	6
網膜滲出	眼底検査により観察される網膜軟性斑（硬性斑は除外）	2	6
網膜出血	眼圧検査によって観察される網膜出血	2	6

			BVAS持続	BVAS新規/悪化
4. 耳鼻咽喉		最大点数	3	6
	血性鼻汁/鼻垢/潰瘍かつ/または肉芽腫	血性，粘液膿性，鼻汁/鼻腔をきたす，淡明あるいは，こげ茶色の鼻垢/鼻鏡によって観察される鼻の潰瘍かつ/または肉芽腫	3	6
	副鼻腔病変	画像所見（CT，MRI，X線）において異常像を通常伴う，副鼻腔の圧痛，疼痛	1	2
	声門下狭窄	喉頭鏡によって観察される，声門下の炎症，狭窄による喘鳴，嗄声	3	6
	伝音性難聴	耳鏡かつ/また音叉かつ/または聴力検査によって確認される，中耳病変が原因の聴力喪失	1	3
	感音性難聴	聴力検査によって確認される，聴神経あるいは蝸牛の障害	2	6
5. 胸部		最大点数	3	6
	喘鳴	身体所見上の喘鳴	1	2
	結節または空洞	胸部X線によって認められる新規の病変		3
	胸水貯留/胸膜炎	臨床的に評価される胸膜痛かつ/または胸膜摩擦音，あるいは画像上認められる新規の胸水，他の要因（感染，悪性腫瘍など）は除外	2	4
	浸潤肺	胸部X線，CTスキャンによって同定，他の要因（感染）は除外	2	4
	気管支内病変	気管支内の偽腫瘤または潰瘍性病変。感染や悪性腫瘍は除外 注：平滑な狭窄病変はVDIに該当；声門下病変は耳鼻咽喉の項に記録	2	4
	多量の血痰/肺胞出血	移動性の肺浸潤影を伴う多量の肺出血；他の出血の要因は除外	4	6
	呼吸不全	人工換気が必要な呼吸苦	4	6
6. 心血管		最大点数	3	6
	脈の欠如	あらゆる血管における脈の消失：四肢の喪失の恐れのある脈の喪失を含む	1	4
	弁膜疾患	聴診上，あるいは心エコー上認められる，大動脈，僧帽，肺動脈弁の異常	2	4
	心外膜炎	心膜痛かつ/または，聴診上認められる心膜摩擦音	1	3
	虚血性の胸痛	心筋梗塞あるいは狭心症につながるような，典型的な胸痛の病変，よりありふれた原因（動脈硬化）も考慮	2	4
	心筋症	心エコーにおいて確認される，著明な心室壁運動の障害	3	6
	うっ血性心不全	病歴あるいは臨床評価による，心不全	3	6
7. 腹部		最大点数	4	9
	腹膜症	小腸，虫垂，胆囊などの穿孔/梗塞による腹膜炎/腹膜症による急激な腹痛，あるいは放射線診断/外科手術/上昇するアミラーゼによって確認される膵炎	3	9
	血性下痢便	新規の発症；炎症性腸疾患と感染を除外	3	9
	虚血性の腹痛	画像的診断あるいは外科手術によって確認できる，虚血に典型的徴候をあわせもった強度の腹痛で，血管炎に特徴的な動脈瘤や異常血管像を伴う	2	6

			BVAS持続	BVAS新規／悪化
8. 腎		最大点数	6	12
	高血圧	拡張期血圧＞95，促進的かどうか，網膜変化を伴うかどうかは問わない	1	4
	蛋白尿＞1＋	新尿で，1＋超；0.2g／日超。感染を除外	2	4
	血尿＞10rbc／hpf	強拡大視野で赤血球10個以上，尿路感染や尿路結石を除外	3	6
	血清クレアチニン 125〜249μmol／L	初診時のみ血清で判定	2	4
	血清クレアチニン 250〜499μmol／L	初診時のみ血清で判定	3	6
	血清クレアチニン ≧500μmol／L	初診時のみ血清で判定	4	8
	30％超の血清クレアチニン値の上昇あるいは25％のクレアチニンクリアランスの低下	活動性血管炎による，著しい腎機能の低下（前回測定値がある場合）		6
9. 神経		最大点数	6	9
	頭痛	新規の習慣化していない，持続性の頭痛	1	1
	髄膜炎	炎症性の髄膜炎による，項部硬直を伴う強度の頭痛，感染，出血を除外	1	3
	器質的病変に基づく認知障害	代謝，精神，薬剤性，中毒性の要因のない見当識，記憶などの高次機能障害	1	3
	痙攣（高血圧性脳症ではない）	脳内発作性電気放電，および強直性，常同運動，行動変化を含む特徴的身体異常	3	9
	脳卒中	麻痺，筋力低下など，巣症状の原因となる，脳血管障害，他の原因による（動脈硬化など）脳卒中発作の鑑別に神経内科専門医の診察も必要	3	9
	脊髄病変	括約筋機能失調（直腸，膀胱），下肢の筋力低下，感覚脱失（通常感覚異常高位を確認できる）を伴う，横断性脊髄炎	3	9
	脳神経麻痺	顔面神経麻痺，再発性神経麻痺，動眼神経麻痺，感音性難聴，炎症による眼症状を除く	3	6
	感覚末梢神経障害	手袋・靴下型感覚脱失の原因となる感覚神経障害，他の要因（特発性，代謝性，ビタミン欠乏，感染，中毒，遺伝性）を除く	3	6
	運動性多発単神経炎	多くの末梢神経の同時性神経炎で，運動障害がある場合のみ加算，他の要因（糖尿病，サルコイドーシス，腫瘍性，アミロイドーシス）を除外	3	9
10. その他		活動性血管炎の他の徴候を記載		

各項目は，加算しても最大点数を超えることはできない

一般原則：症候が活動性血管炎によると考えられる場合のみ加点し，事前に他の要因（感染，高血圧など）を除外すること。症候が，活動性血管炎によると考えられる場合，所定の欄に加点する。それぞれの項目において，これらの原則にあてはめていくことが重要である。すべての症候が活動性血管炎（新規あるいは悪化ではなく）の場合，「持続性血管炎病態」にチェックする。何らかの異常が，新規あるいは悪化の場合は，「持続性血管炎病態」にはチェックしない。異常が新規に出現，あるいは悪化した際には，より多くの情報を入手すること（専門医の診察，あるいは追加の検査により）。多くの症例においては，診察時にすべての項目のチェックが可能であるが，ある項目については，より多くの情報が必要なこともある。情報が入手できるまでは，項目欄を空欄とし，情報入手後，欄に記入する。たとえば，Wegener肉芽腫症の症例で，新規発症の喘鳴の訴えがあるとき，その症候が活動性か否かを確認するため，耳鼻咽喉科専門医に診察依頼する。

血清クレアチニン125, 250, 500μmol／Lはそれぞれ，1.41, 2.83, 5.66mg／dLに相当する

（伊藤千春，湯村和子：ANCA関連血管炎の評価法においてBVASの意義と問題点．リウマチ科40：17-25, 2008）

I 光顕所見が診断の決め手になる腎疾患

5. 間質性腎炎★

間質性腎炎(Interstitial nephritis)は尿細管・間質性腎炎(tubulo-interstitial nephritis)ともいわれ、尿細管、間質を病変の場とする疾患である。

1 臨床エッセンス

種々の原因によって起こる。病型分類を**表1**に示す。薬剤性の頻度が高い。

急性の場合の臨床症状は発熱、皮疹、関節痛、全身倦怠感などで、乏尿性のことも多い。慢性の場合は夜間尿も多く出現し、非乏尿性のこともある。

臨床検査所見で本疾患を疑う目安を**表2**に示す。

表1● 病型分類

```
1：感染性
2：薬剤性
3：急性尿細管壊死(虚血性，ミオグロビン尿など)
4：免疫異常に関連したもの
   A：尿細管抗原に対するもの
   B：自己や外来抗原に対する免疫複合体によるもの
     (SLE，シェーグレン症候群など)
   C：細胞性免疫によるもの
5：血液疾患(リンパ腫など)
6：逆流性腎症
7：閉塞性腎症
8：肉芽腫性サルコイド腎症
9：電解質・代謝異常
10：遺伝性疾患
11：その他(放射性腎症など)
```

2 臨床と病理の接点

臨床的に間質性腎炎が疑われても、最終的には、病理所見が確定診断の決め手になる。

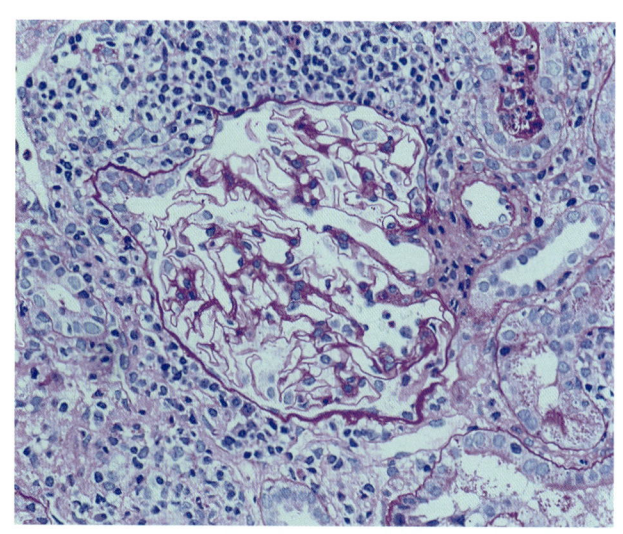

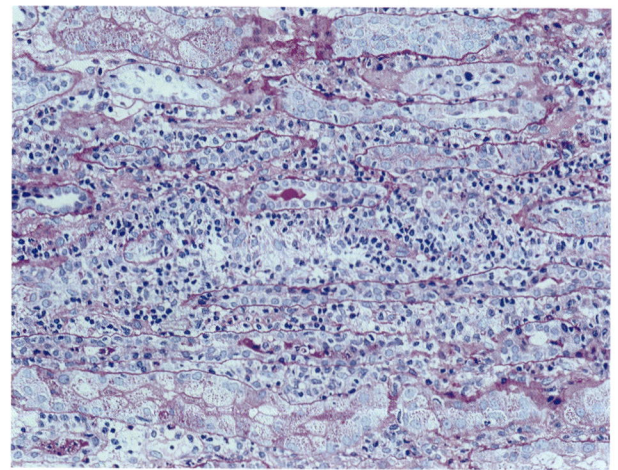

図1● 間質性腎炎(PAS染色)

糸球体には著変はなく、間質、尿細管への細胞浸潤が目立ち、リンパ球・単球を主体とすることが多い

TOPICS ── 全身性IgG4関連疾患と間質性腎炎

　高IgG4血症と病変組織中の著明なIgG4陽性形質細胞浸潤（パラフィン切片による酵素抗体法で検出されやすい）を特徴とする慢性疾患である．涙腺，唾液腺，甲状腺，肺，膵臓，腎臓，前立腺などが炎症の標的とされる．IgG4はIgG分画の1つである．分子量は146kDa，補体活性をもたない．健常人におけるIgG4のIgGに占める割合は4％前後であり，血清中IgG分画の中では最も少ない．腎臓では特異的な硬化性線維化像を示す間質性腎炎をきたす．

　一般的にIgG4高値となる疾患は一部のアレルギー疾患，寄生虫，水疱性類天疱瘡などに限られる．IgG4関連疾患の合併疾患として自己免疫疾患（シェーグレン症候群など）やアレルギー疾患の頻度が高いといわれている．

　特徴は以下の通りである．①IgG4陽性形質細胞浸潤を伴う間質性腎炎，②慢性・炎症性の硬化性，腫瘤形成性病変，③それに基づく機能障害を呈することがあり，④多くは副腎皮質ステロイドが奏効する．

（湯村和子）

表2 ● 間質性腎炎の診断基準

1	臨床症状	倦怠感，発熱，関節痛，皮疹，乏尿・無尿など
2	血液・生化学検査所見	BUN，血清クレアチニン上昇，好酸球増加，血清IgE上昇など
3	尿所見	蛋白尿（1日1g以下）・血尿（蛋白尿・血尿は軽度のことが多い），白血球尿，好酸球尿（薬剤性に多い）
	尿細管性蛋白尿	α1MG，β2MGの高値 NAG（尿細管上皮細胞由来酵素：N-アセチルβ-グルコサミダーゼ）の高値
	尿細管機能異常	腎性糖尿，アミノ酸尿，尿細管性アシドーシス
4	画像診断	^{67}Gaシンチグラフィーによる両側腎臓への集積所見（48時間後）を認める 腎サイズはむしろ腫大傾向

腎生検所見

□ 光顕所見

▶ IgG4関連間質性腎炎では特徴的間質線維化を認める

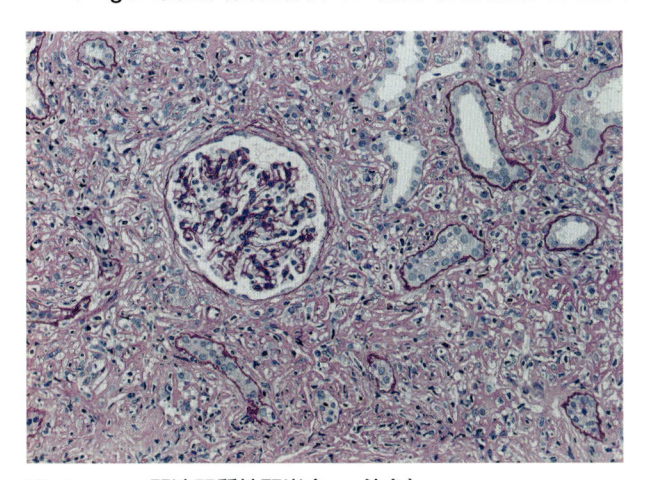

図2 ● IgG4関連間質性腎炎（PAS染色）
特異的なパターンを示す間質の硬化性線維化が著明である．間質の細胞浸潤は少ない．糸球体は虚脱傾向である

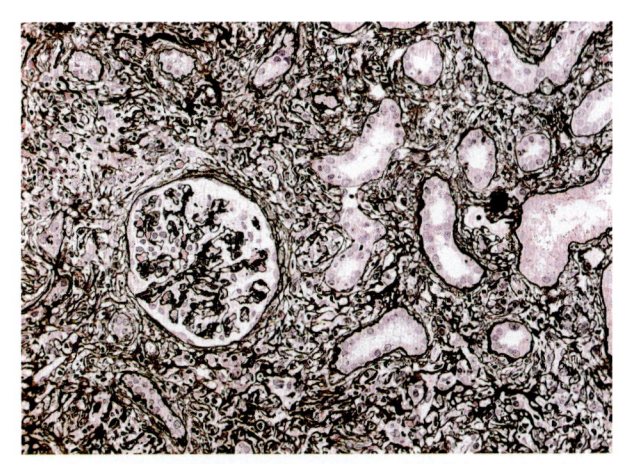

図3 ● IgG4関連間質性腎炎（PASM-HE染色）
間質の線維化は，鍍銀染色によって際立った病変であることがわかる

II 光顕・蛍光抗体法さらに電顕にて診断する腎疾患

1. IgA腎症★★★

1968年，フランスのJ. BergerとN. Hinglaisは，病理学的に糸球体メサンギウム領域にIgAとIgGが顆粒状に沈着することを特徴とするメサンギウム増殖性腎炎を初めて記載した（図1）。

1 臨床エッセンス

慢性腎炎の代表的疾患であるIgA腎症は，無症候であり，健診など偶然の機会に発見される（無症候性，チャンス）蛋白尿・血尿が60～70％と多い。尿異常を伴うCKDの代表的疾患である。尿検査では持続性顕微鏡的血尿（尿沈渣で5個／HPF以上赤血球変形を認める：糸球体性）がほぼ必発所見である。診断時に高血圧や腎機能低下を認める場合は予後不良のサインである。上気道炎や消化管感染症（粘膜免疫の異常）時の肉眼的血尿（10～15％）や，急性腎炎症候群（10％以下）で発見される場合もある。

IgA腎症は粘膜免疫の異常ともいわれ，扁桃腺炎の関与が示唆され，治療としての病巣感染の扁桃腺摘出の根拠にもなっている。ネフローゼ症候群を呈することは比較的稀である。患者数は男女ほぼ同じで，年齢分布は15～24歳，40～49歳をピークとする二峰性であるが，高齢発症や男性は予後不良になりやすい。腎機能が低下すると血尿は少なくなることが多い。

持続的蛋白尿を認める場合は，積極的治療を要する場合が多く，腎臓専門医との病診連携で腎生検の積極的適応となる。CKDガイドによる1日尿蛋白0.5g以上や，蛋白尿＋血尿の場合に該当する。約50％の患者で血清IgA値が上昇している。

2 臨床と病理の接点

IgA腎症は，臨床的病態での共通性はあるが，あくまで病理学的診断名である。IgA腎症の多くは，IgA沈着優位で補体成分C3の沈着を伴っている。IgA単独沈着を，IgA沈着症とも呼ぶ。この場合，尿異常は認めないこともある。

IgA腎症の糸球体病変は多彩であり，尿所見と関連する。血尿だけの場合は，組織所見は軽度のことが多い。血尿に蛋白尿を伴っている場合の多くは，半月体形成，癒着を認める。硬化糸球体の頻度が予後に関わる規定因子になり，腎機能との関わりは，糸球体病変というより，癒着に連続した硬化糸球体・間質線維化に深く関係する。日常診療でも，腎生検を施行する時期は，1日尿蛋白0.5g前後を目安にする。このような臨床的尿蛋白の程度も取り入れ，提案された予後分類改定案を表1に示す。

厚生労働省進行性腎障害調査研究班を中心に初回の腎生検から5年以上経過観察された症例を対象として，予後分類の再検証を目的とした多施設共同研究が行われた。解析結果をふまえ，予後分類の改定案「IgA腎症診療指針第3版」が作製された。今までの分類では組織所見が主で，臨床所見はあくまで

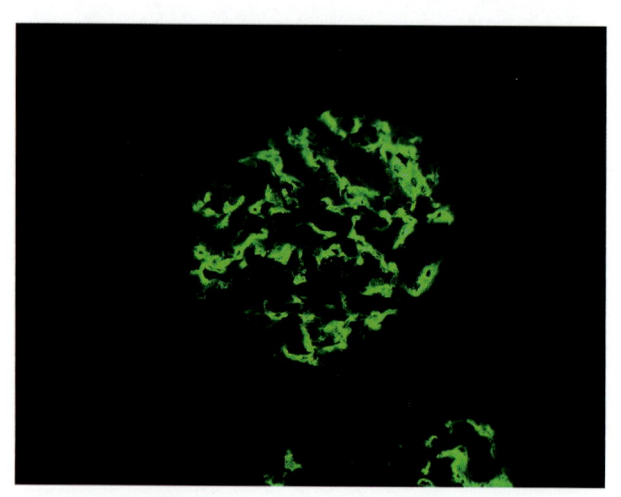

図1● IgA腎症例のIgAのメサンギウム領域への沈着

表1● IgA腎症患者の透析導入リスク（予後分類改定案）

臨床的重症度	組織学的重症度		
	H-Grade Ⅰ 球状硬化＋分節状病変を有する糸球体／総糸球体数 ＜25%	H-Grade Ⅱ 球状硬化＋分節状病変を有する糸球体／総糸球体数 25≦[ ]＜50%	H-Grade Ⅲ＋Ⅳ 球状硬化＋分節状病変を有する糸球体／総糸球体数 ≧50%
C-Grade Ⅰ 尿蛋白量＜0.5g/day eGFR _____	低リスク群	中等リスク群	高リスク群
C-Grade Ⅱ 尿蛋白量≧0.5g/day, eGFR≧60mL/min/1.73m²	中等リスク群	中等リスク群	高リスク群
C-Grade Ⅲ 尿蛋白量≧0.5g/day, eGFR＜60mL/min/1.73m²	高リスク群	高リスク群	超高リスク群 (OR≧50)

（日本腎臓学会，厚生労働省進行性腎障害調査研究班2009年提案）

参考基準であったが，新しい分類では組織学的重症度（H-Grade）と臨床的重症度（C-Grade）の組み合わせにより透析導入に至るリスクを層別化している。組織学的重症度は，全糸球体に占める球状硬化と分節病変（細胞性半月体，線維細胞性半月体，係蹄壊死，線維性半月体，分節状硬化）の割合により分類され，臨床学的重症度は，尿蛋白量とeGFRによって決められる。

透析導入リスクは，低，中等，高，超高リスク群の4群にわけられ，超高リスク群は，「5年以内に透析療法に至るリスクが高い群」と定義されている。

3 紫斑病性腎炎との鑑別点

紫斑病性腎炎はChapel Hillの分類にも入っている血管炎であるがIgA沈着もあり，急性壊死性糸球体炎の所見も認められる（図2）。腎組織学的に，IgA腎症との鑑別は困難であるが，沈着量が少ない傾向がある。抗好中球細胞質抗体（ANCA）は陰性。小児期に多い。成人にも発症し，先行する上気道感染を認めることがある。ほぼ全例に皮膚症状（紫斑）がある。腎炎は半数に合併する。顕微鏡的血尿が認められ，尿蛋白は軽度からネフローゼ症候群まで

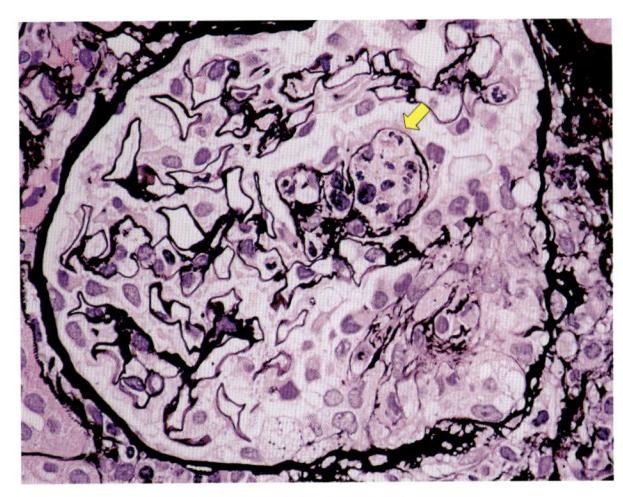

図2● 紫斑病性腎炎例（PASM-HE染色）

メサンギオリーシスの所見（矢印）が認められ，これの近傍に細胞性半月体の形成を認める。メサンギウム領域の変化は強くないが，IgA沈着が確認できる

様々である。重症の腎障害を呈し，急速進行性腎炎の経過で腎不全に至ることが時にある。

臨床徴候（四肢・臀部の左右対称に生じる紫斑，紅斑などの皮膚症状，関節痛や腹部疝痛や下血などの腹部症状）があり，腎組織像がIgA腎症類似と診断した場合，紫斑病性腎炎と診断している。

腎生検所見

1 光顕所見

　メサンギウムの変化が特徴的とされるが，メサンギウム領域に半球状沈着が目立つタイプ，メサンギウム領域の病変は目立たないが癒着や半月体形成が目立つタイプ，あるいは血管の硬化病変を認めるタイプなど多彩である。

（湯村和子）

▶ IgA腎症によくみられるメサンギウム領域の変化と半球状沈着物

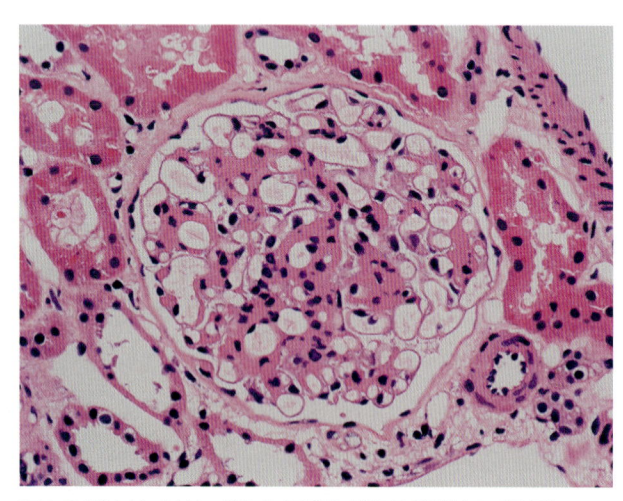

図3● 基本はメサンギウムに変化がある腎炎（HE染色）
メサンギウム領域の中等度拡大を認め，一部にメサンギウム細胞の増生がみられる

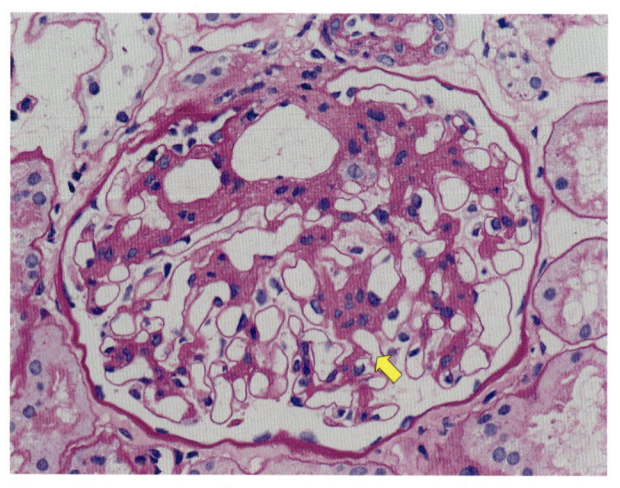

図4● 基本はメサンギウムに変化がある腎炎（PAS染色）
メサンギウム領域の部分的な拡大，半球状の沈着物とメサンギウム細胞の増殖（矢印）を認める

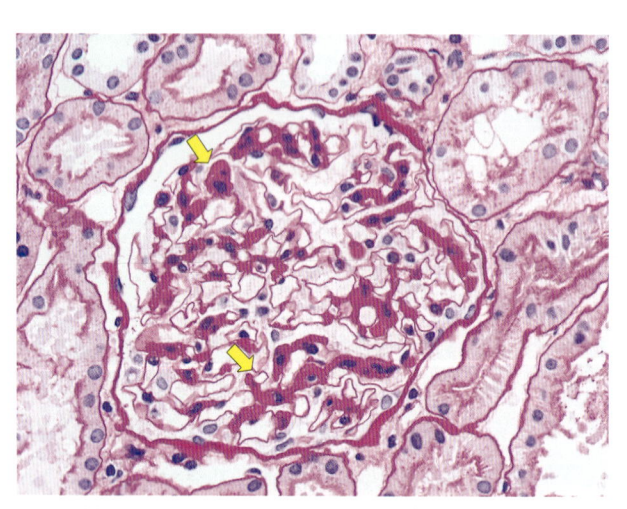

図5● 基本はメサンギウムに変化がある腎炎（PAS染色）
メサンギウム領域にてボウマン腔内に向かい半球状に突出する沈着を認める（hemispheric nodule）（矢印）

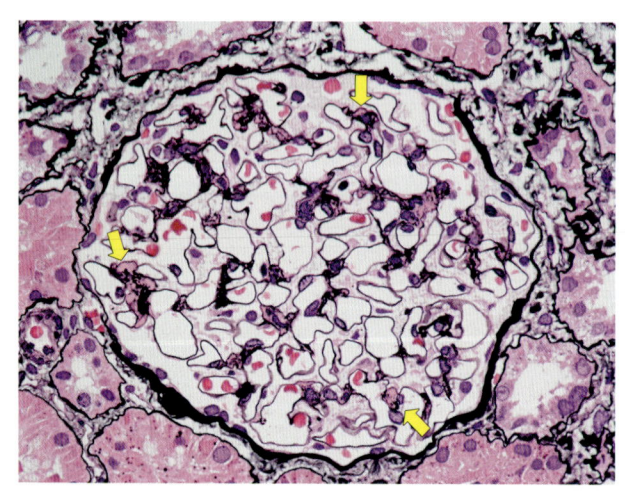

図6● 基本はメサンギウムに変化がある腎炎（PASM-HE染色）
メサンギウムの変化は軽度であるが，パラメサンギウムに突出する半球状沈着物（矢印）を認める

▶ **IgA腎症にみられる様々な癒着**

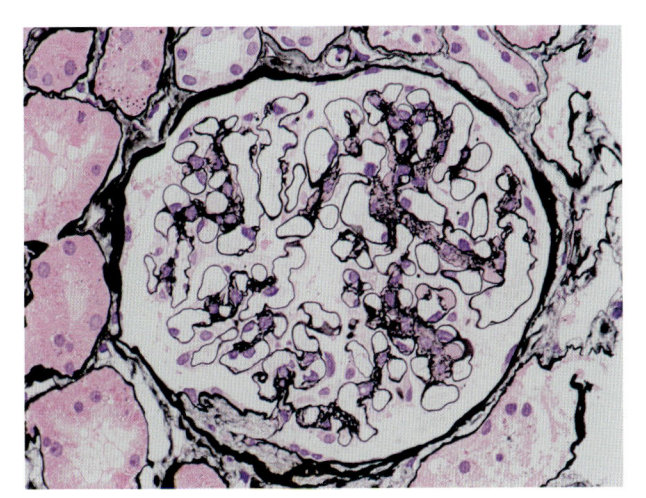

図7 ● メサンギウム病変と癒着（PASM-HE染色）
メサンギウム領域に沈着が認められ，1箇所糸球体係蹄とボウマン嚢の癒着を認める

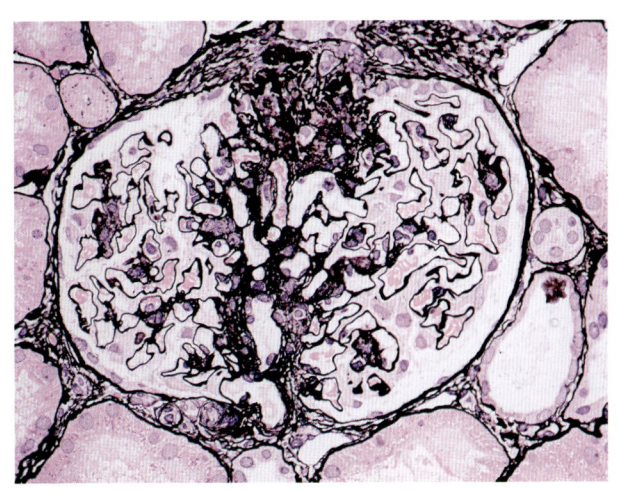

図8 ● メサンギウム病変と癒着（PASM-HE染色）
ボウマン嚢との癒着が著明で，癒着領域の糸球体も硬化しつつある

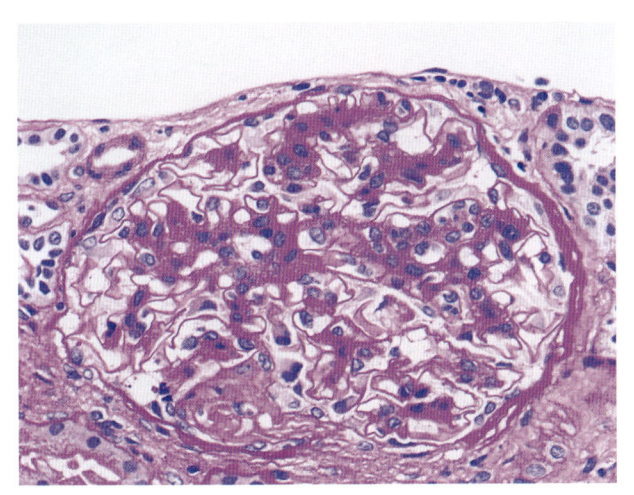

図9 ● メサンギウム病変と癒着（PAS染色）
ボウマン嚢と糸球体係蹄との明らかな癒着病変を認める

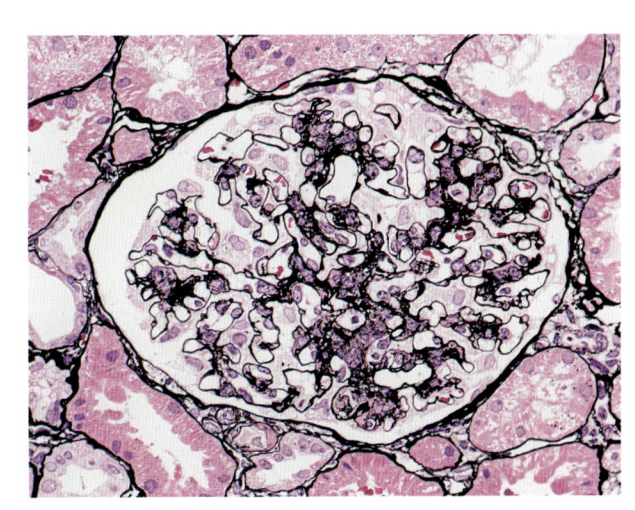

図10 ● メサンギウム病変と癒着（PASM-HE染色）
メサンギウム細胞の分節状増殖がみられ，一箇所癒着を示唆する所見が認められる

▶ IgA腎症に認められる様々な半月体形成

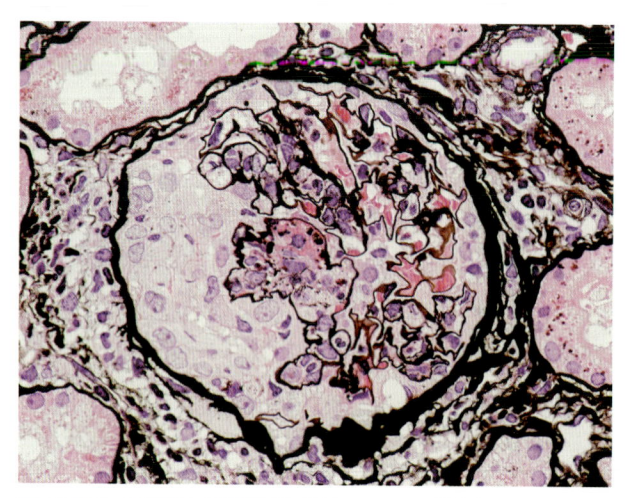

図11 ● IgA腎症と半月体形成（PASM-HE染色）
壊死性糸球体炎と，できつつある細胞性半月体形成の所見を認める

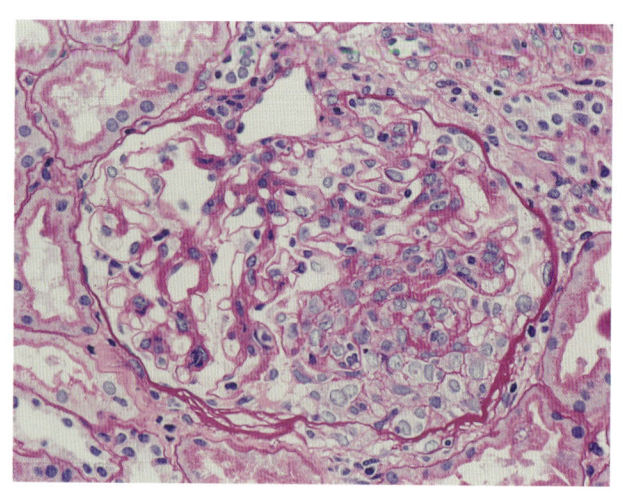

図12 ● IgA腎症と半月体形成（PAS染色）
細胞性半月体を認めるが，メサンギウム領域の変化も認める

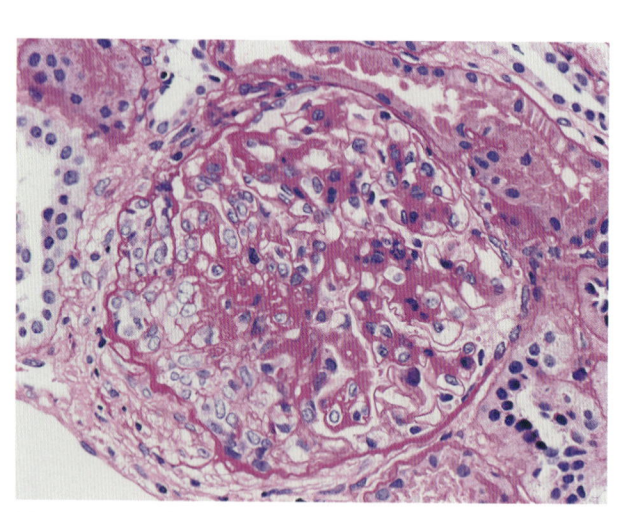

図13 ● IgA腎症と半月体形成（PAS染色）
右半分はIgA腎症らしさを示し，左半分は線維細胞性になりつつある半月体形成を認める

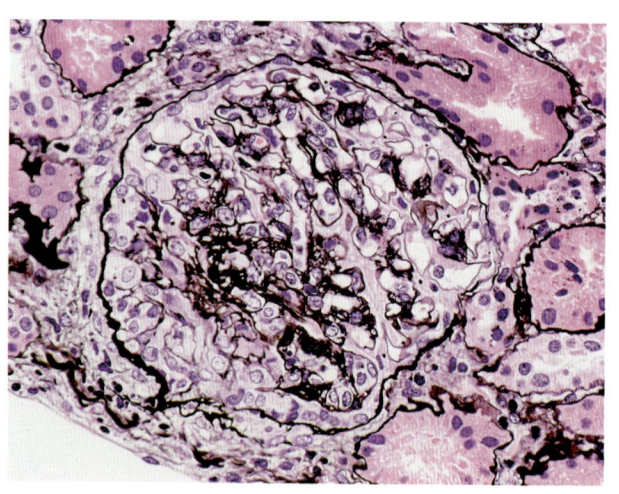

図14 ● IgA腎症と半月体形成（PASM-HE染色）
メサンギウムの変化を認め，半月体形成もある

2 免疫蛍光抗体法

▶ IgAがメサンギウム領域に優位に沈着することが診断の根拠である

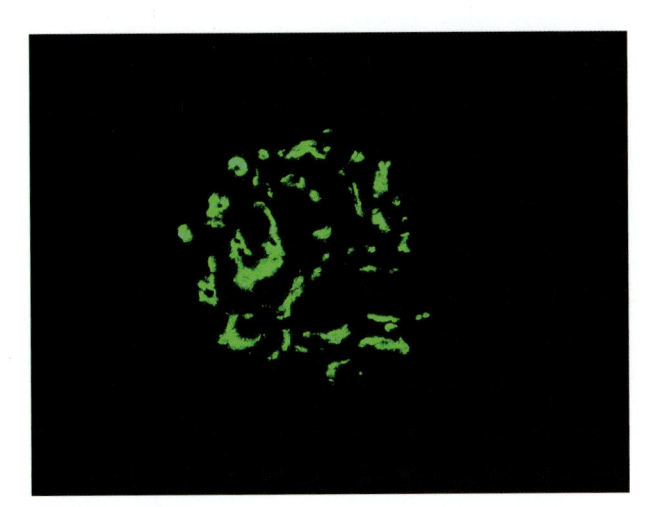

図15 ● IgA腎症：IgA
IgA沈着がメサンギウム領域に優位である

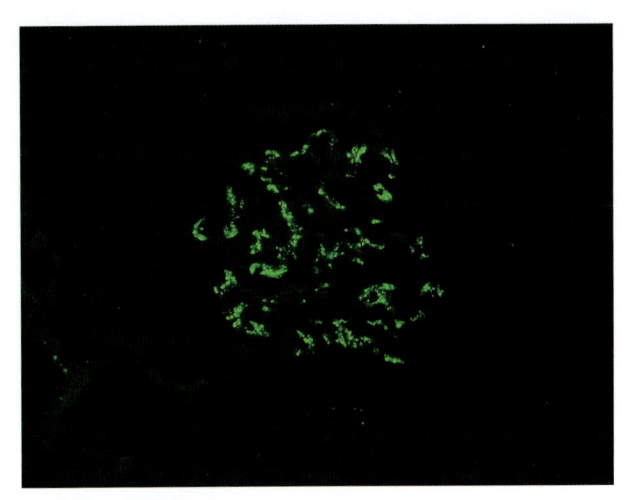

図16 ● IgA腎症：C3
図15と同一糸球体
C3もメサンギウム領域に沈着しているが，IgA沈着よりは量的に少ないことが多い。C4やC1qの沈着する頻度は少ない

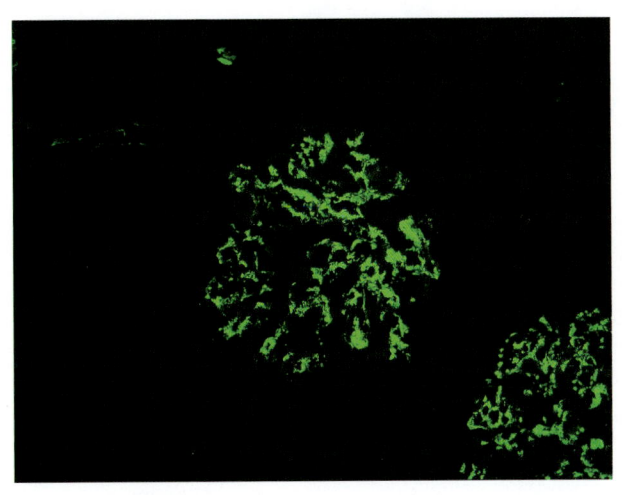

図17 ● IgA腎症：IgA
IgA沈着はどの糸球体にも認める

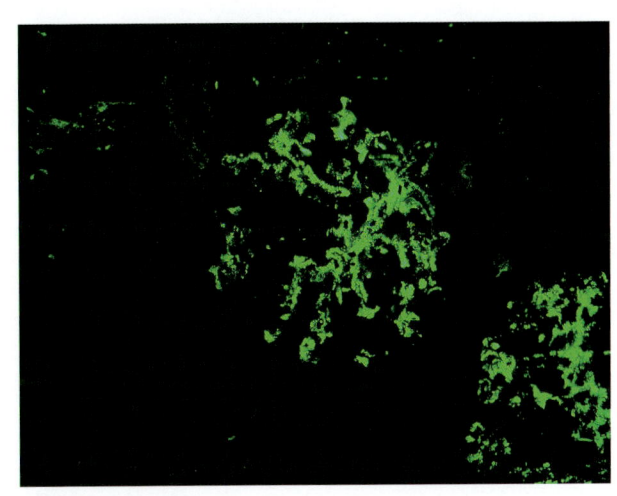

図18 ● IgA腎症：C3
図17と同一症例で，C3もほぼ同一領域に沈着している。IgA沈着より輝度がやや強いようにみえる場合もある

3 電顕所見

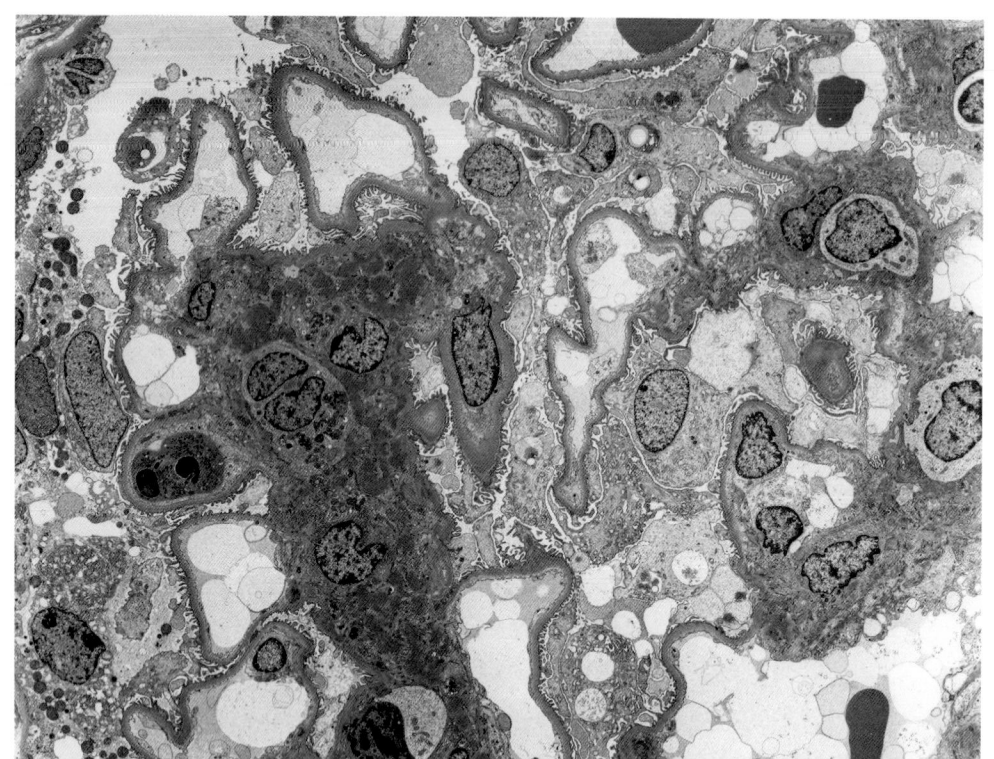

図19 ● IgA腎症

電子密度の高い沈着物がメサンギウム領域に目立っている（観察倍率：1,000倍）

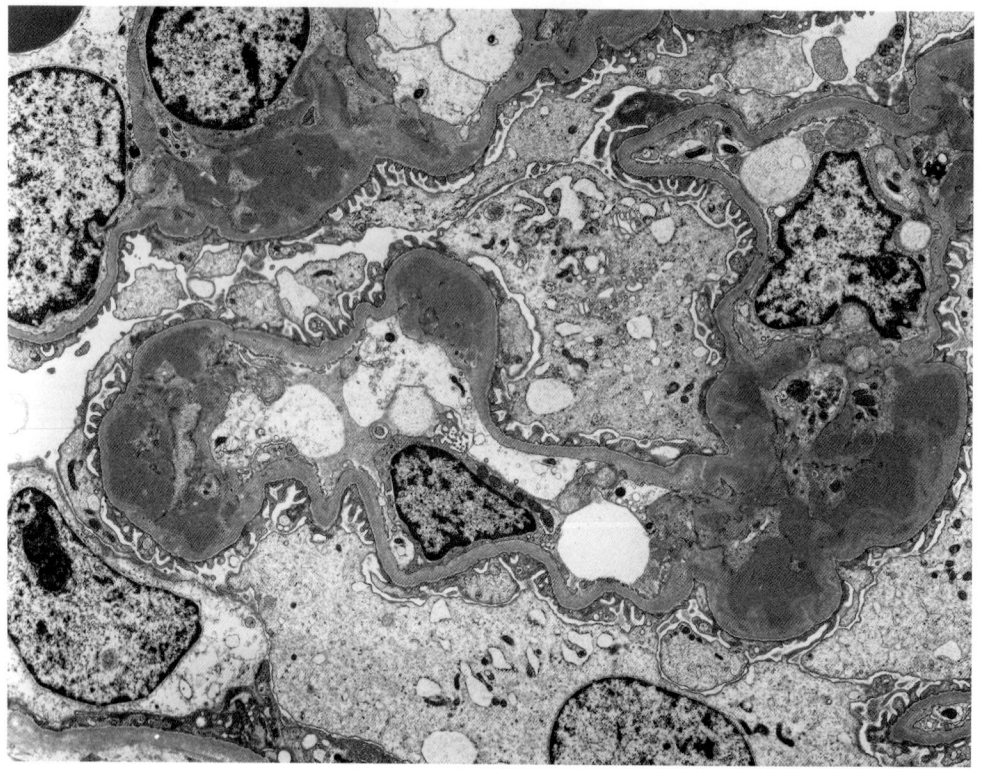

図20 ● IgA腎症

メサンギウム領域に電子密度の高い塊状の沈着物が認められる。足細胞の形態は比較的よく保たれている（観察倍率：3,000倍）

図21 ● IgA腎症

沈着物がパラメサンギウム領域に半球状に突出している（hemispheric nodule）
（観察倍率：2,500倍）

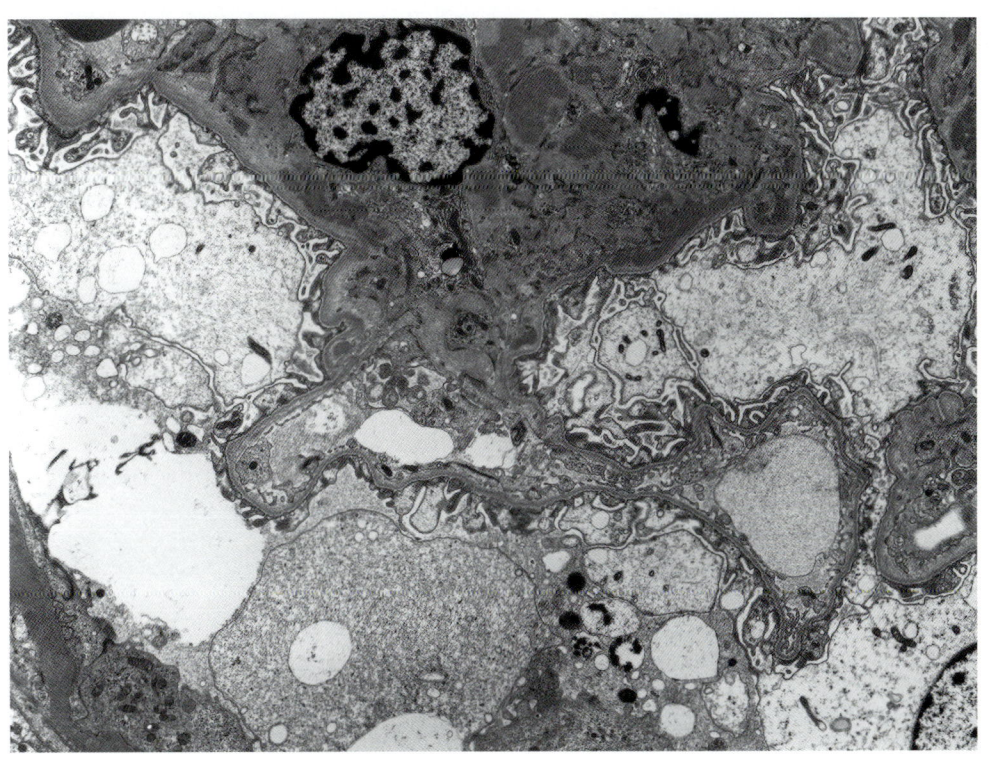

図22 ● IgA腎症

メサンギウム領域は沈着物とともに基質も増加し，1つの糸球体係蹄壁では基底膜が菲薄化している
（観察倍率：3,000倍）

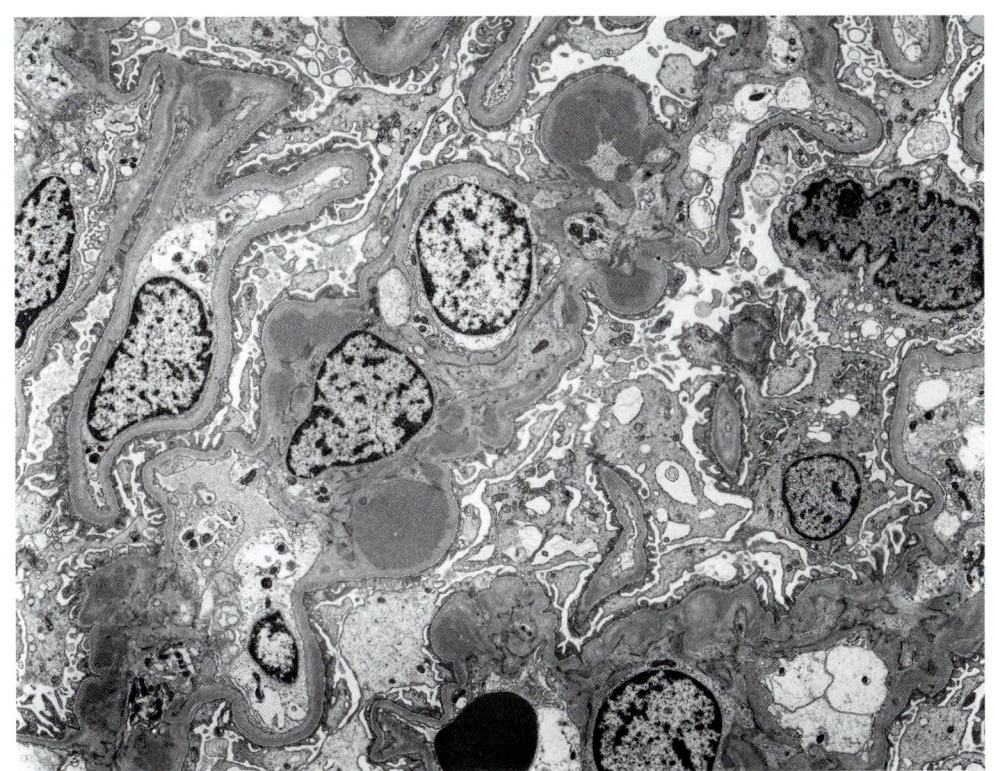

Ⅱ 光顕・蛍光抗体法さらに電顕にて診断する腎疾患

2. 膜性腎症★★★

1 臨床エッセンス

膜性腎症（Membranous nephropathy）は，尿蛋白を主訴に腎生検を施行した一次性糸球体疾患の約10％を占め，またネフローゼ症候群を呈した患者の基礎疾患（組織型）として25％を占める。成人，特に中高年に発症したネフローゼ症候群は，まず第一に本疾患を考える。発症は潜行性であることが多く，健診などで無症候性蛋白尿として発見される場合もある。浮腫も軽度のことが多く，全身症状に乏しい。

膜性腎症の病理診断がつくことにより，次の手順として一次性か二次性かを臨床的に診断する。二次性の疾患としては，悪性腫瘍，自己免疫疾患（膜性ループス腎炎：class Ⅴが多い），薬剤性（抗リウマチ薬など），またHBキャリア（胎盤感染により若年者にみられる）などの感染症を基礎疾患として有するかどうかを検索することが重要である。

Churgによる膜性腎症のステージ分類（図1）は，まず光顕的に観察できる糸球体にどのステージの病変が多く認められるか（50％以上）を判断する。そのステージの確認は，図1に示すように電顕によって判断する。

2 臨床と病理の接点

1）ステージ1★★

光顕では，一見すると微小変化様であるが，よくみると少量の上皮側の沈着物を認める。光顕的には上皮側沈着物を断続的に認める。蛍光抗体法でみると，連続した基底膜に沿った顆粒状沈着を認めるが，電顕的には，ステージ1の場合は，上皮側沈着

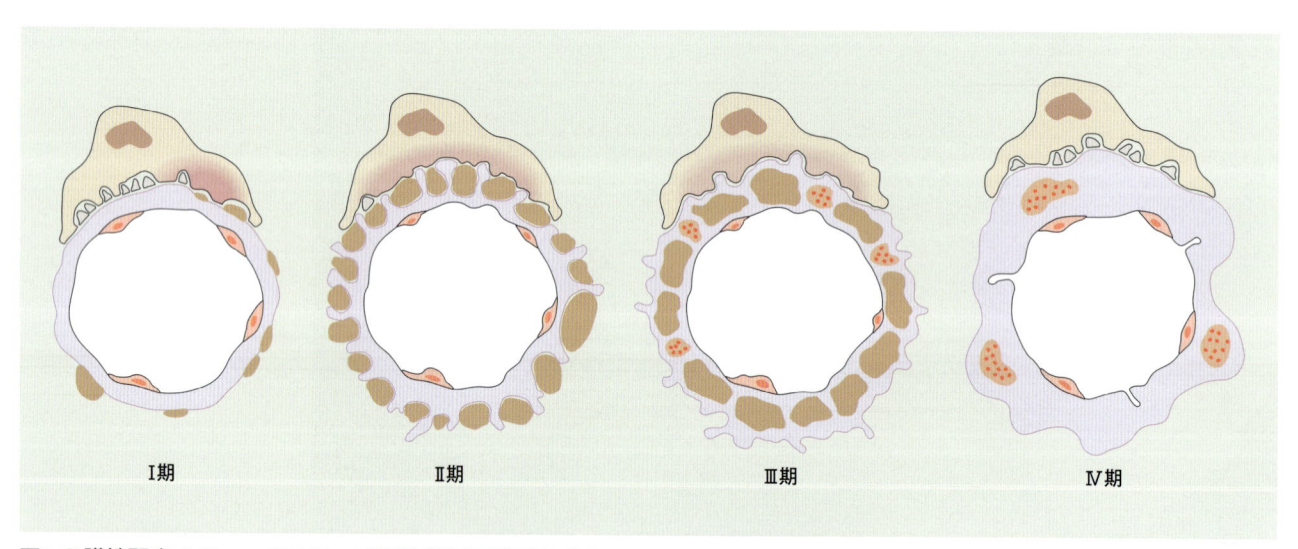

図1●膜性腎症のChurgのステージ分類（高電子密度沈着物：electron dense deposit）

Ⅰ期（ステージ1）：基底膜の肥厚なし。散在性の基底膜上皮下沈着を認め，足突起の消失を伴っている
Ⅱ期（ステージ2）：基底膜上皮下沈着が多量となり，基底膜と同構造の突起（スパイク）出現
Ⅲ期（ステージ3）：上皮下沈着物を肥厚した基底膜が覆う（track様）。一部，沈着物の密度が粗（lucent）になる
Ⅳ期（ステージ4）：基底膜が不規則に肥厚し，沈着物は減少，消失する

物は少なく，基底膜の肥厚は認めない．微小変化群の腎組織像との鑑別に蛍光抗体法による検索が有用である．発症早期に腎生検が行われた場合に多い．

臨床的には，ステージ1でもネフローゼ症候群を示すことが多い．薬剤性などによる膜性腎症で，発病時期が明らかな場合にもこのステージはよくみられる．IgGの沈着が主であり，その顆粒状沈着も断続的で輝度の濃淡があったり，ムラがある．C3の沈着は伴っていないことがある．

2）ステージ2★★★

膜性腎症の多くはこのステージである．基底膜の新生によるスパイクが認められ，上皮側沈着物を認める（特にPASM-HE染色でよくわかる）．蛍光抗体法では，IgGやC3が顆粒状に基底膜に沿って典型的なパターンで認められる．特発性膜性腎症の場合は，表1で示すように，IgGサブクラスの染色性で，二次性の代表である膜性型ループス腎炎との違いがみられる．電顕では，ステージ2の場合では，上皮側沈着物の電子密度が均一の場合が多く，このような場合，均一型（homogeneous type）（図2）という．

3）ステージ3★

光顕的には，基底膜の肥厚が目立つ．蛍光抗体法では，染色性の輝度には変わりがない．電顕では，検索できる糸球体の数が限られており，ステージ2との混合の場合もあり，どちらが優位かでステージを決めることが多い．ステージ3では，上皮側沈着物が除去されつつある所見で，電子沈着密度に濃淡の差がみられる場合を，混合型（heterogeneous type）（図3）という．臨床的には，長期にわたり尿蛋白が認められていた場合が多い．

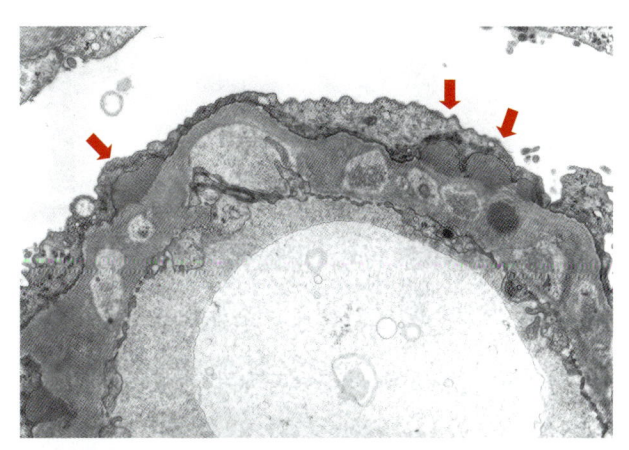

表1 ● IgGサブクラスの沈着パターン

IgGサブクラス	一次性の場合	二次性の場合
IgG1	○	○
IgG2		○
IgG3		○
IgG4	○	○

蛍光抗体法によるIgGのサブクラスの沈着の解析は，一次性か二次性かの鑑別に有用であるが，おおよその目安である

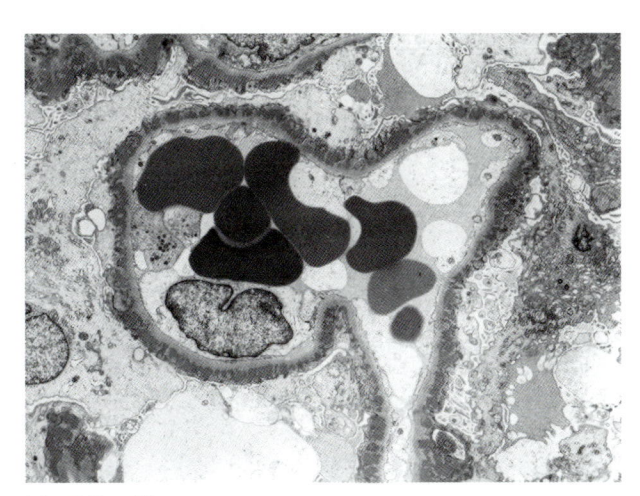

図2 ● 均一型
沈着物のサイズの大小不同が少なく，電子密度が均一な上皮側沈着である（観察倍率：2,500倍）

図3 ● 混合型
沈着物は基底膜内にもみられ，電子密度は粗になり，新たに高電子密度の上皮側沈着物（矢印）を認める．中央部には沈着物のwash-out像もみられる（観察倍率：10,000倍）

4）ステージ4

このステージのような肥厚した基底膜になった膜性腎症の組織をみる機会は少ない．沈着物も少なくなり，明らかな沈着を認めない．蛍光抗体法での顆粒状沈着を明確に認めないことが多い．

腎生検所見

1 光顕所見

▶ 早期の膜性腎症は光顕所見だけでは診断がつきにくいが、よくみると基底膜がおかしい（染色による違いをみることが重要）

膜性腎症の初期病変は光顕だけでは診断確定せず、蛍光抗体法や電顕的診断による。

（湯村和子）

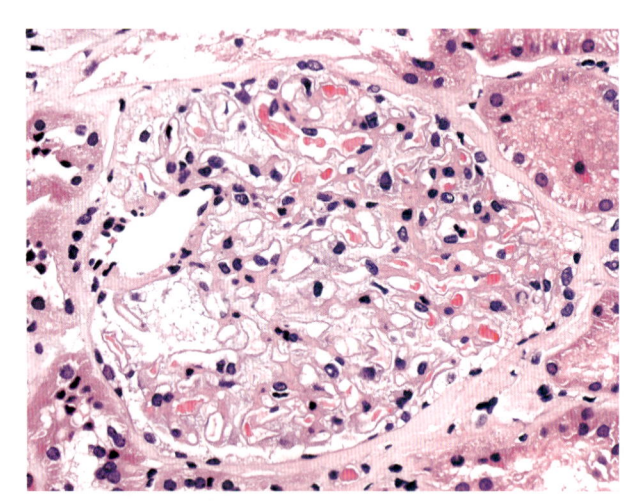

図4 ● 早期膜性腎症（HE染色）
細胞増生もなく、基底膜も肥厚は明らかでない

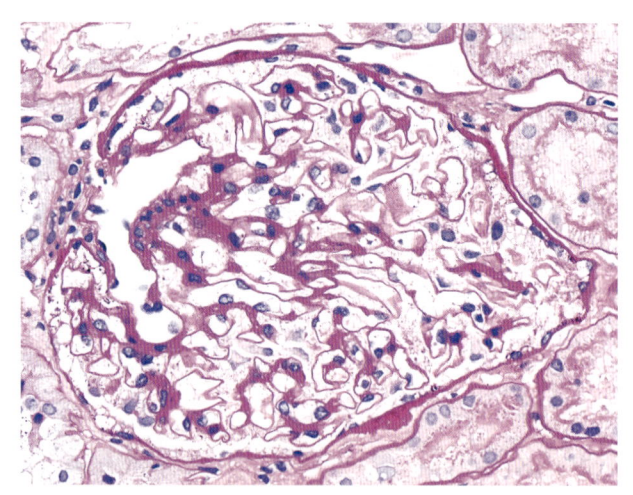

図5 ● 早期膜性腎症（PAS染色）
基底膜変化に乏しいが、染色性にムラがある

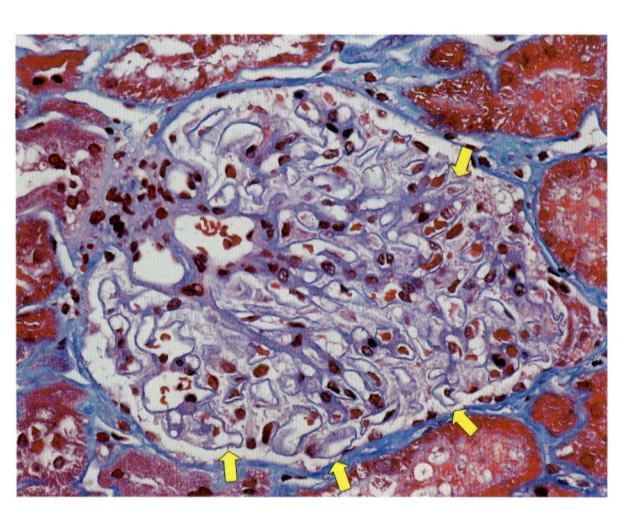

図6 ● 早期膜性腎症（マッソン染色）
基底膜の肥厚は明らかではないが、よくみると赤い少量の上皮側沈着物（矢印）が認められる

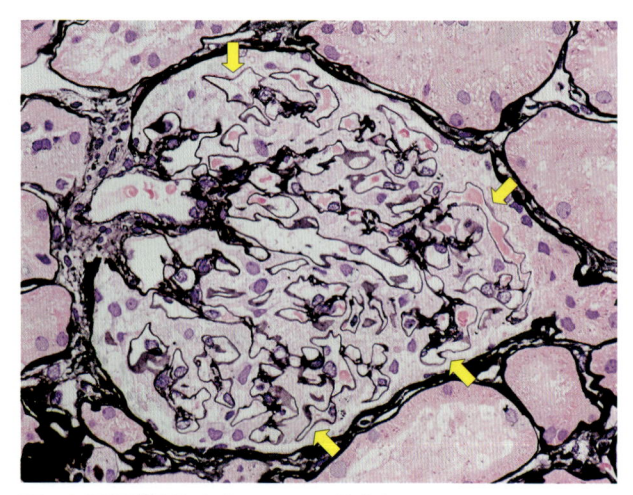

図7 ● 早期膜性腎症（PASM-HE染色）
基底膜の染色性にムラがある（矢印）が、スパイク形成は明らかではない

▶ 弱拡大でみると微小変化に近い4個の糸球体は細胞増殖はなく，基底膜の肥厚も目立たないが，1個の糸球体が完全硝子化している（膜性腎症のステージとは関係ない硬化と考えられる）（図8〜13は同一症例）

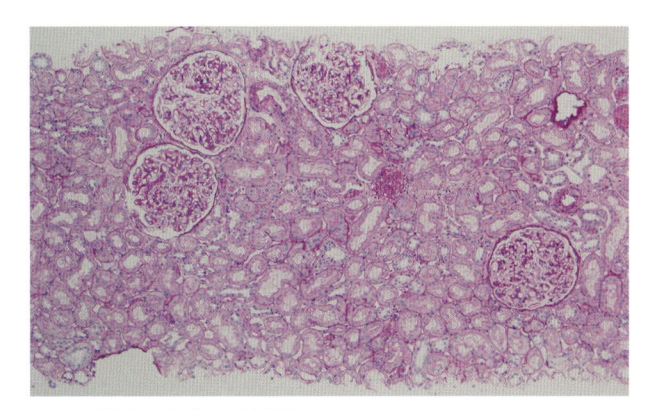

図8 ● 膜性腎症（PAS染色）

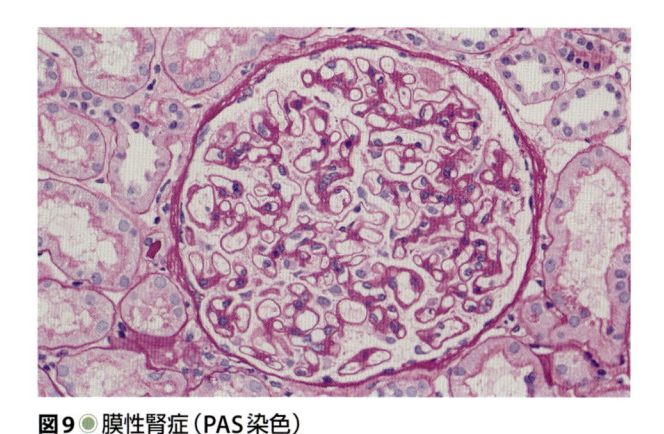

図9 ● 膜性腎症（PAS染色）
富核もないが，やや基底膜が肥厚気味である

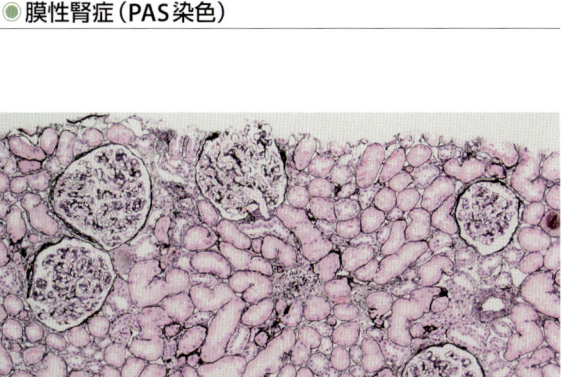

図10 ● 膜性腎症（PASM-HE染色）

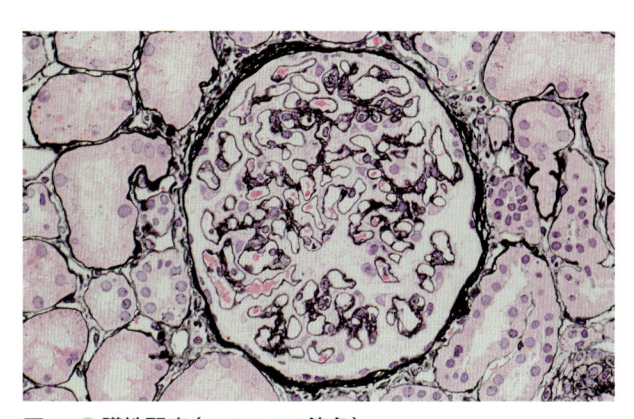

図11 ● 膜性腎症（PASM-HE染色）
基底膜が虫食い状であることがわかる

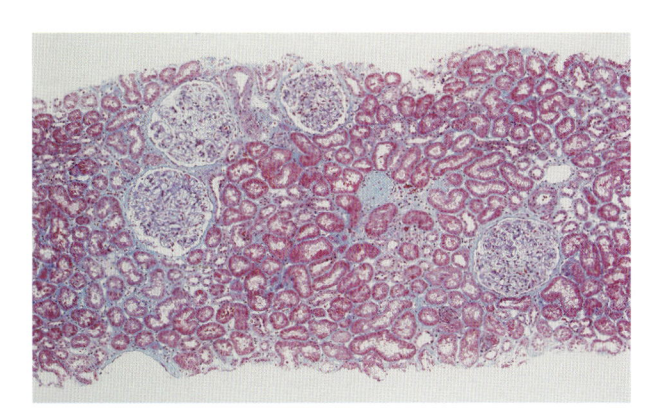

図12 ● 膜性腎症（マッソン染色）

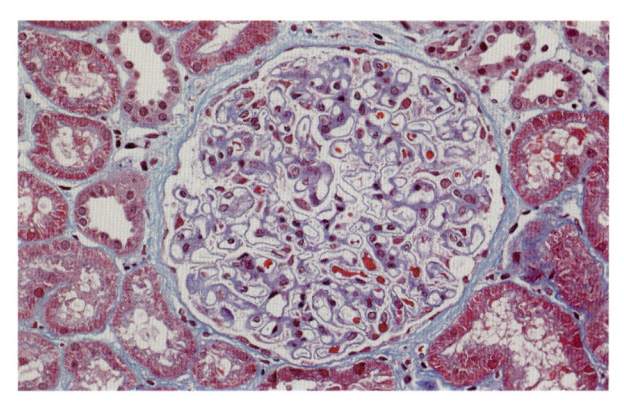

図13 ● 膜性腎症（マッソン染色）
基底膜上皮側にごくわずか赤い沈着物が確認でき，基底膜も肥厚しているようにみえる

▶ ステージが進むと基底膜の肥厚が目立つ

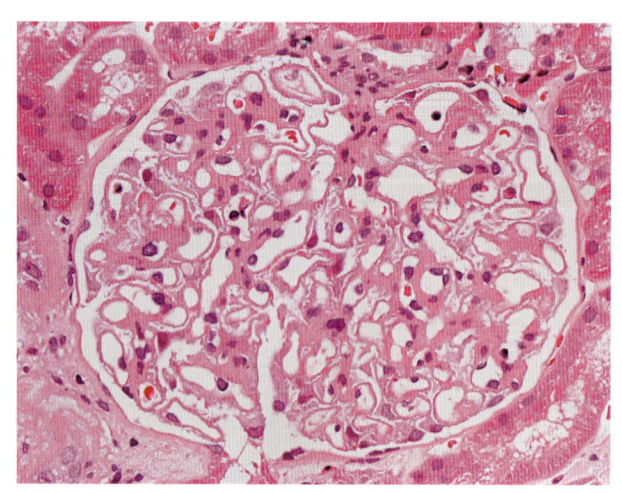

図14 ● 明らかな膜性腎症（HE染色）
基底膜が針金様に硬く肥厚してみえる。上皮側が不規則にギザギザしているようにみえる

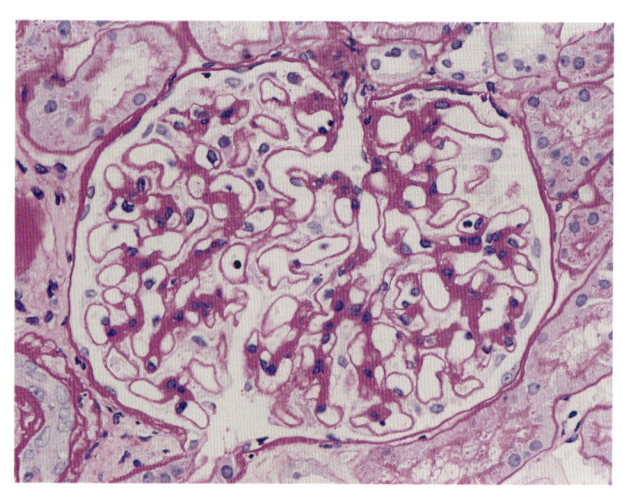

図15 ● 明らかな膜性腎症（PAS染色）
基底膜の上皮側がギザギザしている

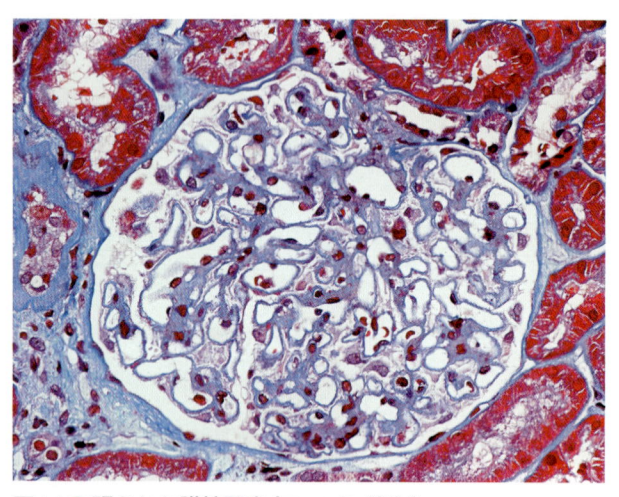

図16 ● 明らかな膜性腎症（マッソン染色）
基底膜上皮下に赤い沈着物を認める

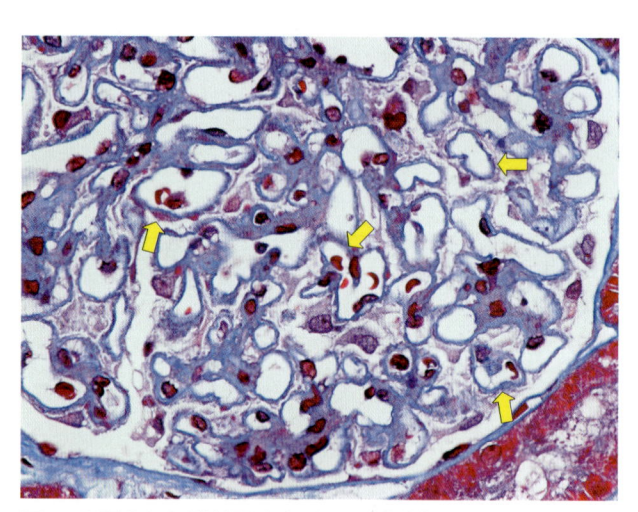

図17 ● 明らかな膜性腎症（マッソン染色）
拡大を上げると上皮側沈着（矢印）は明らかになる

▶ 糸球体基底膜の肥厚も著明で，間質病変を認める場合もある（図18～21は同一症例）

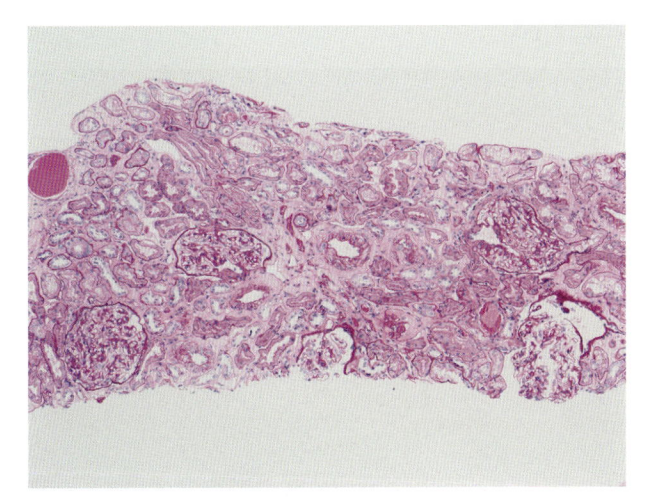

図18 ● 進行した膜性腎症（PAS染色）
この図では糸球体は硬化していないが，間質の拡大を認める

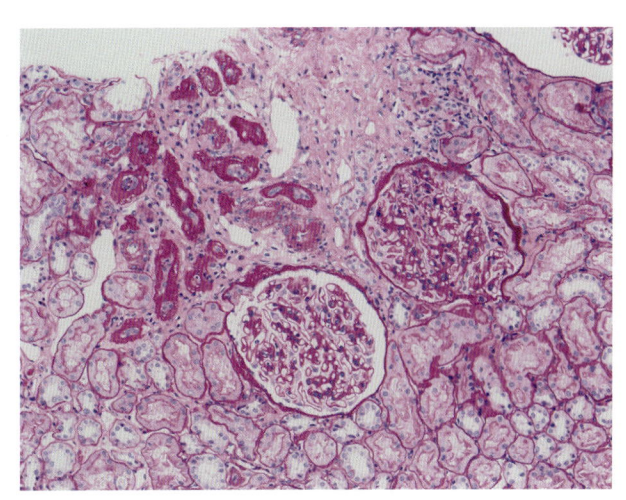

図19 ● 進行した膜性腎症（PAS染色）
尿細管の萎縮を認める（PAS染色）

▶ PASM-HE染色でよくわかるスパイク病変
沈着物を取り囲むように基底膜が新生している部分もある。

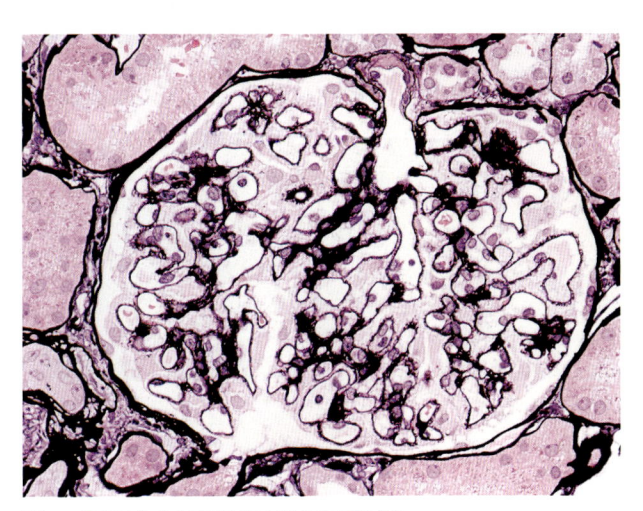

図20 ● スパイク病変（PASM-HE染色）
どの糸球体基底膜にも変化があり，虫食い像やスパイク像が認められる

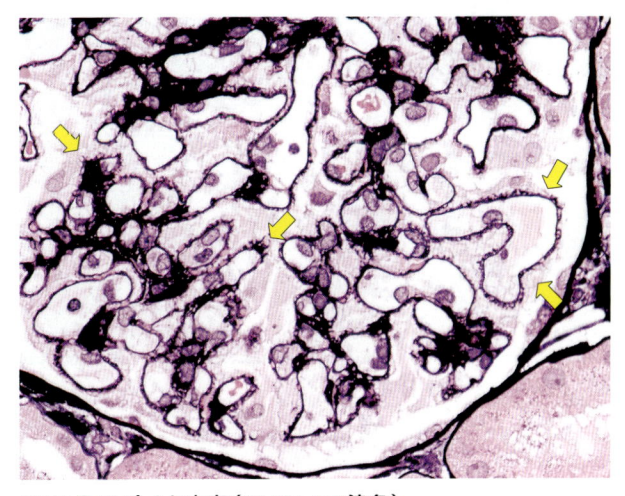

図21 ● スパイク病変（PASM-HE染色）
図20の拡大像
基底膜上皮下にPAM陽性のスパイク像（矢印）を認める

2 蛍光抗体法

▶ 特徴的一次性膜性腎症のIgGサブクラスの沈着

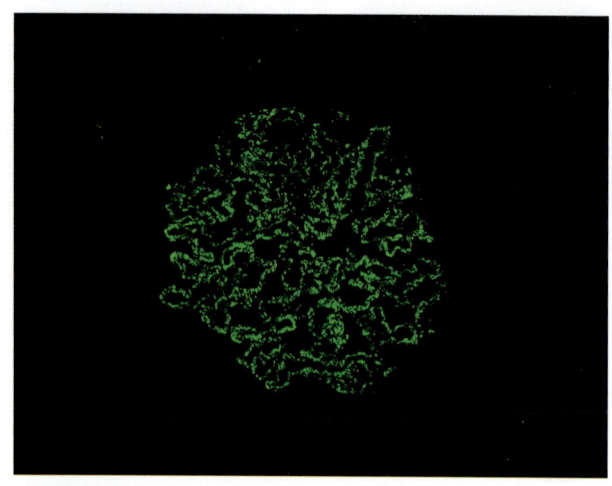

図22 ● IgG 1
基底膜に沿って顆粒状に沈着を認める

図23 ● IgG 2
陰性

図24 ● IgG 3
陰性

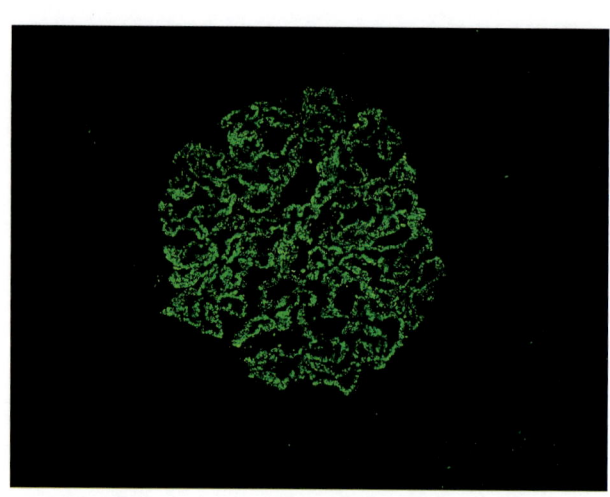

図25 ● IgG 4
基底膜に沿ってほぼ均一な顆粒状沈着物を認める

3 電顕所見
膜性変化：上皮側沈着物（epimembranous or subepithelial deposit）と基底膜の様々な関係

▶ ステージ1の電顕像

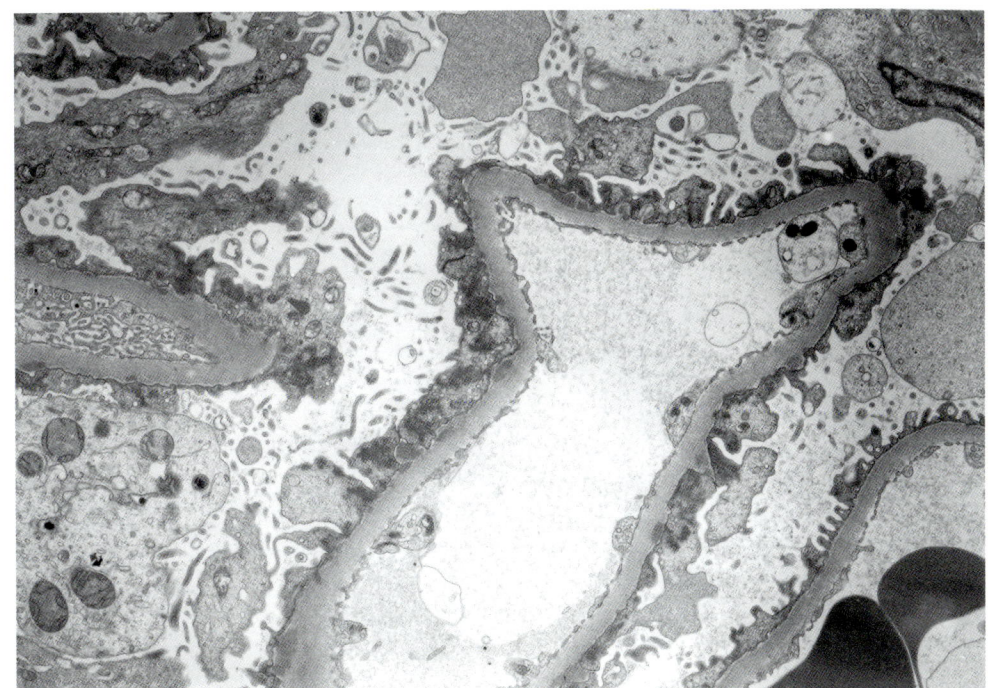

図26● 早期膜性変化
基底膜上皮側沈着物は不連続で小さく，基底膜の肥厚は目立たない
（観察倍率：3,500倍）

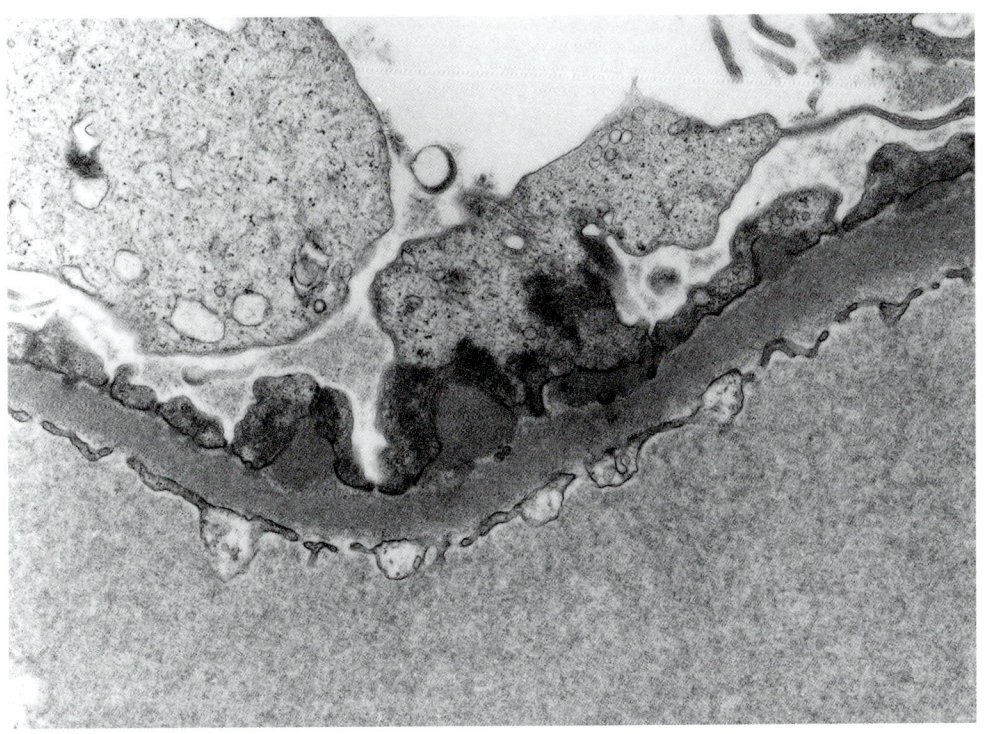

図27● 早期膜性変化
上皮側沈着物は，ハンプと似ている場合もあり，足細胞内の細線維束が沈着物を覆っている
（観察倍率：10,000倍）

▶ステージ2の様々な上皮沈着物と基底膜緻密層から細胞外基質が突起状に伸張。基底膜新生(スパイク)を認める電顕像

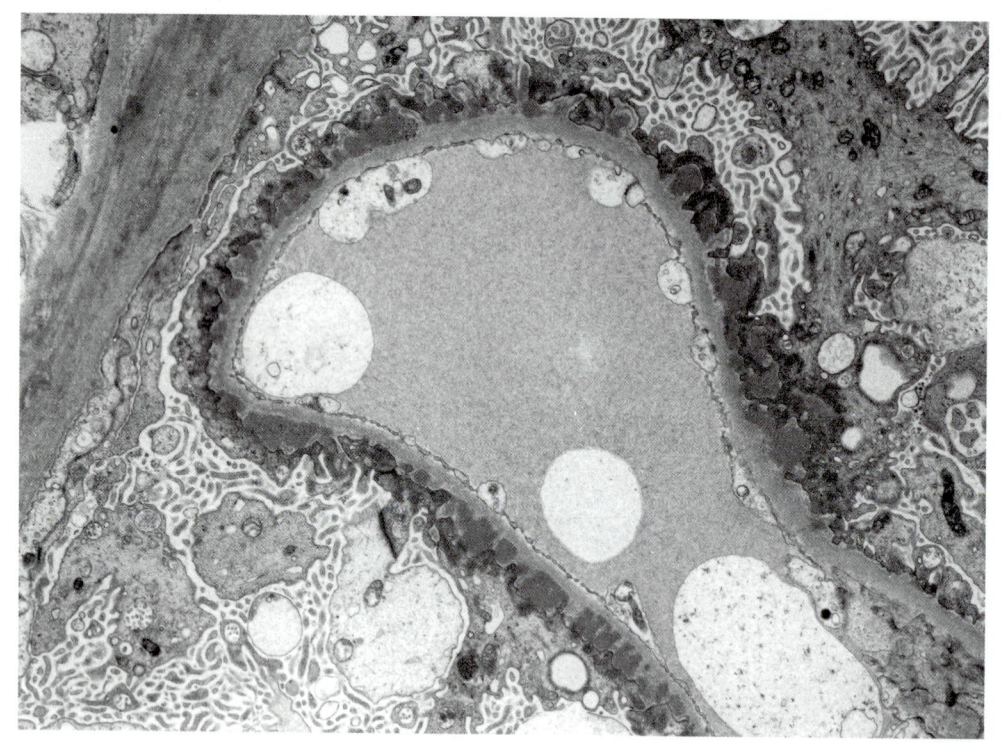

図28● 膜性腎症

小さな上皮側沈着であるが,基底膜の新生も認められ,基底膜も幾分肥厚している
(観察倍率:2,500倍)

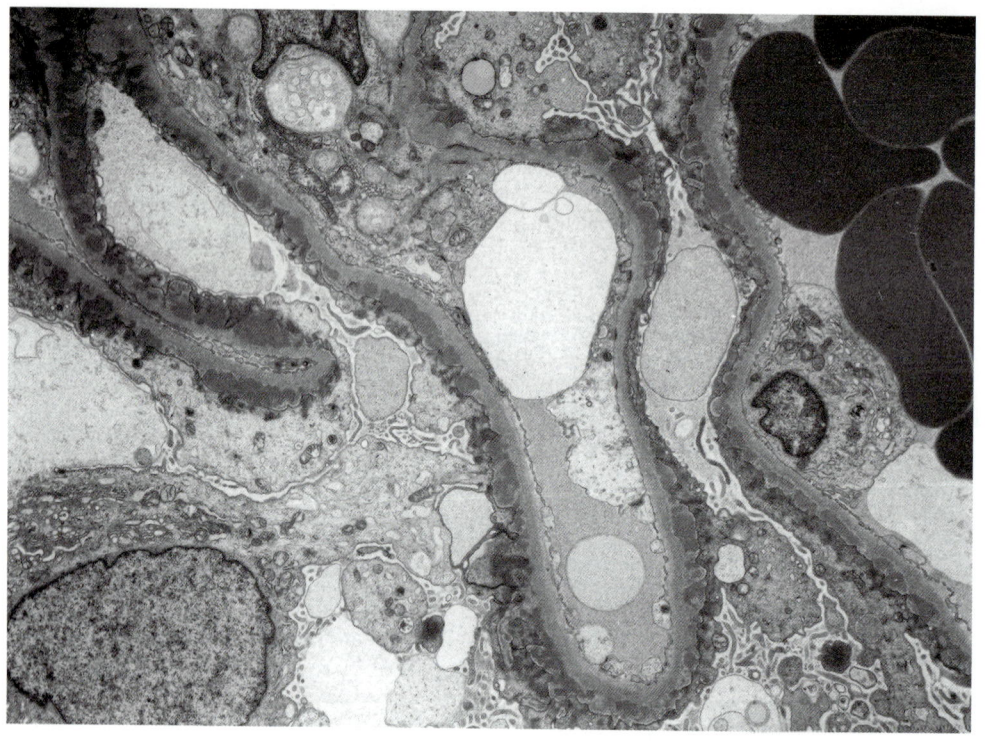

図29● 膜性腎症

基底膜上皮側の連続した沈着物を認め,沈着を覆うように足突起が消失している
(観察倍率:3,000倍)

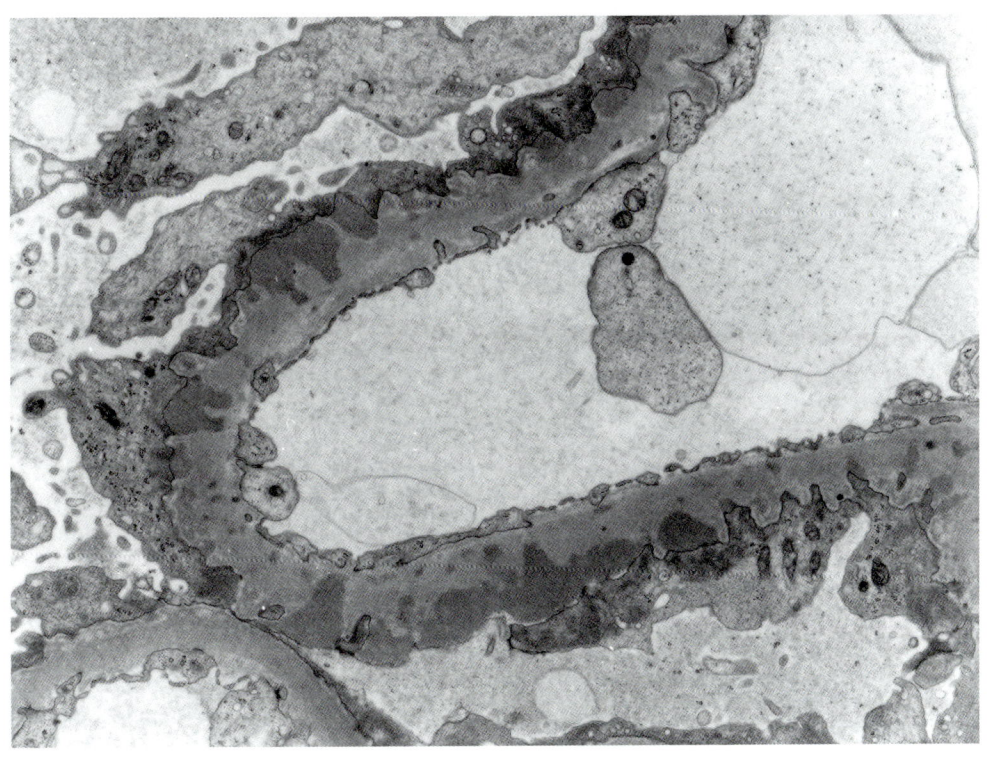

図30 ● 不明瞭なスパイク形成

上皮側の高電子密度沈着物を取り囲むように，不規則な基底膜新生がみられる。基底膜内にも沈着がある
（観察倍率：5,000倍）

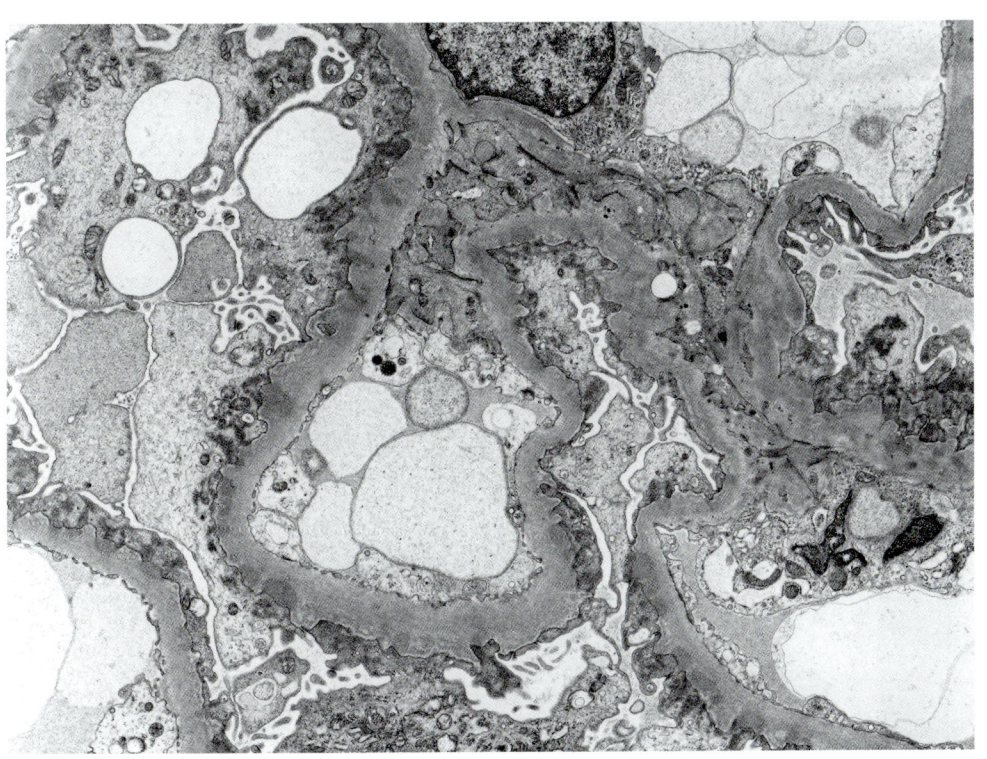

図31 ● 基底膜の肥厚が目立つ例

基底膜は肥厚し，上皮側沈着物は多くはないが，スパイクの形成が認められる
（観察倍率：4,000倍）

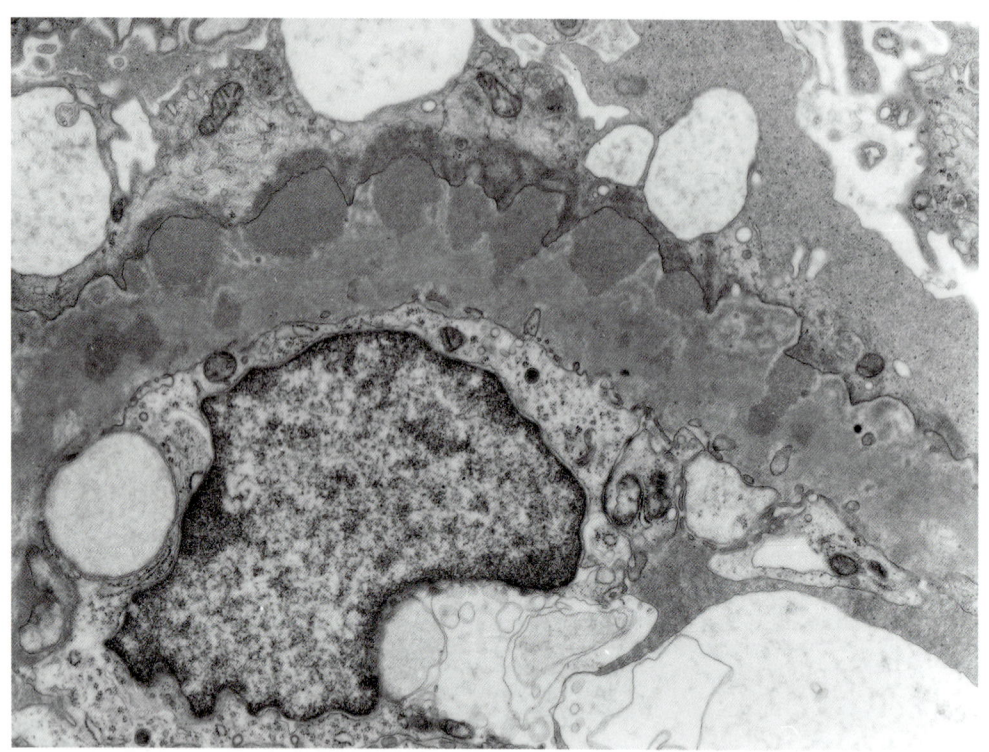

図32 ● スパイクの所見が目立つ例

上皮側の沈着を隔てるように基底膜が新生し，スパイクの所見が認められる。所々，基底膜内にも沈着がある
（観察倍率：7,000倍）

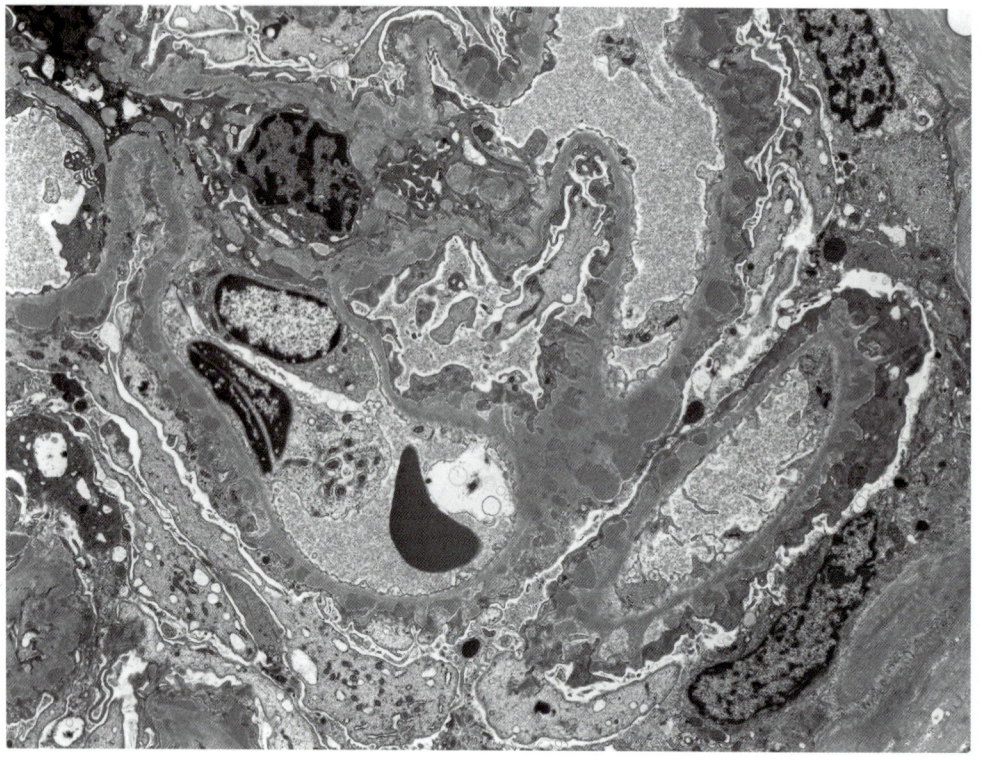

図33 ● 進行しつつある膜性腎症

上皮側沈着物の多くは新生基底膜で囲まれ，線路様になり，一部は沈着物が粗になってきて，ステージ3への移行もみられる
（観察倍率：2,500倍）

▶ ステージ3〜4の電顕像

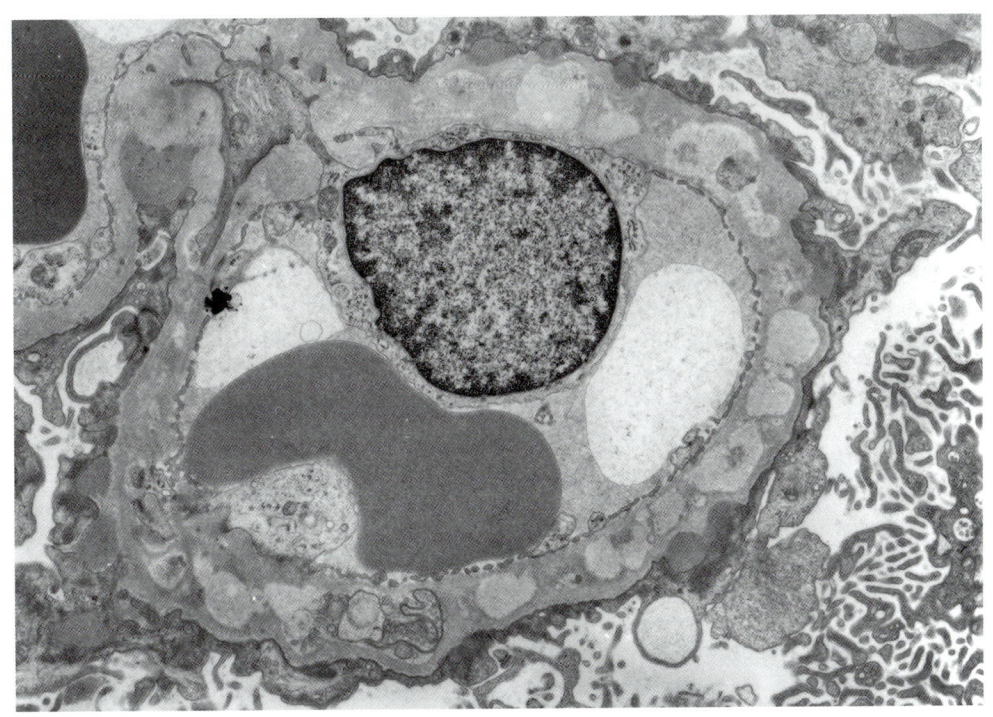

図34● 進行した膜性変化
基底膜内の沈着物は，大部分が溶出（wash-out）されている
（観察倍率：5,000倍）

▶ ステージ4への移行の像

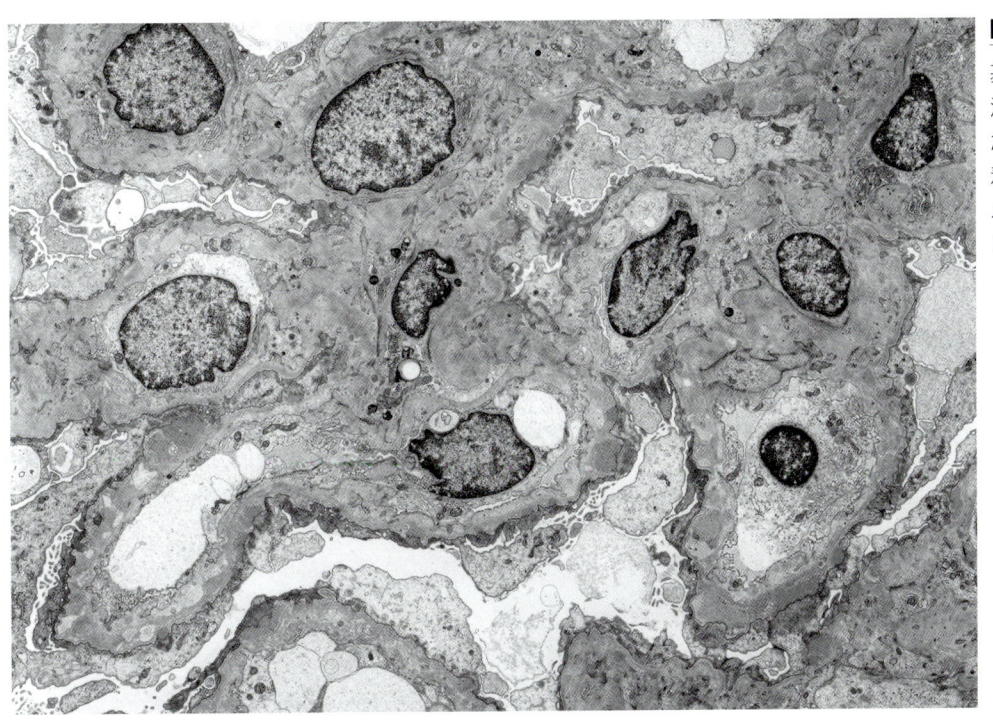

図35● 進行した膜性腎症
基底膜は全体に肥厚し，粗な沈着物が基底膜内に目立つが，所々密な新たな上皮側沈着物もみられる。メサンギウム領域も幾分拡大気味である
（観察倍率：2,000倍）

II 光顕・蛍光抗体法さらに電顕にて診断する腎疾患

3. ループス腎炎──多彩な組織型 ★★★

1 臨床エッセンス

全身性エリテマトーデス（SLE）の腎障害をループス腎炎という。臨床診断として，SLE分類基準（表1）の11項目のうち，4項目以上を満たしていることが必須である。腎組織所見が多彩でループス腎炎を強く疑っても，臨床診断がついていなければループス腎炎とはいえない。

腎病態も多彩であり，ネフローゼ症候群を呈する場合も多い。尿蛋白が軽度で，classⅠやclassⅡの病変が予測される場合，副腎皮質ステロイド（ステロイド）開始とともに速やかに尿蛋白は消失するので，腎生検を行うことは少ない。一般的にいずれの組織型でも血尿を伴う。classⅤの膜型ループス腎炎の場合は，尿沈渣で赤血球が10個程度のことも多い。classⅣのびまん性ループス腎炎の場合は，細胞性円柱出現や血尿も多数認める。抗カルジオリピン抗体が陽性で，腎機能の低下や高血圧を認める場合は，尿異常が軽微でも腎生検を施行し，血管病変を確認することは意義がある。

2 臨床と病理の接点

改訂されたループス腎炎組織分類（表2）を示す。びまん性の場合，分節性（S）か全節性（G）かをわけるが，実際には判断は難しい。活動性病変と慢性病変の定義（表3）を示すが，活動性病変（A），非活動性病変（C）とし，活動性病変と硬化あるいは線維化などの非活動性病変の両方の病変が認められる場合は，A/Cと記載する。臨床的にはA＞Cとか，A＜Cの記載のほうがわかりやすい。（C）の病変は，長期的に適切な治療が行われていない場合や治療後にみられる。活動性の病変である細胞性半月体やフィブリノイド壊死を有する糸球体の割合の記載を明

表1 ● SLEの分類基準（The 1982 revised criteria for the classification of SLE）

①頬部皮疹	頬隆起部を中心とした慢性紅斑。隆起なし，またはあり。鼻唇溝に出ない傾向がある
②円板状皮疹	隆起した紅斑，角化鱗屑，毛囊塞栓を伴う。萎縮しうる
③日光過敏	日光曝露による異常反応としての皮疹
④口腔潰瘍	口腔，鼻咽喉。無痛であることが多い
⑤関節炎	2領域以上の末梢関節の圧痛，腫脹。非破壊性
⑥漿膜炎	a．胸膜炎，b．心外膜炎
⑦腎障害	a．尿蛋白＞0.5g/dayまたは＞3＋，b．細胞円柱
⑧神経障害	a．痙攣，またはb．精神症状（a，bとも他の誘因がないもの）
⑨血液異常	a．溶血性貧血，b．白血球＜4,000/μL，2度以上，c．リンパ球＜1,500/μL，2度以上，d．血小板＜10万/μL（薬剤によらない），のいずれか。
⑩免疫異常*	a．抗二本鎖DNA抗体，b．抗Sm抗体，c．抗リン脂質抗体陽性；抗カルジオリピンIgGまたはIgM，ループスアンチコアグラント，梅毒反応偽陽性（6ヵ月以上） a，b，cのいずれか
⑪抗核抗体	蛍光抗体法による。どの時点で陽性でもよい 薬剤性ループスによるものは除外する
上記の4項目以上陽性ならSLEと分類する（出現時期は一致しなくてよい）	

*の項目は，1997年に再改訂された

（Tan, et al : Arthritis Rheum 25 : 1271, 1982）

記する．（A）の病変は治療に反応がよく，尿所見や腎機能の改善が良好である．

　class Vの場合，class IIIやclass IVに複合する場合があり，class III + class V，class IV + class Vと記載する．以前のWHOループス腎炎組織分類ではclass V c，class V dと記載されたが，これに相当すると考えてよい．class III + class Vの診断は，光顕で観察できる糸球体の50%以下で活動性病変が認められ，かつ膜性変化主体の場合に分類し，蛍光抗体法所見で基底膜に沿った顆粒状の沈着を認めることで比較的診断は容易である．

　一方，class IV + class Vの診断は，50%以上の糸球体で活動性病変を認める場合であり，かつ光顕的にも上皮側の沈着が優位である所見を探さなければならないが，光顕でも蛍光抗体法で検索しても判断が難しく，限度がある．class IVと分類されるものでも部分的に上皮側沈着を認めることがある．

　電顕検索で，内皮下沈着が優位で，上皮側の沈着が少ない場合は，class IVと分類する．

　class Vとclass III + class Vやclass IV + class Vを比較すると，後者ではネフローゼ症候群を呈する頻度や高血圧を伴っている頻度が高く，当然腎機能も低下していることが多い．

　ループス腎炎の間質病変や血管病変は別記記載となっている．尿細管炎を認める場合や活動性病変が強い場合は，間質の細胞浸潤を認めることがある．臨床的には，糸球体病変をターゲットにした治療で十分改善することが期待できると考える．

　また，血管病変は，腎生検時高血圧を認めていても，細小動脈の病理学的変化は乏しいことが多い．中高年のSLEや，ループス腎炎発症時に高血圧が認められる場合も，その時点からの高血圧発症である場合も多く，病理組織学的には変化に乏しいと考えられる．抗カルジオリピン抗体陽性の場合には血管病変が高頻度に認められる（☞ 3 抗カルジオリピン抗体症候群）．

　電顕所見で内皮細胞内のvirus like particle（図18，19）を認めることは，SLEによる腎障害を強く疑う所見である．いずれのタイプの組織像でも出現するが，膜性ループスが疑われても，臨床診断がSLEと診断できない場合にも，有用な所見である．また，class Iやclass IIの光顕所見を得たときにも，その組織変化がループス腎炎に起因する所見と考えられることが多い．

　class Vは基本的には一次性の膜性腎症の組織像とはあまり変わりないと考えてよいが，相違点は膜性ループス腎炎では，メサンギウムの病変があることや，電顕でみると上皮側の沈着物の大きさが一次性膜性腎症に比べ大小不同の傾向がみられる．蛍光抗体法でのIgGサブクラスの検索では，いずれのサブクラスも染色されること（図17）が報告されている．

　膜型ループス腎炎の場合は，健診での尿異常で発見され，その他には無症状で尿異常の経過が長い場

表2 ● ループス腎炎分類（2003年ISN/RPSによる）簡略版

class	
I型	微小のメサンギウムループス腎炎
II型	メサンギウム増殖性ループス腎炎
III型	巣状ループス腎炎
IV型	びまん性分節性（IV-S）もしくはびまん性全節性（IV-G）ループス腎炎
V型	膜性ループス腎炎
VI型	進行した硬化性ループス腎炎

糸球体萎縮，間質の炎症と線維化，動脈硬化および他の血管病変の程度についても明記する（軽度，中等度，高度）

(ISN/RPS：International Society of Nephrology/Renal Pathology Society)

表3 ● 活動性病変と慢性病変の定義

活動病変	血管腔の狭小化を伴う管内細胞増殖 核崩壊 フィブリノイド壊死 糸球体基底膜の断裂 細胞性もしくは線維細胞性，半月体 光顕で判断されうる内皮下沈着物（ワイヤーループ病変） 管腔内免疫沈着物（ヒアリン血栓）
慢性病変	糸球体硬化（分節状，全節状） 線維性癒着 線維性半月体

合もある。その場合，電顕所見で上皮側の沈着はlucent depositとdence depositが混在することがある（不均一型）。膜性ループス腎炎では抗dsDNA抗体が陰性あるいは低値のことも多い。膜性ループス腎炎は一次性膜性腎症に比べると，治療の反応性は良好のことが多い。

ループス腎炎における腎生検実施は，既に治療を開始している場合も多い。再燃が加わった場合，新しい病変が存在していると考えられ，腎生検を行う意義がある。腎生検は，全身状態が落ち着けば，できるだけ早い時期に行うのがよい。治療開始後，腎生検実施が遅い場合には病理所見から得られる情報は少なくなる。

ループス腎炎の組織分類を理解するポイントを表4に示す。

3 抗カルジオリピン（リン脂質）抗体症候群

抗リン脂質抗体症候群の分類基準を示す（表5）。

一次性は，表5に示す分類基準で診断する。SLEに合併することが多い。①抗カルジオリピン抗体はカルジオリピンと結合した血漿蛋白である$\beta 2$-グリコプロテインI（$\beta 2$-GPI）を認識する抗体である。$\beta 2$-GPI依存性抗カルジオリピン抗体と呼ばれる。②ループスアンチコアグラントはリン脂質依存性の凝固時間を延長させる抗体を検出する凝固学的検査である。①と②の両方の検索が必要で，必ずしも両方が陽性になるとは限らない。

腎組織所見では，糸球体内の血栓（図1）や，細小動脈などの血栓，器質化し血管内腔が狭小化した所見も認める。

表4● ループス腎炎の組織分類のポイント──臨床と病理の理解のために──

	病理と臨床のポイント
classⅠ：Ⅰ型 微小メサンギウムループス腎炎	光顕では微小変化所見しか認められず，蛍光抗体法での沈着物も光顕に一致して沈着している領域は少ない。ただし，一次性の微小変化の組織に比して，様々な免疫グロブリンや補体の沈着を示す。尿異常を伴うことは少なく，腎生検を行う機会は少ない
classⅡ：Ⅱ型 メサンギウム増殖性ループス腎炎	光顕でメサンギウムに限局した種々の程度の細胞増殖とメサンギウム領域の拡大が特徴である。蛍光抗体法所見で，沈着物の質が，ループス腎炎を疑う根拠になる。IgA沈着を伴っている場合もあるが，決して優位な沈着ではなく，沈着物の主体は，IgGと補体C3とC1qである 電顕では，部分的に，内皮下や上皮下の沈着を認める場合もある。量的には，classⅣやclassⅤの範疇には入らない。尿異常はあっても軽度である
classⅢ：Ⅲ型 巣状ループス腎炎	classⅡあるいはclassⅠ（少ない）の50％以下の糸球体で，部分的に活動性（多くは血管炎様，ワイヤーループ病変様）あるいは非活動性の場合もあるが，変化が認められる。光顕での診断が主体である。電顕で部分的に内皮下沈着を認めることもある
classⅣ：Ⅳ型 びまん性ループス腎炎 （ループス腎炎の代表的組織像である）	光顕では，びまん性ループス腎炎の組織を呈す。SLEと診断し，他の組織型でなければ（糸球体の50％以上に種々の変化を認める場合），この組織型と診断する。光顕では非常に多彩な像を示す。蛍光抗体法では，沈着パターンも様々である。細胞増殖の強い場合は，当然沈着物の量は少なくなる。免疫グロブリンIgGを主体に，補体の沈着を認めることが，よりループス腎炎を疑う根拠となる 電顕的には，特に内皮下，基底膜内，上皮下，メサンギウム沈着が様々な程度に沈着しており，このような多量の沈着物を認める腎炎は他にない ネフローゼ症候群を示すことが多く，腎機能の低下を伴っていることも多い
classⅤ：Ⅴ型 膜性ループス腎炎	光顕，蛍光抗体法，電顕所見を総合して，膜性の判断を下す。メサンギウムの変化は，伴わないこともある。一次性膜性腎症との鑑別が難しい場合もある。電顕所見（一次性膜性腎症との鑑別にはメサンギウム領域の沈着の有無が参考になる），特に蛍光抗体所見が有用である。C1qの沈着の有無やIgGのサブクラスの検討が重要である。SLEの診断がつかない場合も多く，膜性ループス腎炎疑いということになる。ネフローゼ症候群を示すことが多い
classⅥ：Ⅵ型 進行した硬化性ループス腎炎	未治療の場合や，長期治療後にみられる。ほとんどの糸球体が全節性硬化（≧90％）を示す場合，腎生検を実施する機会はほとんどない

表5 ● 抗リン脂質抗体症候群の分類改訂基準

A. 臨床基準
　1）血栓症
　2）妊娠合併症
　　a. 妊娠10週以降の他の原因がない正常形態胎児の死亡または重症子癇前症
　　b. 子癇または，胎盤形成不全による妊娠34週以前の形態学的に異常のない胎児の1回以上の早産
　　c. 妊娠10週以前の3回以上続けて他に原因のない流産
B. 検査基準
　1）中力価以上のIgGまたはIgMクラスの抗カルジオリピン抗体が，6週間以上離れた機会に標準化されたβ2-GP I 依存性抗カルジオリピン抗体固相酵素抗体法にて2回以上検出される
　2）ループスアンチコアグラントがInternational Society on Thrombosis and Haemostasis Scientific Subcommittee on Lupus Anticoagulants/phospholipid-dependent antibodiesのガイドラインに沿った測定法にて6週間以上離れた機会に2回以上検出される

以上の，臨床基準のうちの1項目以上が存在し，かつ検査基準の内1項目以上を認めたとき，抗リン脂質抗体症候群と分類する
除外基準は設けない

(International Preliminary criteria)

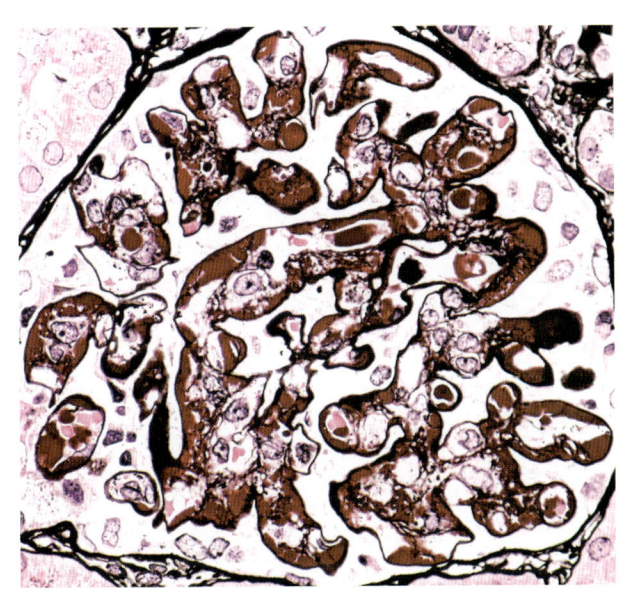

図1 ● 抗カルジオリピン抗体陽性時にみられる病変糸球体（PASM-HE染色）

糸球体内ではしばしば血栓形成がみられる

TOPICS ── 足細胞陥入糸球体症
(podocytic infolding glomerulopathy)

いまだWHOの糸球体疾患には取り上げられていない新しい疾患概念の可能性があり，国内調査ワーキンググループ委員会で協議中である。

病理所見から命名しているが，光顕像は，PAM染色で糸球体基底膜に点刻像（bubbling時にスパイク）がみられ，光顕的には，巣状糸球体硬化症，膜性腎症，膠原病関連糸球体腎症と診断される。電顕所見にて，足細胞（podocyte）の細胞突起が糸球体基底膜に陥入し，それに伴い小球状物や小管状構造物が糸球体基底膜内にみられる。

免疫染色では，免疫グロブリン陰性の症例，あるいは陽性で膜性腎症のvariantと診断される場合もあるが，膜性ループス腎炎と診断されている場合が多い（図30，31）。

臨床的には，蛋白尿，ネフローゼ症候群を呈する。基礎疾患としては，SLE，シェーグレン症候群，関節リウマチ，原発性胆汁性肝硬変などの自己免疫疾患などが認められる場合もあるが，一次性として腎組織診断は，膜性腎症，巣状糸球体硬化症，微小変化群型ネフローゼ症候群など様々である。

腎生検所見

1 光顕所見

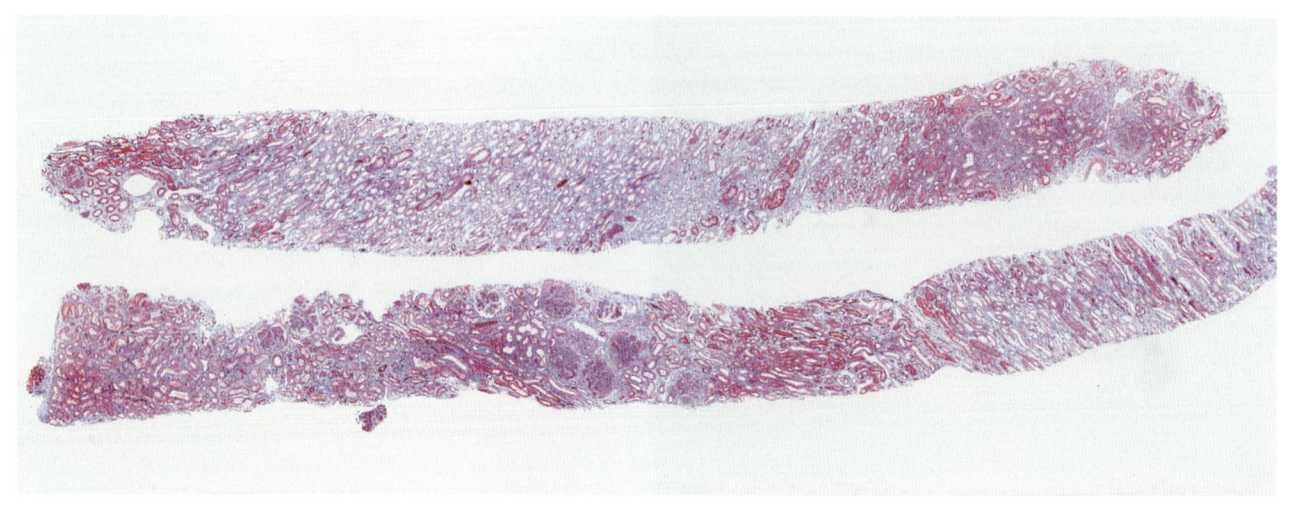

図2 ● びまん性ループス腎炎：class Ⅳ（マッソン染色）
糸球体すべてに増殖性活動性変化を認める

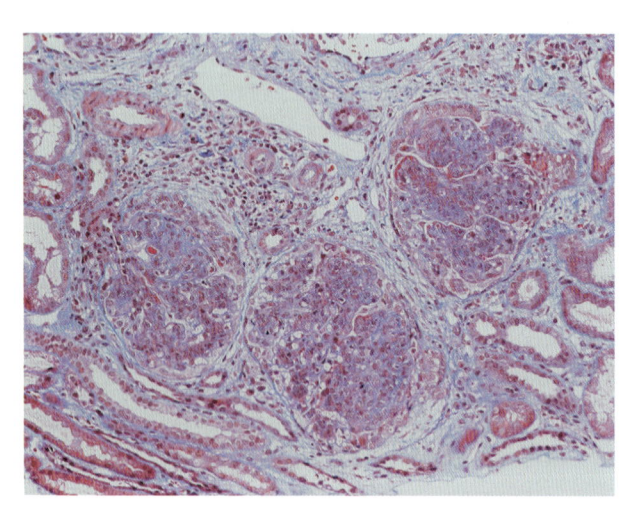

図3 ● びまん性ループス腎炎：class Ⅳ（マッソン染色）
3個の糸球体とも著明な増殖性病変を認め，一部に半月体形成もある

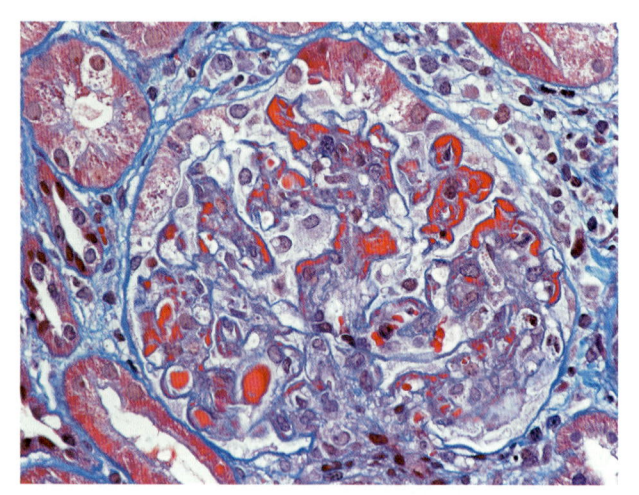

図4 ● びまん性ループス腎炎：class Ⅳ（マッソン染色）
ワイヤーループ病変および血管腔内に硝子血栓を認める

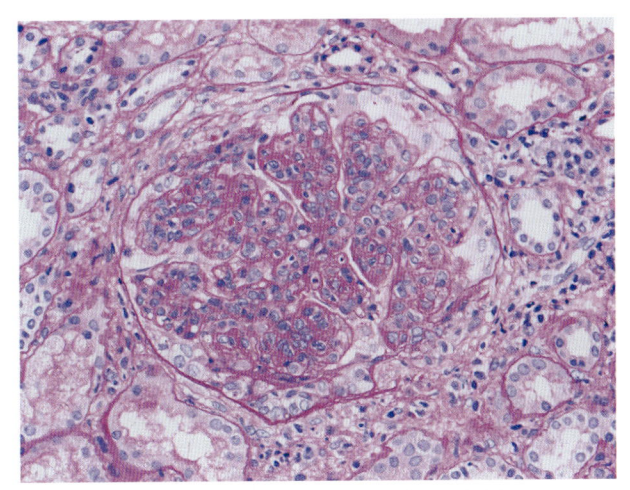

図5 ● びまん性ループス腎炎：class Ⅳ（PAS染色）
管内細胞増殖が著明である

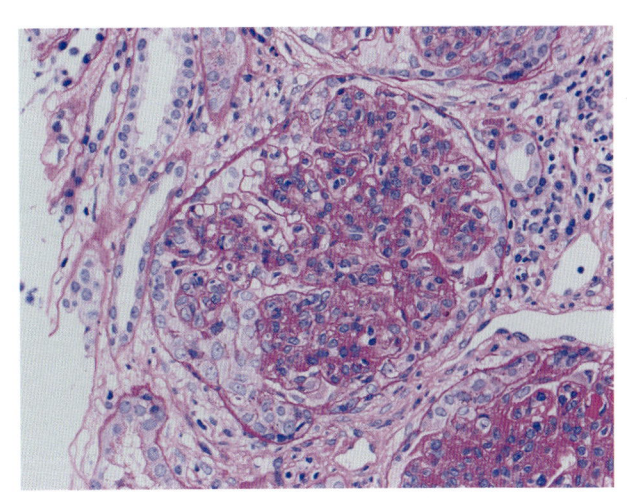

図6 ● びまん性ループス腎炎：class Ⅳ（PAS染色）
細胞性半月体形成を認め，糸球体にも増殖性変化が著明である

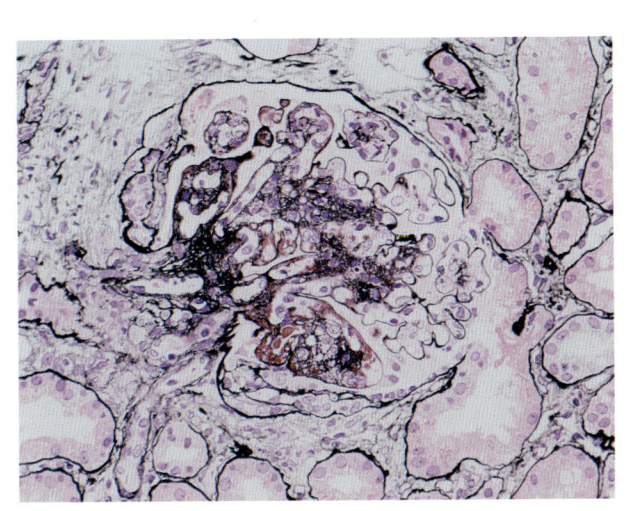

図7 ● びまん性ループス腎炎：class Ⅳ（PASM-HE染色）
内皮下沈着物を認め，部分的に半月体形成もある

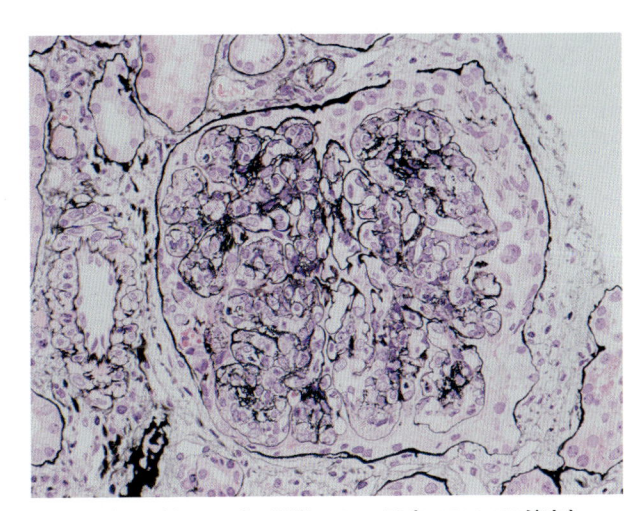

図8 ● びまん性ループス腎炎：class Ⅳ（PASM-HE染色）
増殖性病変と細胞性半月体形成を認める

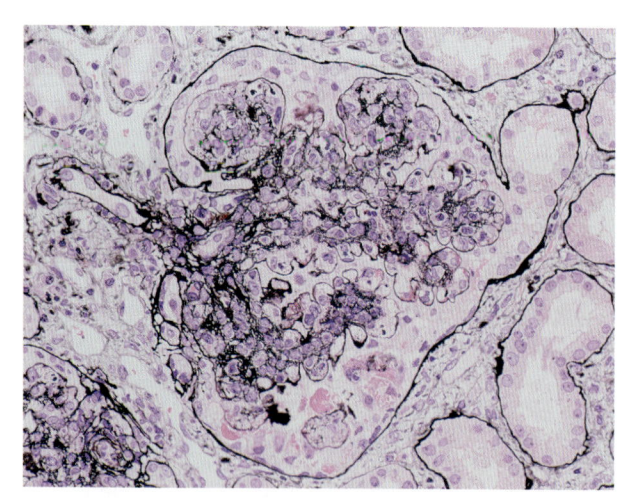

図9 びまん性ループス腎炎：class Ⅳ（PASM-HE染色）
メサンギオリーシスを伴う増殖性病変

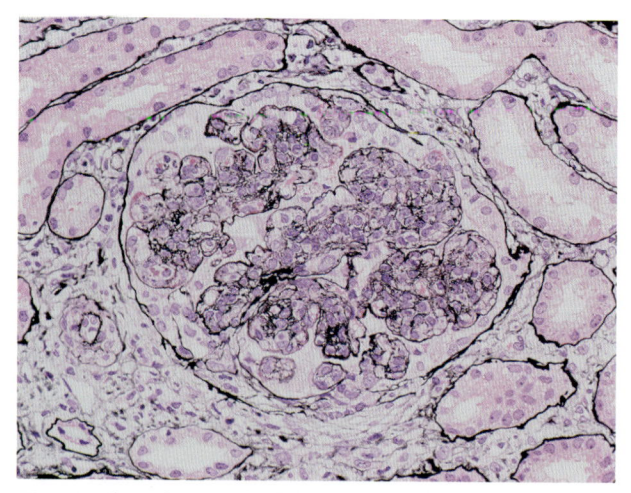

図10 びまん性ループス腎炎：class Ⅳ（PASM-HE染色）
メサンギオリーシスや細胞増殖や上皮細胞の変性を認める

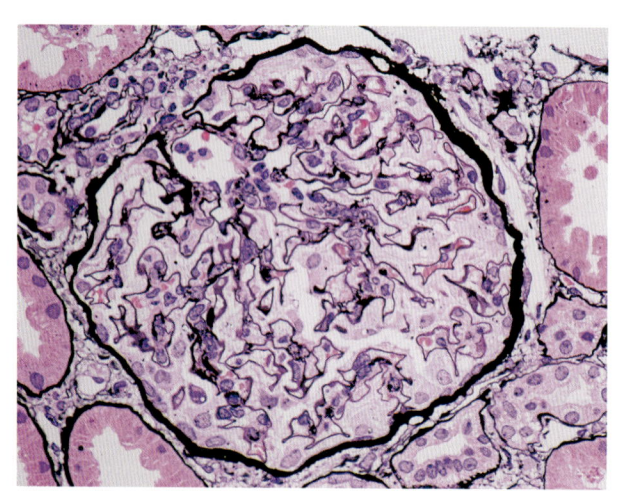

図11 膜性ループス腎炎：class Ⅴ（PASM-HE染色）
上皮側の沈着を認め，メサンギウム増殖はほとんど認めず，一次性膜性腎症と区別がつかない

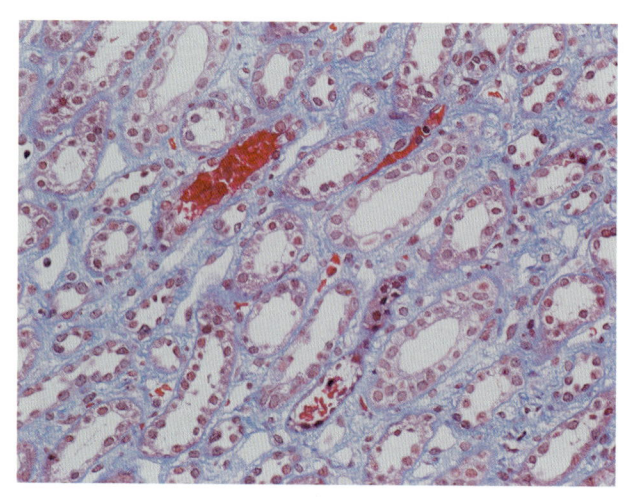

図12 ループス腎炎の尿細管所見（マッソン染色）
血尿をみる症例では，尿細管に赤血球を認めることが多い

▶蛍光抗体法所見

　ループス腎炎を疑う上で蛍光抗体法による検索は重要である。免疫グロブリンや補体の沈着所見の認められない組織像は，基本的にはループス腎炎の可能性が低い（免疫複合体腎炎）。ただし，長期治療後の組織では，このような沈着物が少なくなっている場合もある。

　IgGのみならず種々の免疫グロブリン，および補体C3やC1qなども沈着している所見は，いずれの組織型においてもループス腎炎を疑う所見である。沈着輝度はIgGやC3，C1qが強く，特にC1qの沈着陽性所見はループス腎炎に特徴的で，特発性膜性腎症では染色されることは少ない。

　ここではclass Vの膜型ループス腎炎で，基底膜に沿って顆粒状に沈着する所見を示す。

IgG（図13）≧C3（図14）≧C1q（図15）IgA≧（図16）

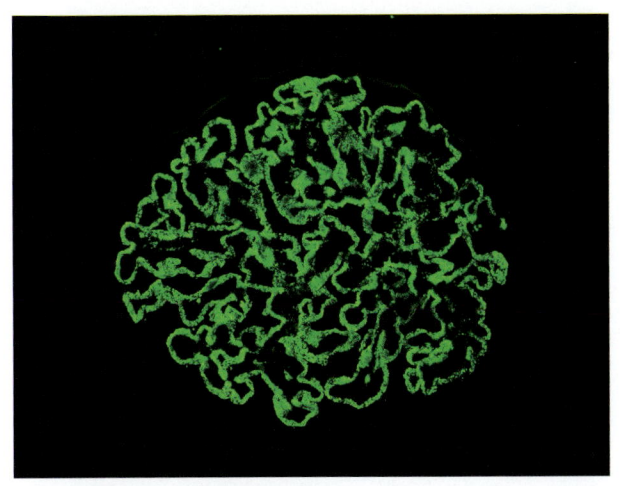

図13 ● 膜性ループス腎炎：IgG

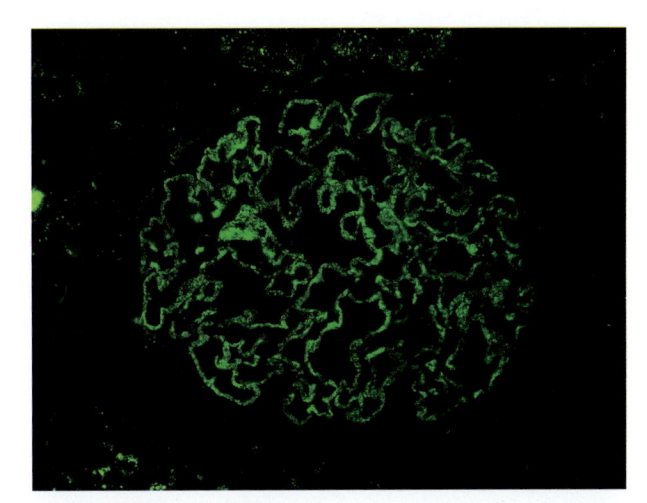

図14 ● 膜性ループス腎炎：C3

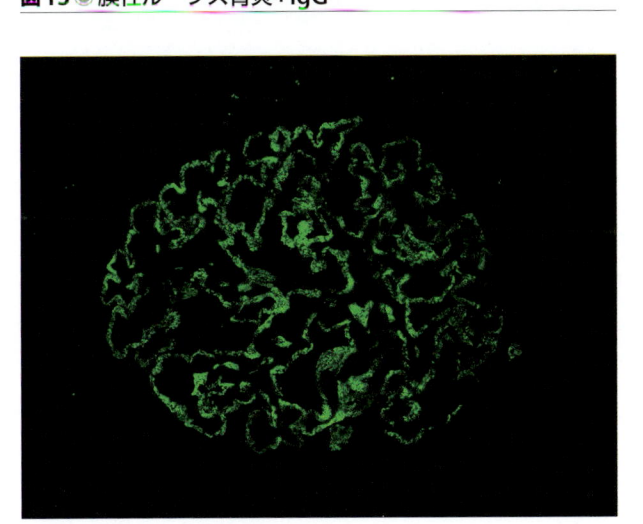

図15 ● 膜性ループス腎炎：C1q

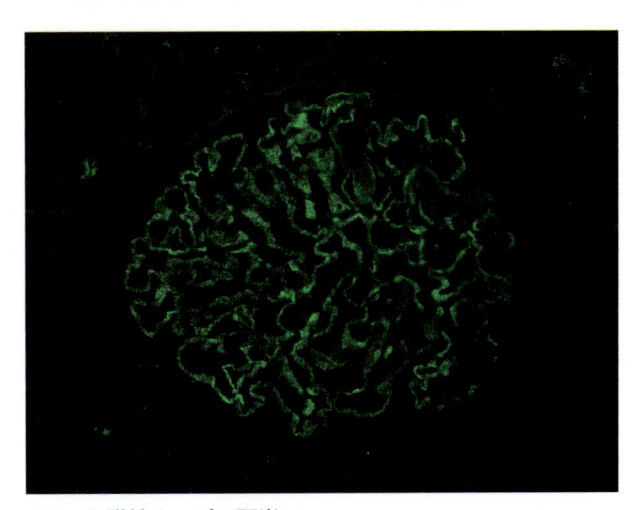

図16 ● 膜性ループス腎炎：IgA

図17 ● 膜性ループス腎炎：IgG サブクラスの沈着

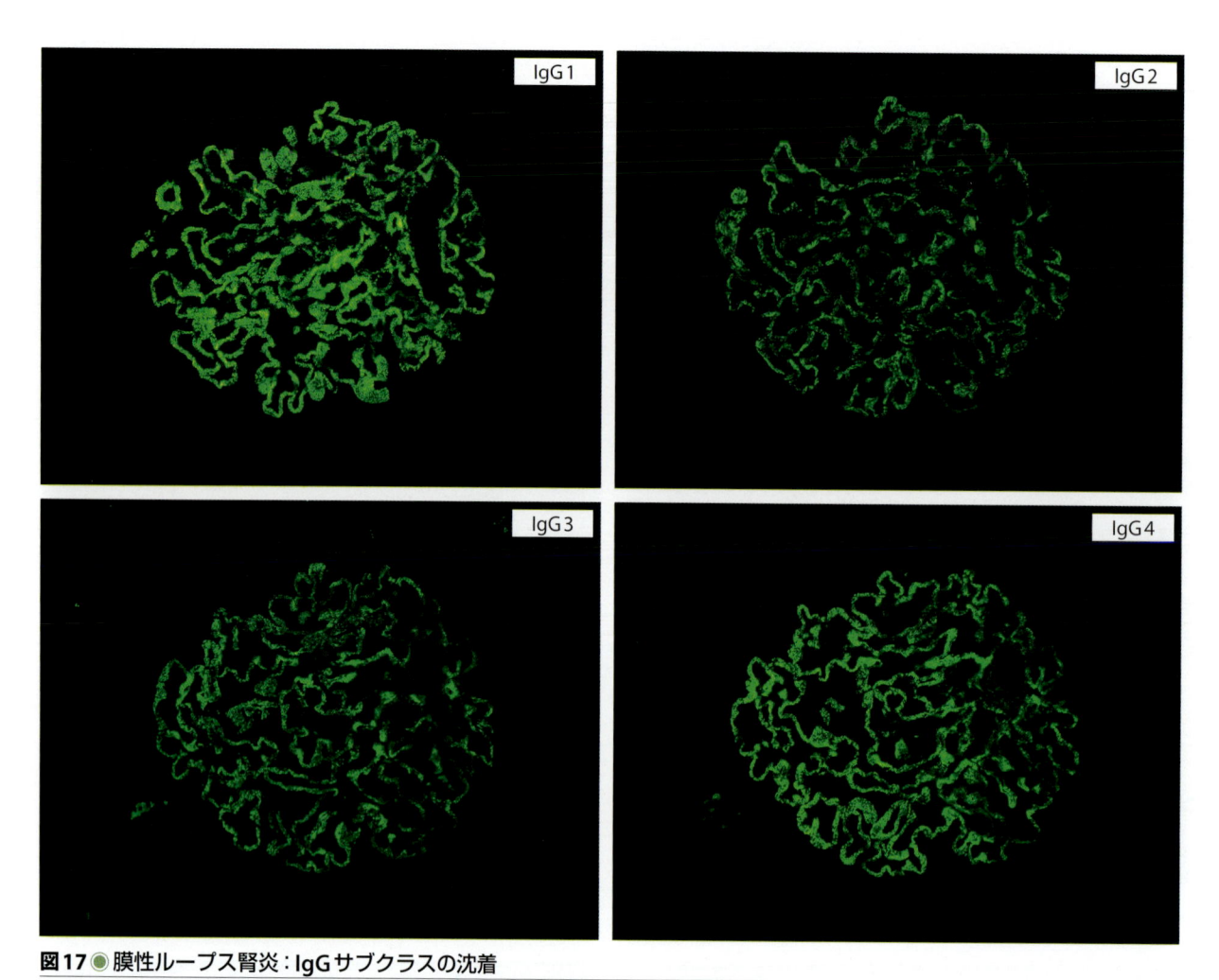

すべてのIgGサブクラスで基底膜に沿って顆粒状沈着を認める
膜性ループス腎炎と一次性膜性腎症との鑑別にIgGサブクラスの検討は重要である

2 電顕所見

ルーブス腎炎では，いろいろな領域に沈着物が認められるのが特徴であり，このような多彩な糸球体沈着物を認める腎疾患はほとんどない。

（湯村和子）

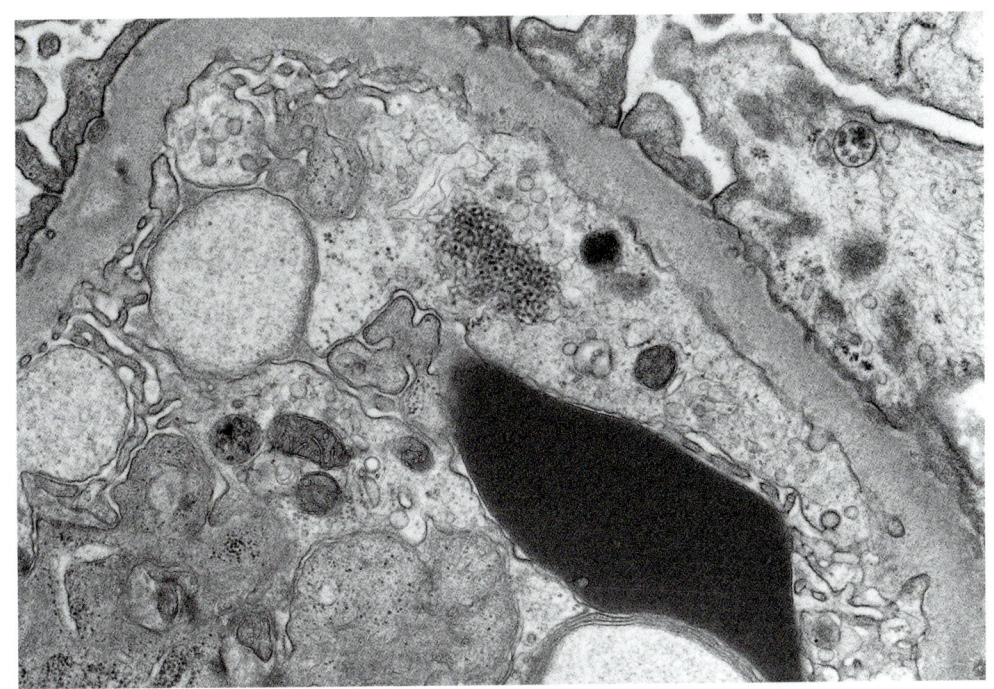

図18 ● virus like particle
特徴的な沈着物が顕著でないclass Ⅰ，Ⅱなどで，内皮細胞内のvirus like particleを認めることはSLEによる腎病変を疑う根拠となる

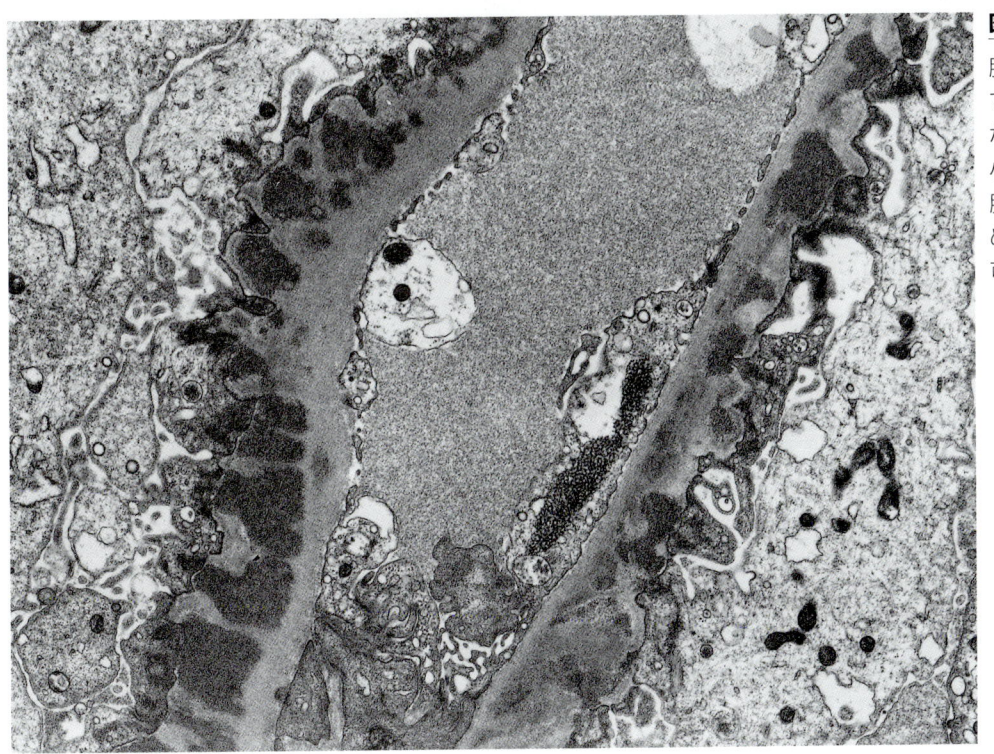

図19 ● virus like particle
膜性ループス腎炎疑いの場合では，SLEの確定診断に至らないでも上皮下の沈着物（大小不同）があり，かつ内皮細胞内にvirus like particleを認めると，ループス腎炎である可能性が大きくなる

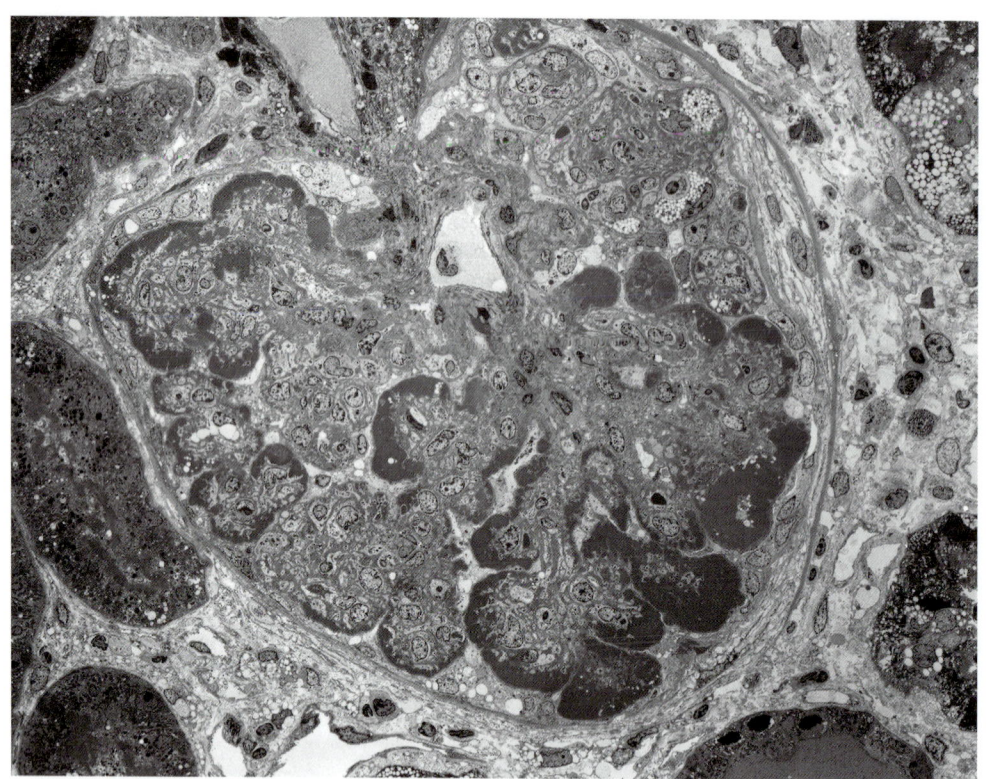

図20 ● びまん性ループス腎炎

糸球体1個の低倍率電顕所見であり，光顕と同様の所見をみることができる。増殖性病変とともに著明なワイヤーループ病変を認める
(観察倍率：300倍)

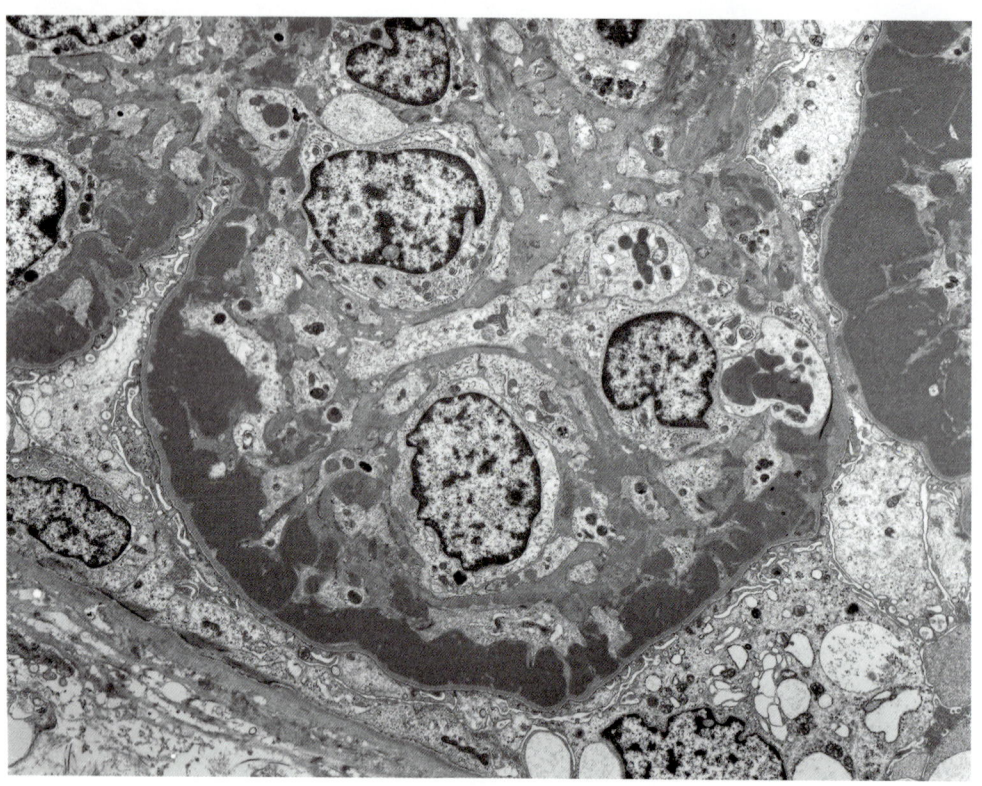

図21 ● びまん性ループス腎炎

1つの毛細血管腔内に増殖性病変が高度，血管腔が不明瞭である。内皮下沈着として糸球体基底膜下に沿って電子密度の濃い沈着物が塊状に認められるが，上皮側には沈着物は目立たない
(観察倍率：2,500倍)

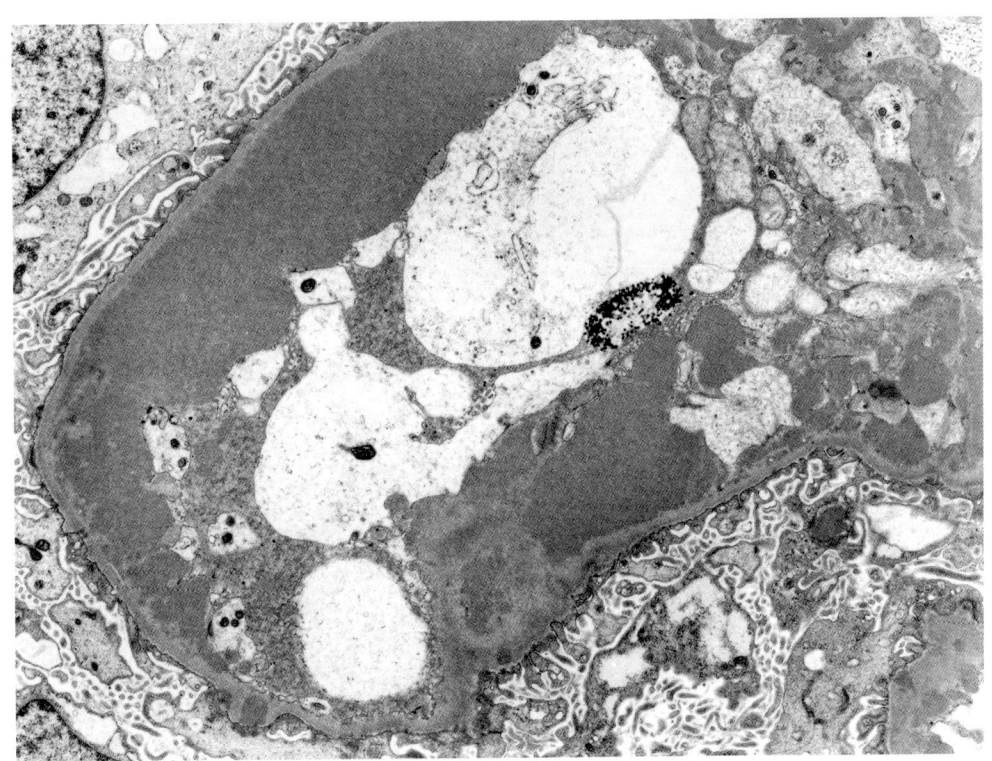

図22 ● びまん性ループス腎炎

内皮下沈着物にムラが認められ，血管内腔は狭小化している
（観察倍率：3,500倍）

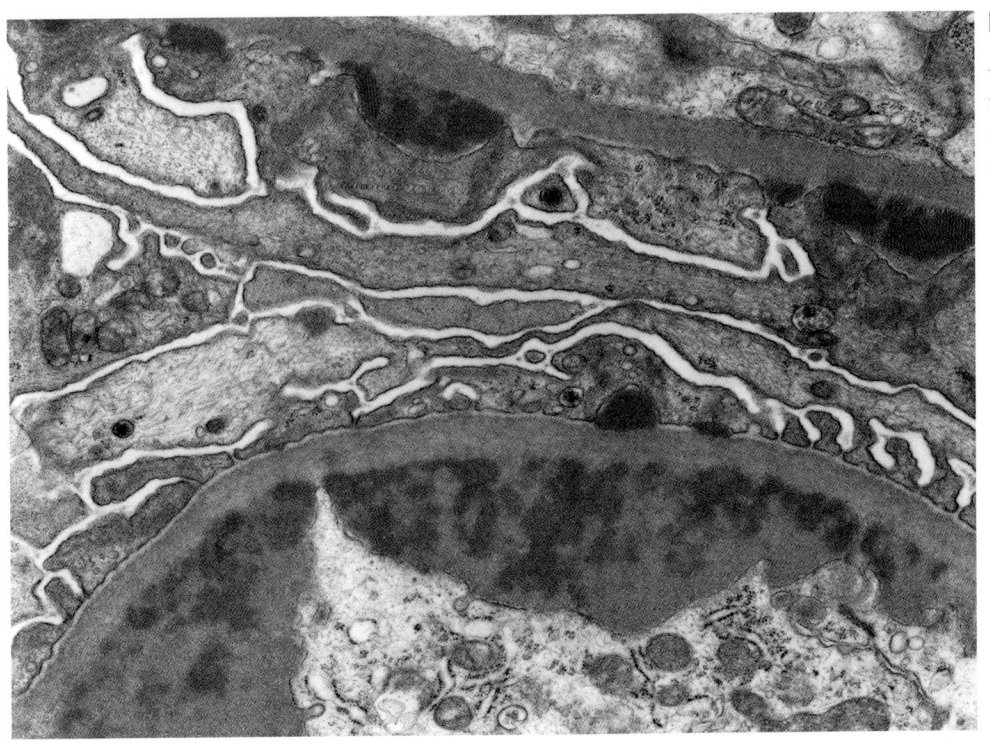

図23 ● びまん性ループス腎炎と診断した例

糸球体係蹄壁に内皮下沈着のみられる部位と，上皮側沈着のみられる部位を認める
（観察倍率：10,000倍）

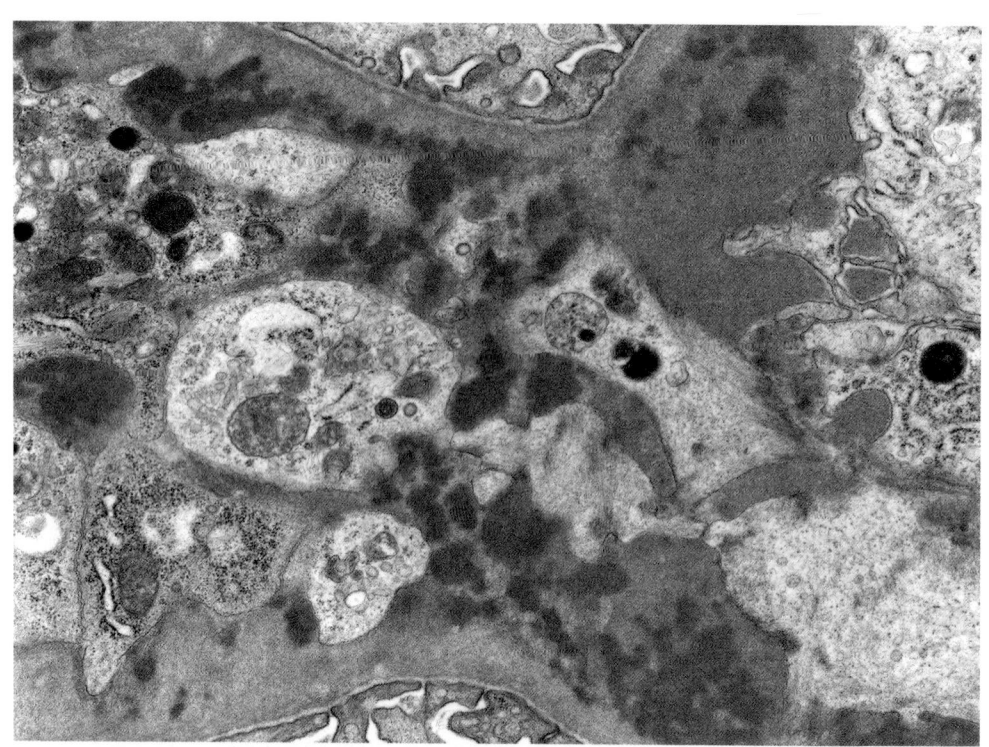

図24 ● びまん性ループス腎炎

メサンギウム領域の沈着物に電子密度の違いが認められ，電子密度の高い部分にはfinger print様のsubstructureが認められる
（観察倍率：10,000倍）

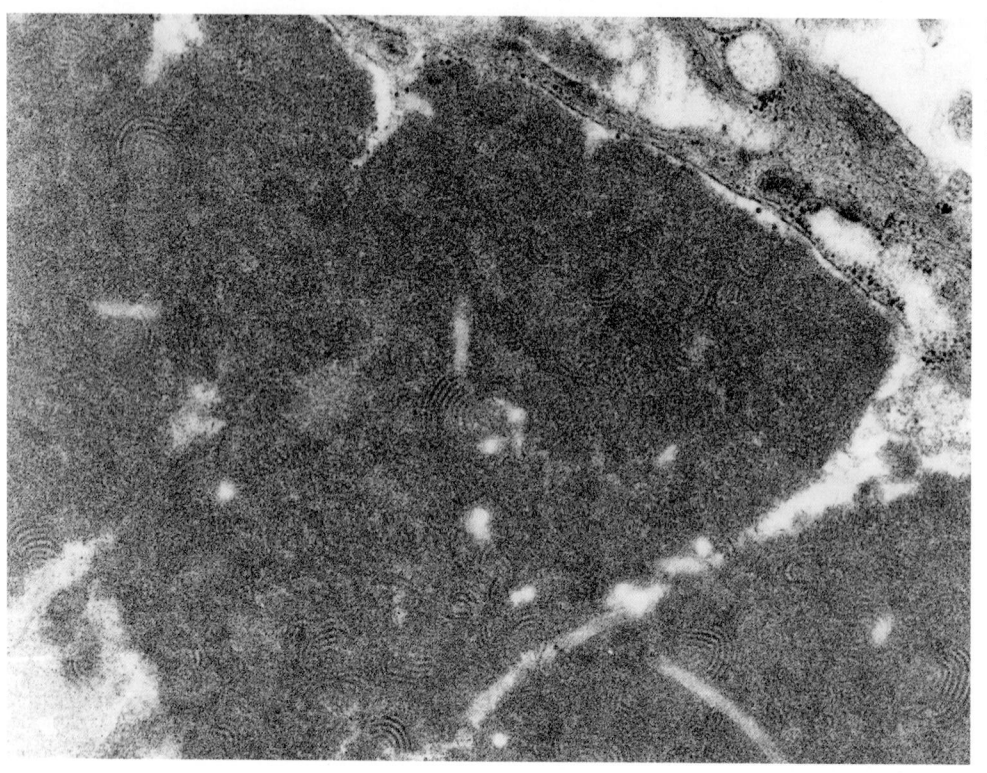

図25 ● びまん性ループス腎炎

塊状沈着の中にfinger print文様が認められる
（観察倍率：20,000倍）

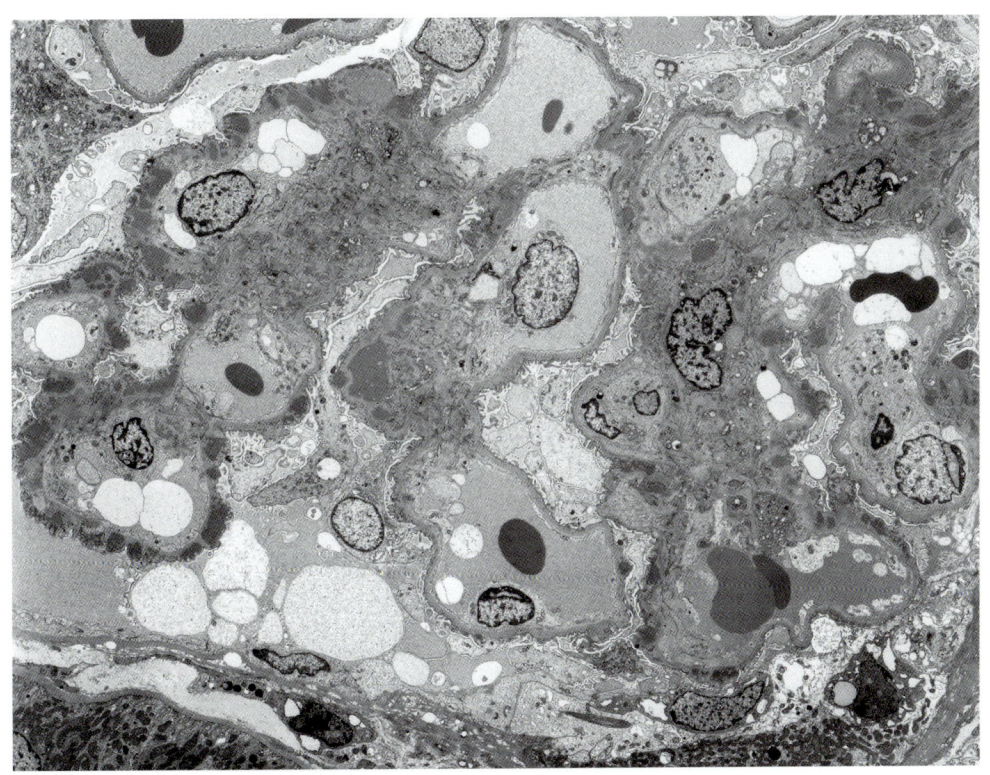

図26 ● 膜性ループス腎炎
基底膜上皮側の沈着物に大小不同が目立つ。一部メサンギウム領域にも多少の沈着がみられる
（観察倍率：1,000倍）

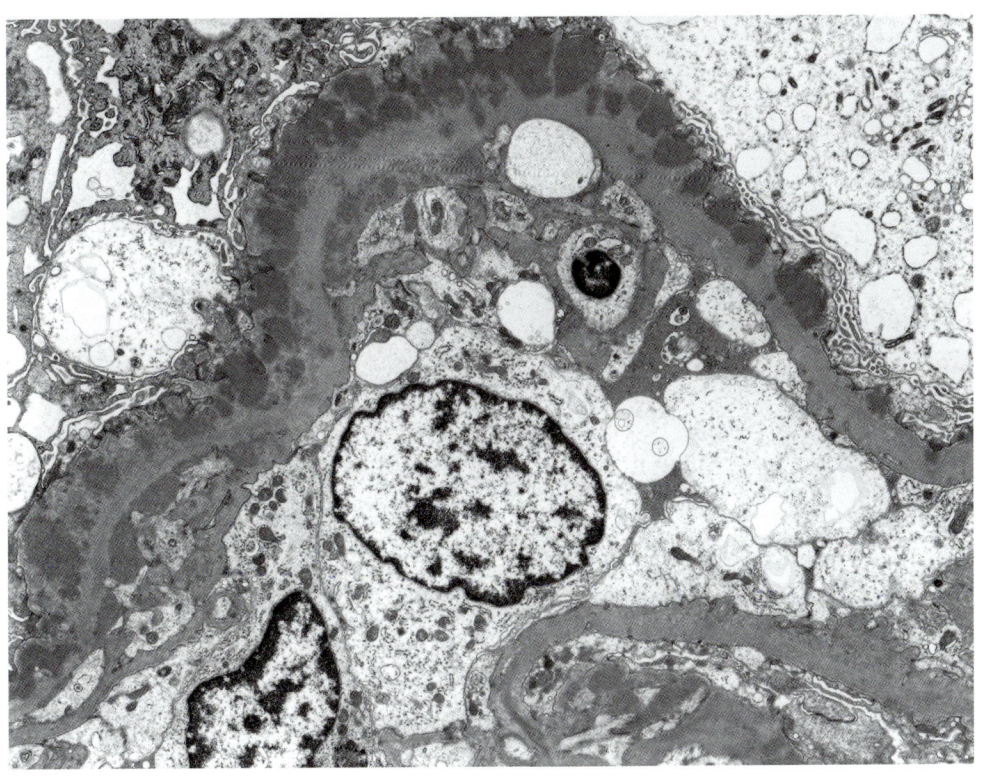

図27 ● 膜性ループス腎炎
基底膜上皮側の沈着は大小不同で，所により基底膜内にも沈着を認める
（観察倍率：3,000倍）

図28●膜性ループス腎炎
上皮側沈着の密度が異なり，不均一の分布を示し，基底膜のスパイク形成が明らかである
（観察倍率：3,000倍）

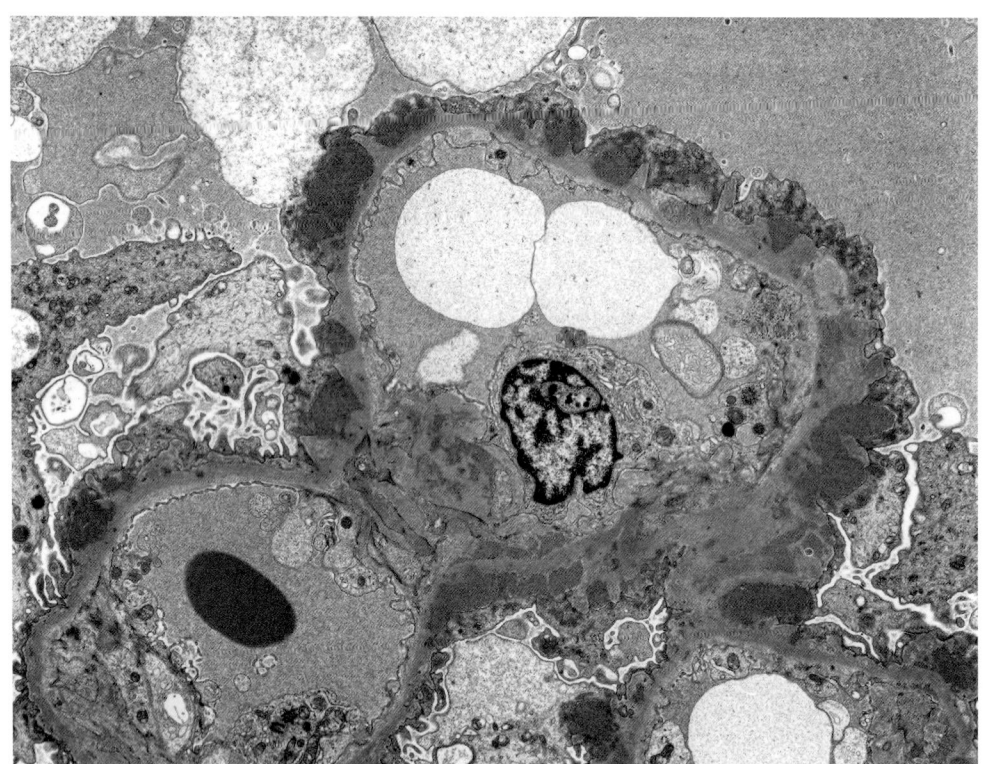

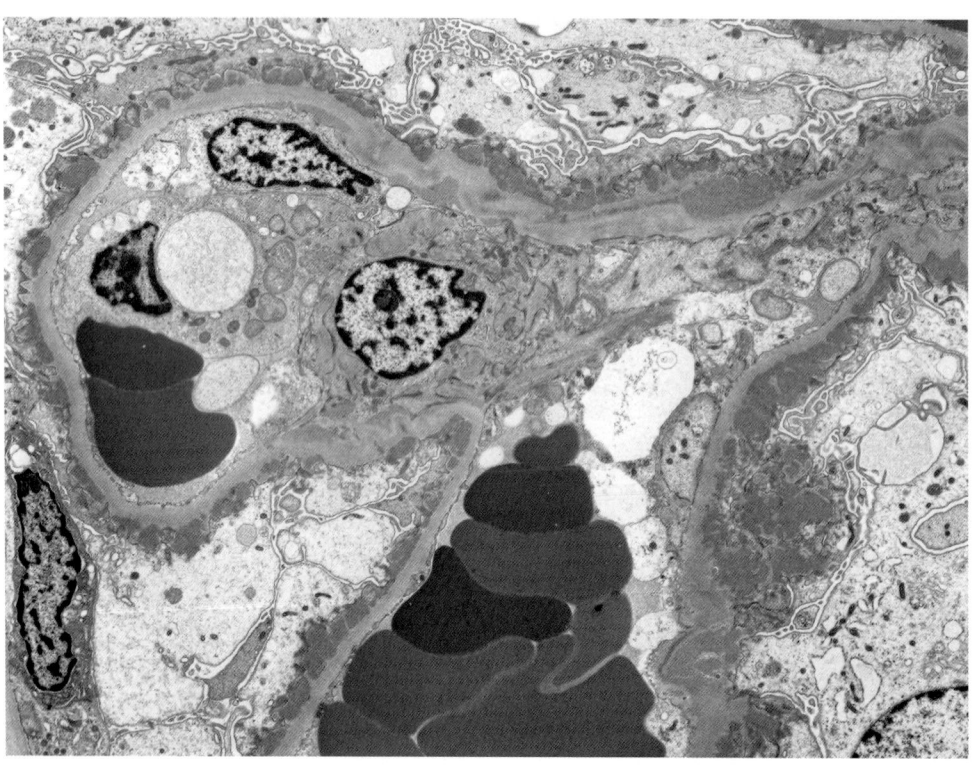

図29●膜性ループス腎炎
著明な上皮側沈着を認めるが，メサンギウム領域や内皮下にも沈着が認められ，細胞増殖を伴っている。光顕所見と総合的に診断し，classを分類しなければならない
（観察倍率：2,500倍）

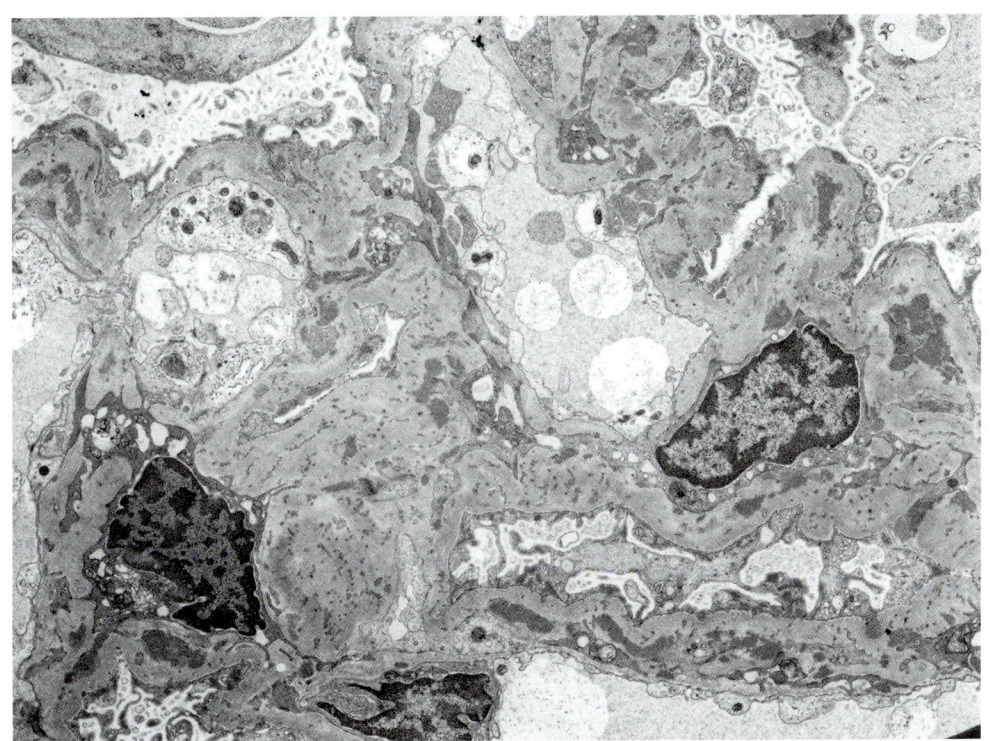

II 光顕・蛍光抗体法さらに電顕にて診断する腎疾患／3. ループス腎炎

図30 ● 分類困難なループス腎炎例

基底膜内（intramenbranous）やメサンギウム基質内にcell debris様の小さな沈着物を認めることがある
（観察倍率：3,000倍）

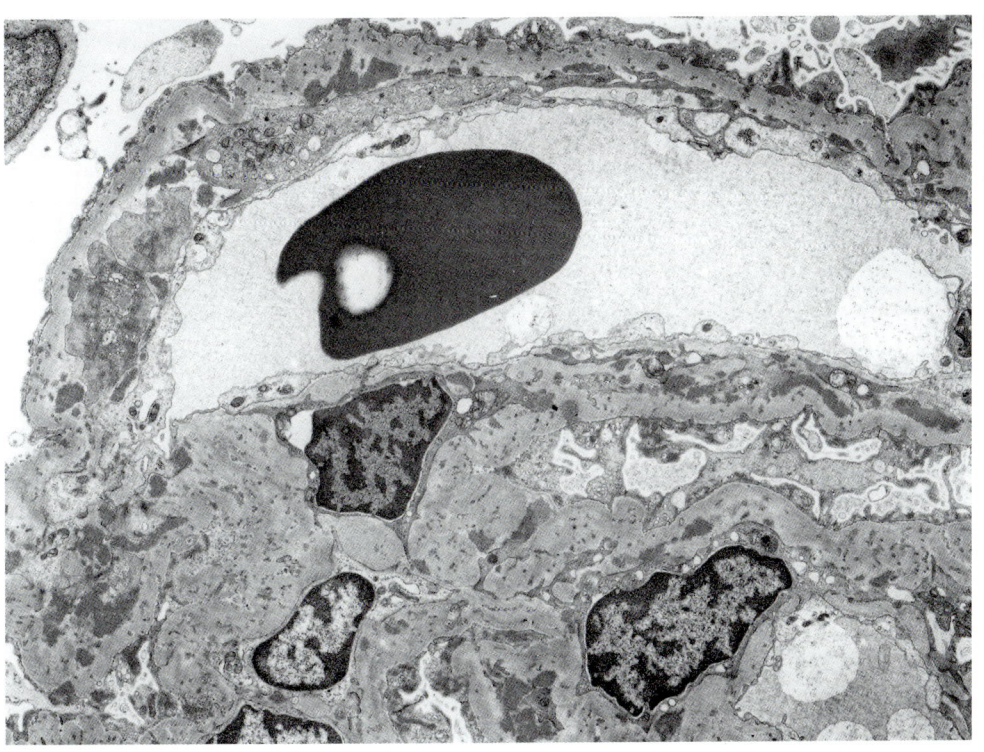

図31 ● 分類困難なループス腎炎例

メサンギウム領域内に同様の沈着物が目立っている。足細胞陥入症に類似した所見である
（観察倍率：3,000倍）

III 電顕所見が最終的な病理診断に有用な腎疾患

1. 基底膜菲薄病★

1 臨床エッセンス

基底膜菲薄病(thin basement membrane disease)は，家族性良性血尿といわれることが多いが，非家族性のこともある。常染色体優性遺伝形式をとるが，原因遺伝子はわかっていない。腎予後は基本的には良好といわれ，腎生検は行わないことも多い。

2 臨床と病理の接点

血尿だけで腎生検を行うことは，少なくなってきている。尿沈渣で変形を伴う赤血球があっても，原則として経過観察する。5～10年以上血尿が続く場合，または患者からの希望で腎生検を行う場合がある。臨床的には血尿だけの予後良好のIgA腎症との鑑別がつかない。血尿で腎生検を行い，IgA沈着がなく，光顕で微小変化群の所見を示し，電顕を施行すると基底膜菲薄病が発見されることがある。光顕でほぼ正常にみえても，本疾患が疑われる場合は，必ず電顕検索をしなければならない。

（湯村和子）

腎生検所見

1 光顕所見

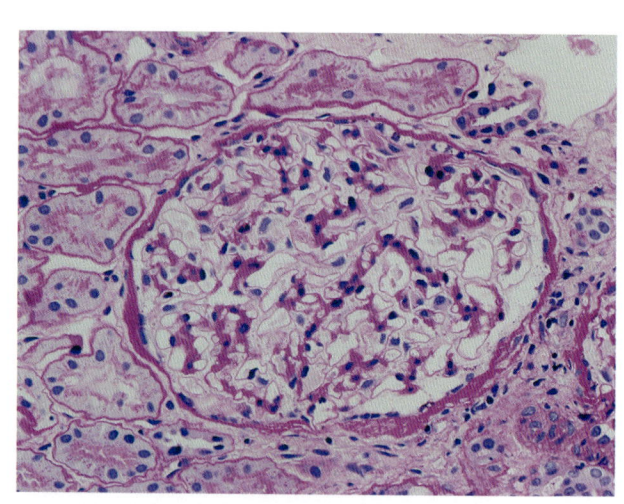

図2● 微小変化群の糸球体所見と類似（PAS染色）
正常に近い糸球体所見である。切片が薄い標本で染色が良好だと基底膜が薄くなっているのがわかる

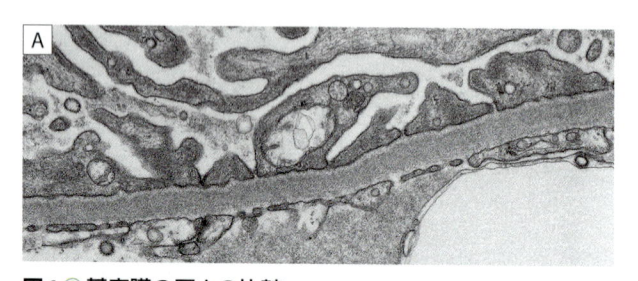

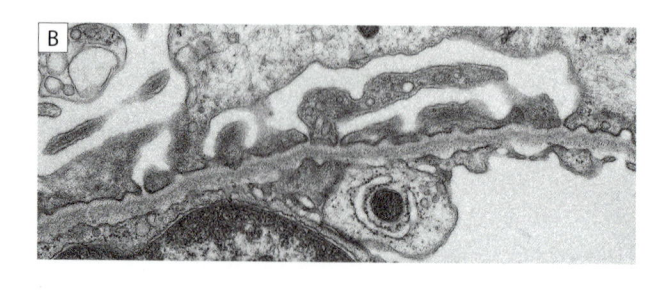

図1● 基底膜の厚さの比較
A：正常基底膜：300～400 nm
B：菲薄基底膜：150 nm以下

糸球体基底膜の肥厚は，基底膜の蛇行や硬化しつつある糸球体では認められる所見なので，本当の基底膜肥厚の評価は難しい。一方，菲薄化は絶対的に基底膜が薄くなっているので，変化としては有意な病理所見である。基底膜菲薄化の所見は，他に先天性ネフローゼ症候群，初期のアルポート症候群などの疾患では広汎(extensive)にみられることがある。また，IgA腎症でも基底膜の菲薄化が限局性（☞第3章 II 1 図22）にみられるため，基底膜菲薄病と混同しないよう注意を要する

（観察倍率：30,000倍）

2 電顕所見

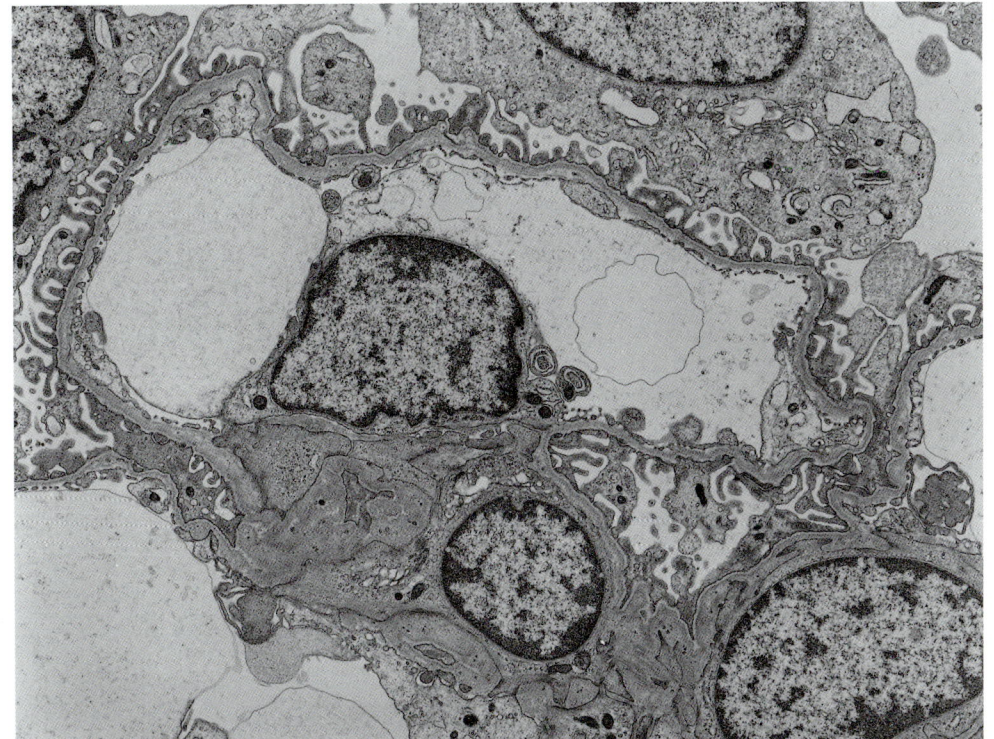

図3 ● 糸球体基底膜菲薄化

メサンギウム領域の糸球体基底膜も，連続的に糸球体係蹄が広汎に薄くなっている（観察倍率：4,000倍）

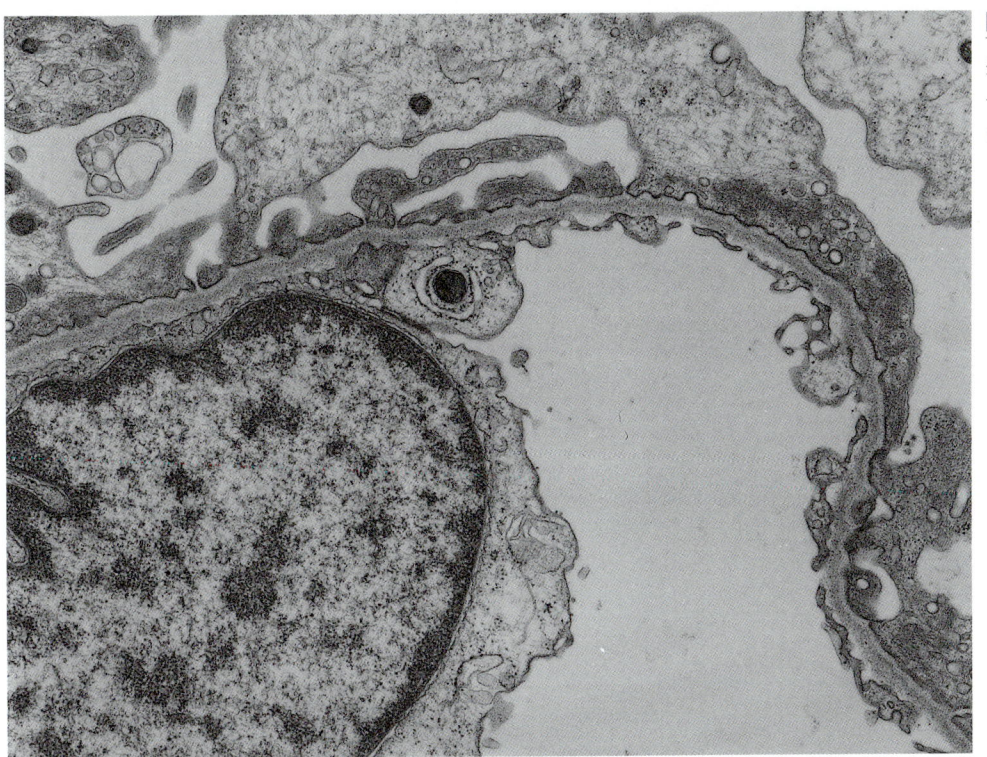

図4 ● 糸球体基底膜菲薄化

糸球体基底膜の菲薄を認め，一部に足突起消失を認める（観察倍率：10,000倍）

Ⅲ 電顕所見が最終的な病理診断に有用な腎疾患

2. アルポート症候群★

1 臨床エッセンス

アルポート症候群（Alport syndrome）は，両側感音性難聴を伴うことが多い（80％）のが特徴である。病因は糸球体基底膜を構成するⅣ型コラーゲンα鎖の遺伝子的欠損である。

X連鎖型（80％）：著明な性差があり，男性は進行性であるが，女性は一般に軽症。

常染色体異常（10％）：劣性は性差なく重症，優性は軽症といわれている。孤発例（10％）もある。5,000～10,000人に1人にみられ，遺伝性腎疾患の中では頻度が高い。

初期には血尿がみられ，小児期に発見されることが多い。進行とともに尿蛋白が出現し，ネフローゼ症候群になることもある。思春期以後腎機能が低下する。男性では腎不全への移行が早く，女性では進行は遅いが腎不全も稀ではない。成人例でもアルポート症候群があることを知っておいてほしい。

難聴がない場合は，アルポート症候群の診断はつかず，遺伝性腎炎ということが多い。

2 臨床と病理の接点

尿異常があり，難聴が認められる場合，"アルポート症候群"を疑って腎生検を行うことが多い。有効な治療法がないため（免疫抑制薬が効くという報告はある），腎生検の結果が，治療効果を左右することは今のところない。病理学的診断を確定するために，電顕検索により糸球体基底膜の異常を確認することが重要である。

最近では，蛍光抗体法によるコラーゲンⅣ型のサブクラスの検索（☞第2章Ⅲ 図45～48）で，遺伝子欠損を分類・診断できるようになってきている。

皮膚生検での皮膚の基底膜でも，腎臓糸球体と同様の検索（☞第2章Ⅲ 図49, 50）ができる。

腎生検組織において，間質・尿細管に泡沫細胞の出現をみることが多い。

（湯村和子）

腎生検所見

1 光顕所見

▶ 光顕診断は微小変化（初期）

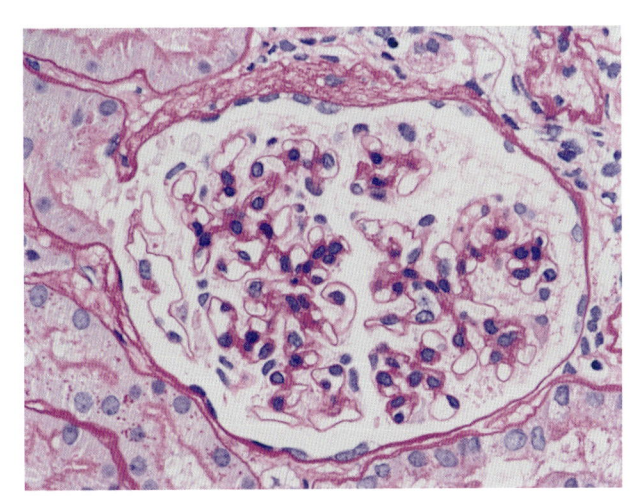

図1A ● ほぼ正常に近い糸球体（PAS染色）

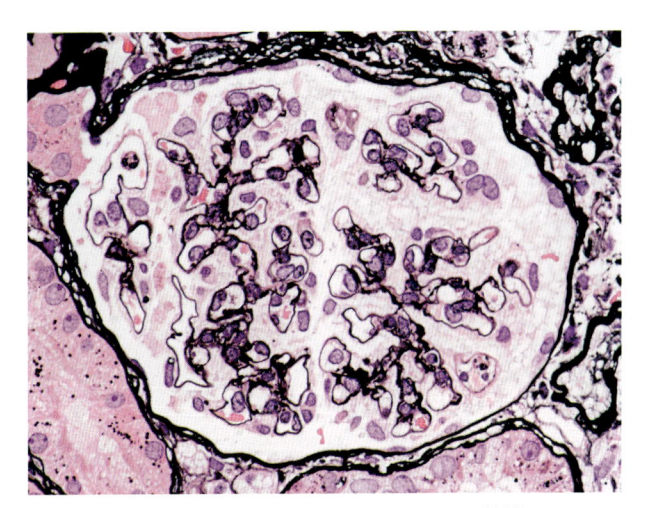

図1B ● 基底膜がとぎれがちに薄くなっている状態（PASM-HE染色）

▶ 腎機能が低下すると硬化糸球体や間質に泡沫細胞が出現（進行期）

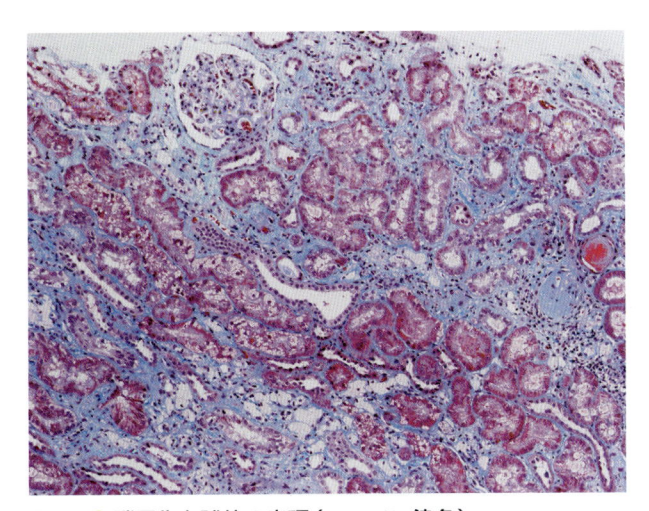

図2A ● 硝子化糸球体の出現（マッソン染色）
硬化した糸球体が出現し，間質の線維化が進行しているが，一部に泡沫細胞が認められる

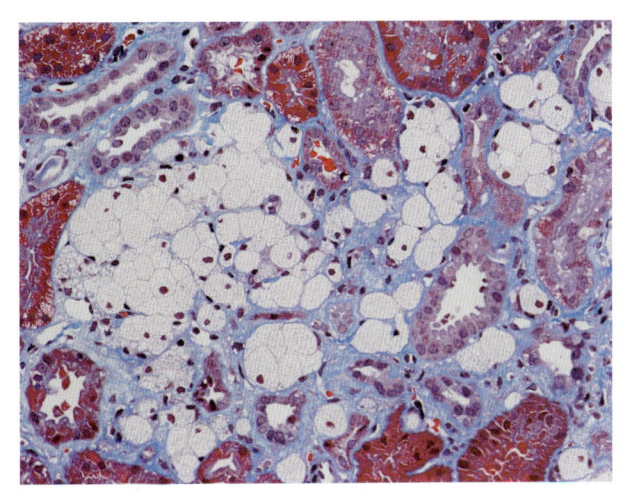

図2B ● 泡沫細胞の出現（マッソン染色）
間質の線維化とともに間質・尿細管に泡沫細胞が出現している

168　第3章 ●腎生検が必要な疾患

2 電顕所見

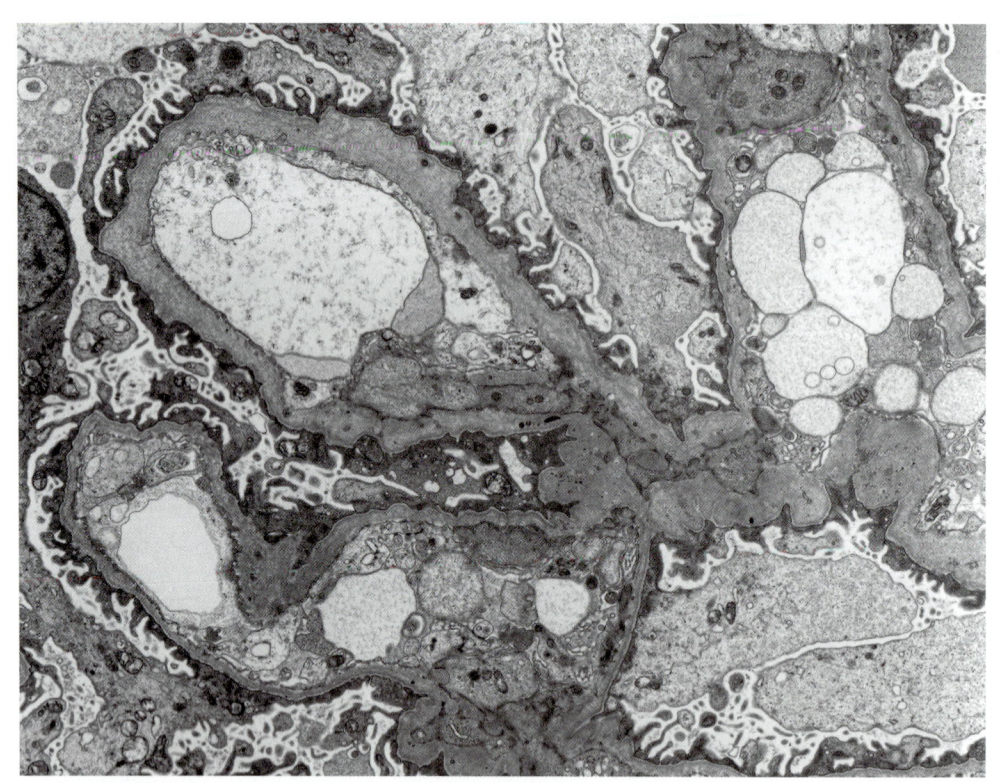

図3 ● アルポート症候群
基底膜の不規則な肥厚のみならず，基底膜が薄くなっている部分もある。基底膜が脆弱化している印象を受ける
（観察倍率：3,000倍）

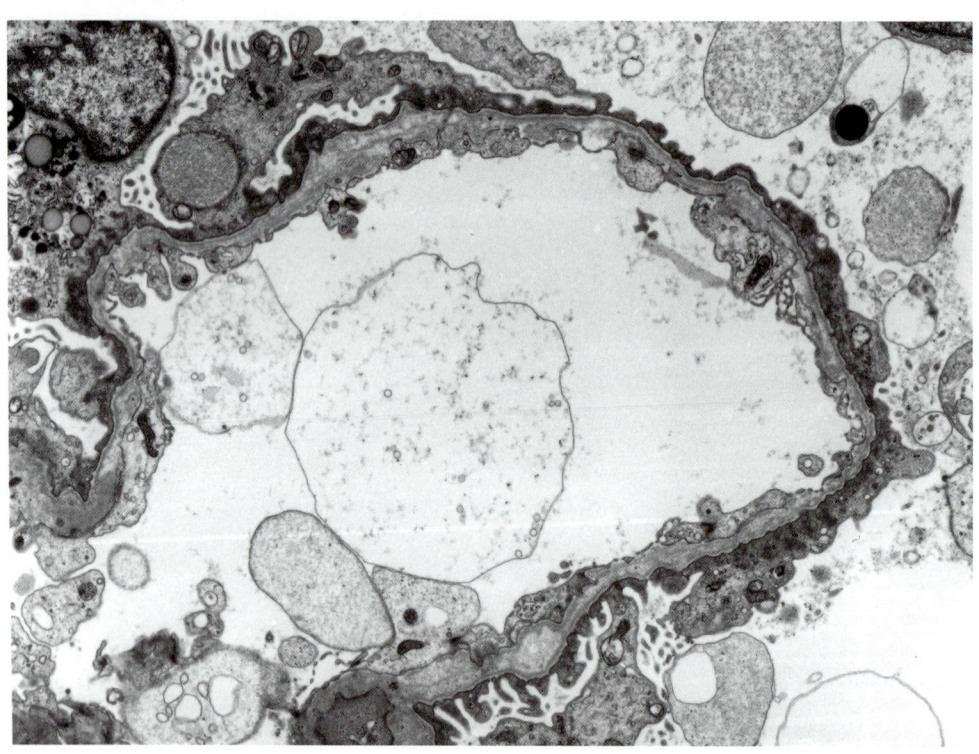

図4 ● アルポート症候群
基底膜緻密層の網目状変化（lamination）が特徴的である。基底膜は不規則な形で肥厚，正常，薄い部分が認められる
（観察倍率：4,000倍）

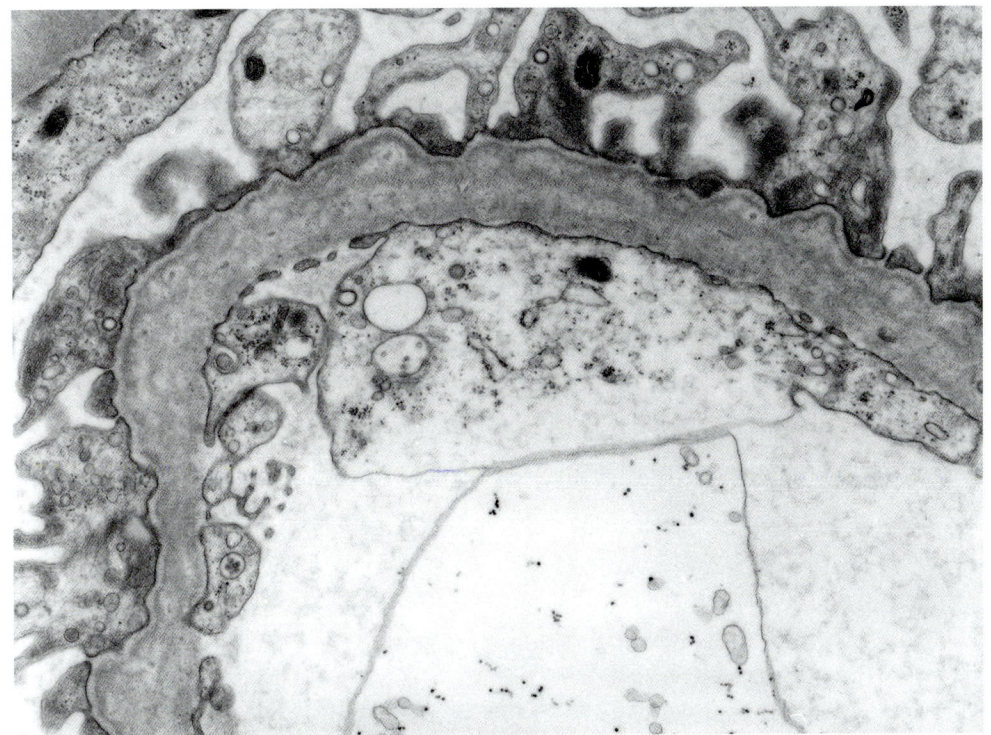

図5 ● アルポート症候群
基底膜が網目状に重層化し，上皮細胞の足突起も消失することが多い（観察倍率：10,000倍）

III 電顕所見が最終的な病理診断に有用な腎疾患

3. ミトコンドリア脳筋症★

1 臨床エッセンス

ミトコンドリア脳筋症（mitochondrial encephalomyopathy）は，多彩な臨床症状を示すこともあり，診断が困難な場合もあるが，諸症状によって本疾患を疑うことが重要である．蛋白尿，尿糖，全般性アミノ酸尿が認められる．進行性で予後不良．

ミトコンドリア病は酸化的リン酸化に関与するミトコンドリアDNA（mtDNA）の遺伝子異常による．遺伝様式は母系遺伝で，母親のmtDNAだけが子に伝えられ，突然変異を起こしやすい．A3243Gの遺伝子異常は1万人あたり1.6人であり，かなり高率に認められる．

ミトコンドリア脳筋症には3つの病型がある．①Kearns-Sayer症候群（KSS）を含む慢性進行性外眼筋麻痺（電解質異常の腎障害あり），②ミオクローヌスてんかんを主徴とするMERRF（福原氏病），③脳卒中を特徴とするMELAS（mitochondrial myopathy, encephalopathy, lactic acidosis, and stroke-like episodes）である．

MELASの症状を欠く糖尿病例（ミトコンドリア糖尿病）や難聴例，巣状糸球体硬化症病変を呈する腎障害例も報告されている．

ミトコンドリア脳筋症は2型糖尿病の0.5〜1.5%に認められ，糖尿病腎症により透析になった患者の5%程度に認められるとの報告もある．

2 臨床と病理の接点

ミトコンドリアは全身の各細胞に分布するが，骨格筋，脳，網膜，心筋，肝臓，腎臓，末梢神経の細胞では分布密度が高い．これらの障害臓器症状がない時点で，尿異常で発見されることもある．腎臓では光顕や蛍光抗体法検索では特異的な所見に乏しいが，巣状糸球体硬化症様病変を示し，電顕検索で上皮細胞内のミトコンドリアの形態異常でみつかることもある．一般的に尿細管上皮や基底膜の電顕検索が診断に寄与する機会は少ないが，異常ミトコンドリアの尿細管上皮内集積所見は，ミトコンドリア脳筋症の診断に有用である．

〈湯村和子〉

腎生検所見

1 光顕所見

▶ 巣状糸球体硬化症病変に類似

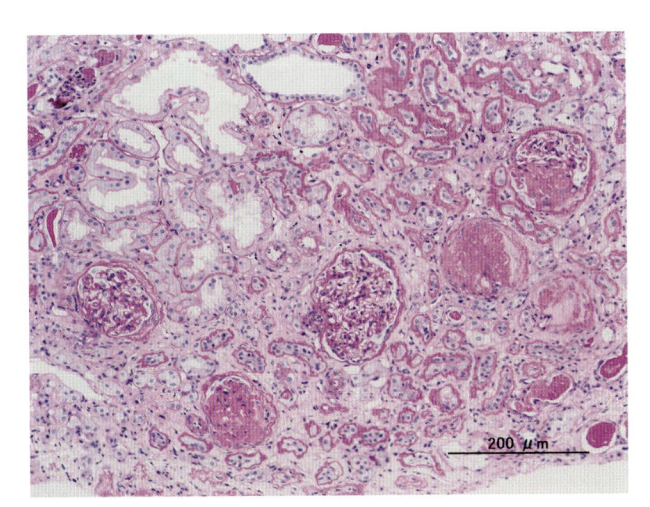

図1 ● 巣状糸球体硬化症類似の所見（PAS染色）
一見，変化の少ない糸球体，分節状硬化の糸球体，全節状硬化の糸球体が認められ，間質の拡大も認める

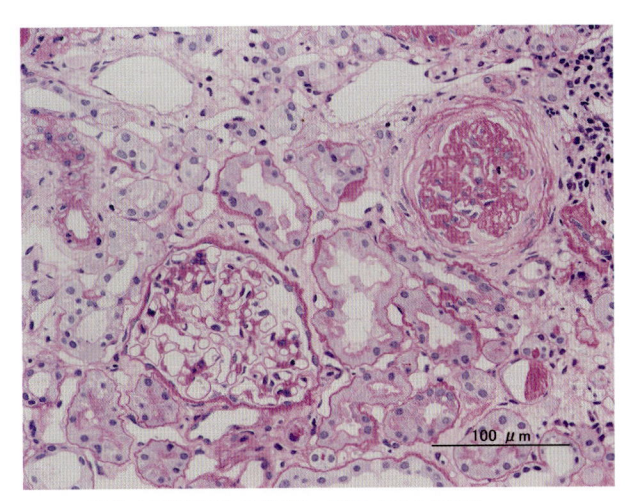

図2 ● 巣状糸球体硬化症類似の所見（PAS染色）
硬化した糸球体と一見正常に近い糸球体を認める

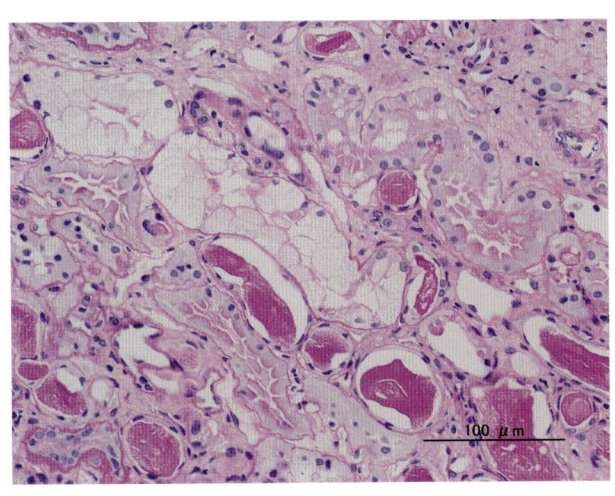

図3 ● 近位尿細管の腫大変性（PAS染色）
腫大変性し，核が消失した近位尿細管を認め，円柱も目立つ

2 電顕所見

▶ ミトコンドリアに注目する

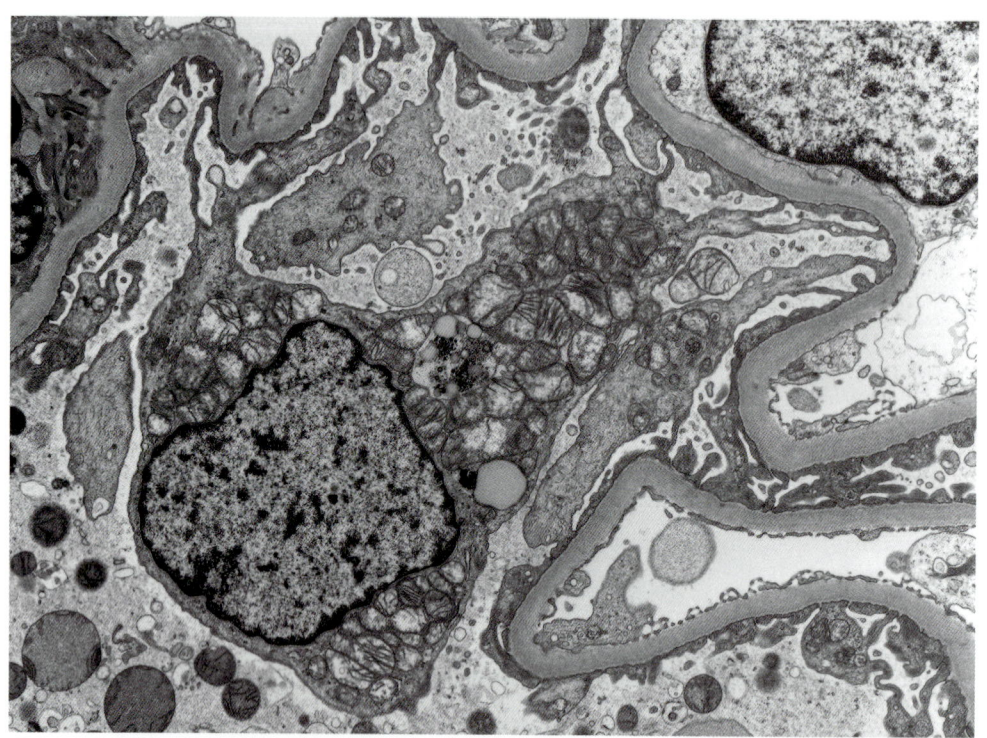

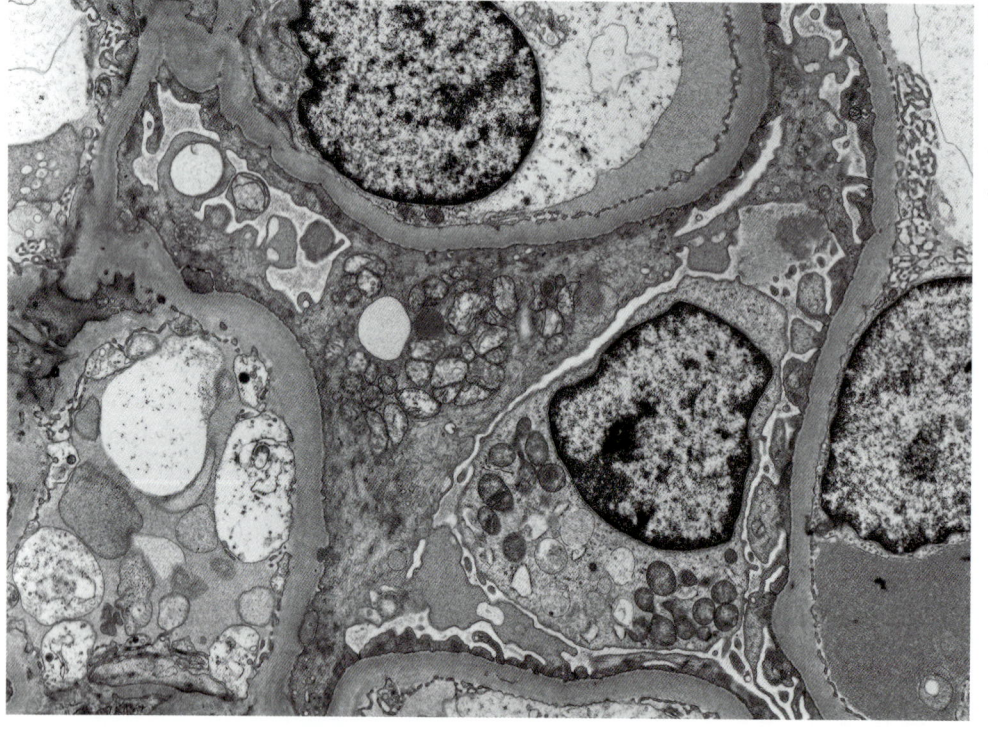

図4● 特徴的なミトコンドリア所見

尿細管上皮にミトコンドリア異常をみることが多いが，糸球体では，上皮細胞内のミトコンドリアの数の増加と形態異常が特徴的である
（観察倍率：4,000倍）

図5● 特徴的なミトコンドリア所見

びまん性に足細胞の足突起消失が認められ，上皮内に大小不同のミトコンドリアの集簇像を認める
（観察倍率：4,000倍）

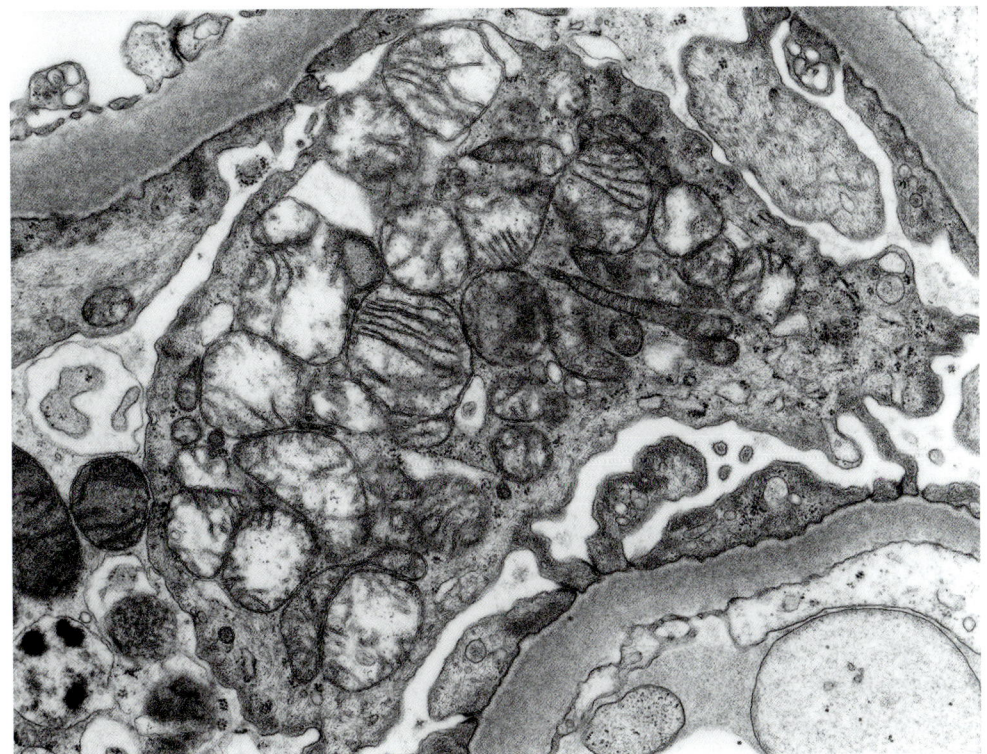

図6 ● ミトコンドリアの数の増加・腫大

強拡大でみると上皮細胞内のミトコンドリアが腫大・変形し，高密度に増加している（観察倍率：10,000倍）

III 電顕所見が最終的な病理診断に有用な腎疾患

4. ファブリー病★

1 臨床エッセンス

ファブリー病（Fabry disease）は，ライソソーム酵素αガラクトシダーゼA欠損によりglycosphingolipid代謝異常が起こり，中性スフィンゴ糖脂質（glycosphingolipid）が体液中に増加し，腎臓を中心とした組織にスフィンゴ糖脂質が沈着する代謝疾患である。X染色体伴性劣性遺伝形式をとり，男性に多発。思春期頃から発症し，多くは発熱を伴う四肢の電撃痛が特徴である。皮疹としては，被角血管腫（angiokeratoma corporis diffusum：暗赤色の平坦または幾分膨隆した集簇性の血管拡張）が播種状に多発する。慢性的には，四肢の不快感などの感覚障害を示す。発汗異常もある。心臓は心不全，心肥大，狭心症を認め，時に心筋梗塞も起こす。腎症状は，尿異常であるが，重屈折性の脂肪滴を認める。眼の角膜白濁は特徴的で女性保因者にも認められる。

最近では，腎不全症例の中に原疾患がファブリー病である可能性が高い維持透析患者もいることがわかってきている。ファブリー病はαガラクトシダーゼA酵素補充が可能になったので，早期診断が重要である。

2 臨床と病理の接点

ファブリー病をはじめとして，脂質代謝異常症（脂質沈着症：Nieman-Pick病，Gaucher病，Farber病などの糖脂質沈着症，さらにリポ蛋白腎症やLCAT欠損病，I-cell病など）は稀な疾患であり鑑別診断に電顕検索は欠かせない。

リン脂質沈着症（phospholipidosis）にみられるミエリン体（ゼブラ体）の形態保存には，通常のグルタール固定，オスミウム酸処理の後に，1％タンニン酸（pH7.0，室温で30分）処理が適している。この処理をしないと，脱脂・脱水の過程で部分的に脂質が消失してしまい，リン脂質沈着の縞模様の構造が明らかにならない場合がある。

（湯村和子）

腎生検所見

1 光顕所見

▶ 上皮細胞の変性が特徴的

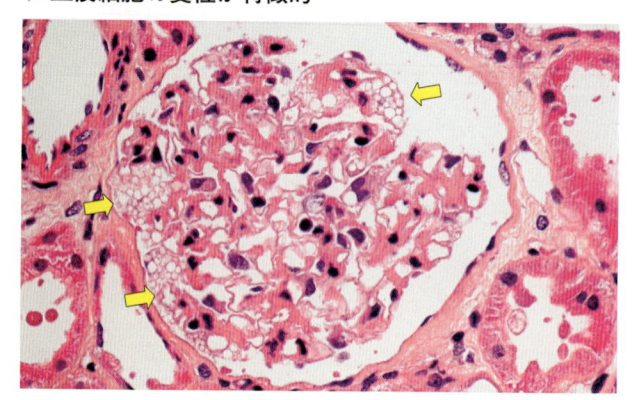

図1 ● ファブリー病（HE染色）

微小変化群に類似するが，足細胞の脂肪変性による空胞化（矢印）が特徴的である

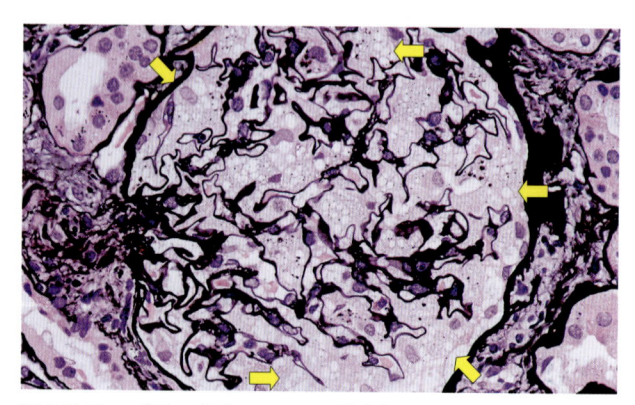

図2 ● ファブリー病（PASM-HE染色）

上皮細胞内にPAM陽性顆粒状物質や著明な空胞化（矢印）を認める

Ⅲ 電顕所見が最終的な病理診断に有用な腎疾患／4．ファブリー病

2 電顕所見

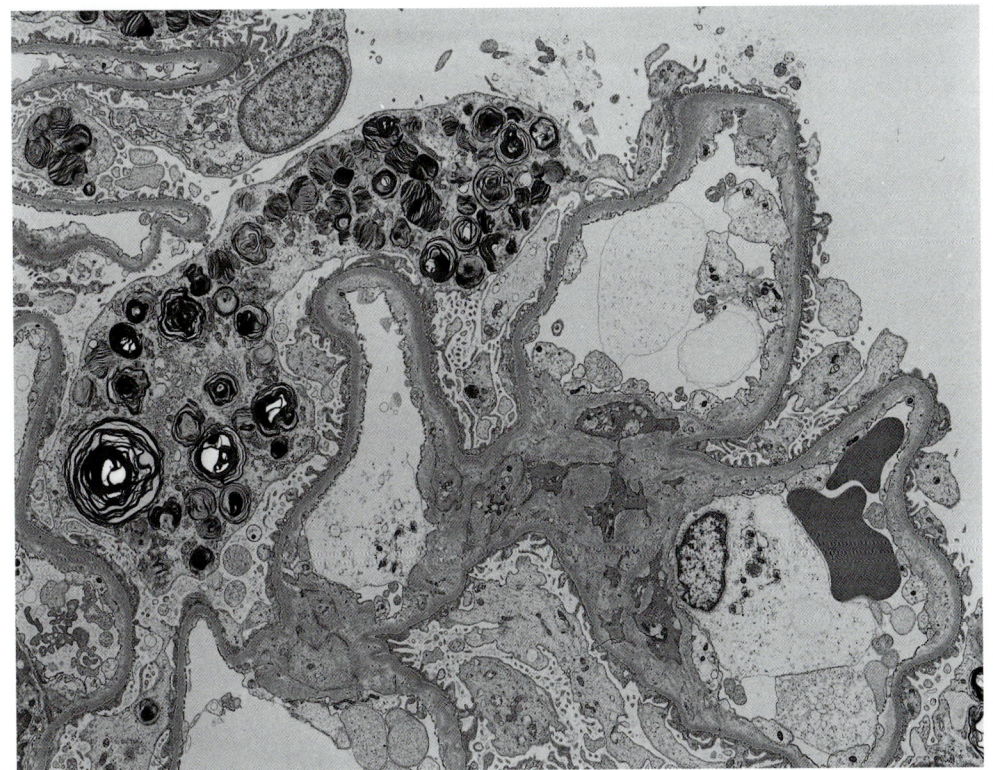

図3● ゼブラ体の出現

足細胞内に層状構造を示す脂質の蓄積（ゼブラ体の出現）が認められる。このような所見を認めない上皮細胞もある（観察倍率：2,000倍）

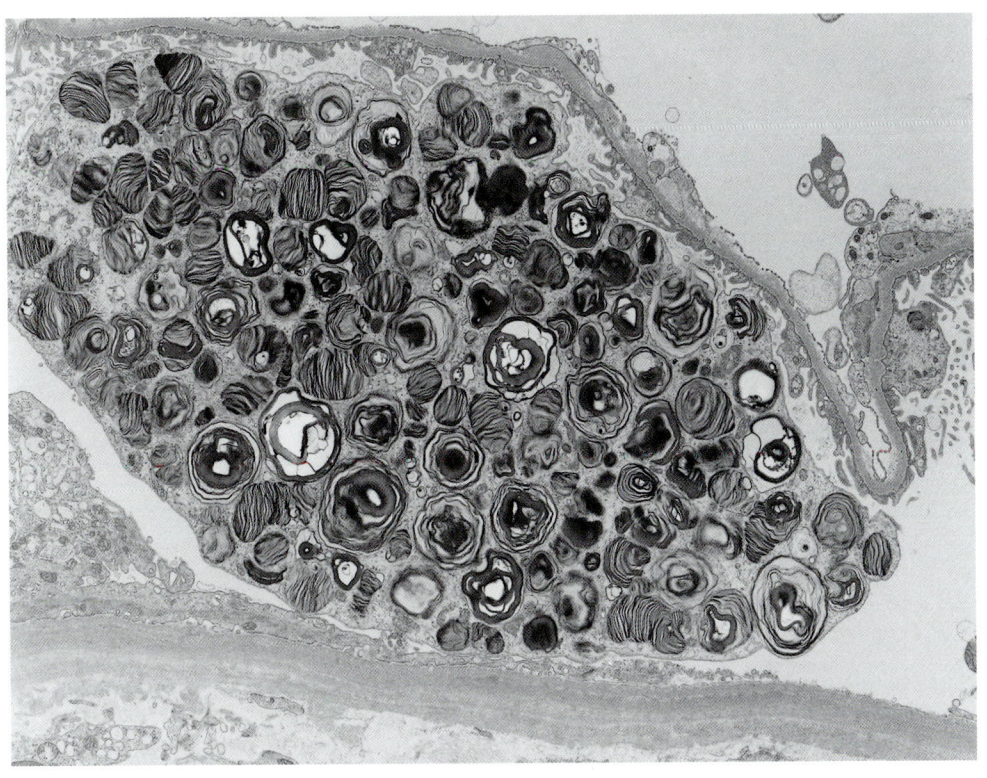

図4● ゼブラ体の出現

足細胞内に著明なミエリン様構造物の蓄積を認める（観察倍率：3,000倍）

Ⅲ 電顕所見が最終的な病理診断に有用な腎疾患

5. 糸球体沈着症

糸球体沈着症(glomerular deposition disease)とは，腎生検時点で，光顕，免疫組織診断により糸球体内沈着物が確認されるが，一次性糸球体腎炎や原因が明確な全身性疾患と診断されず，臨床情報と電顕的検索を待たなければならないとき，一時的に診断名とする疾患群の総称である。

この疾患群には，図1に示すように膠原線維沈着症(タイプⅢコラーゲン)，フィブロネクチン腎症(フィブロネクチン)も含み，アミロイド腎症，クリオグロブリン血症，軽鎖沈着症，Fibrillary腎炎(FGN)・Immunotactoid腎症(ITG)など，疾患特有の沈着物構造を呈して電顕で診断される疾患群で，沈着物の比較によってある程度の鑑別診断が可能である。線維性構造物の場合，径によってもおおよそ判断する。

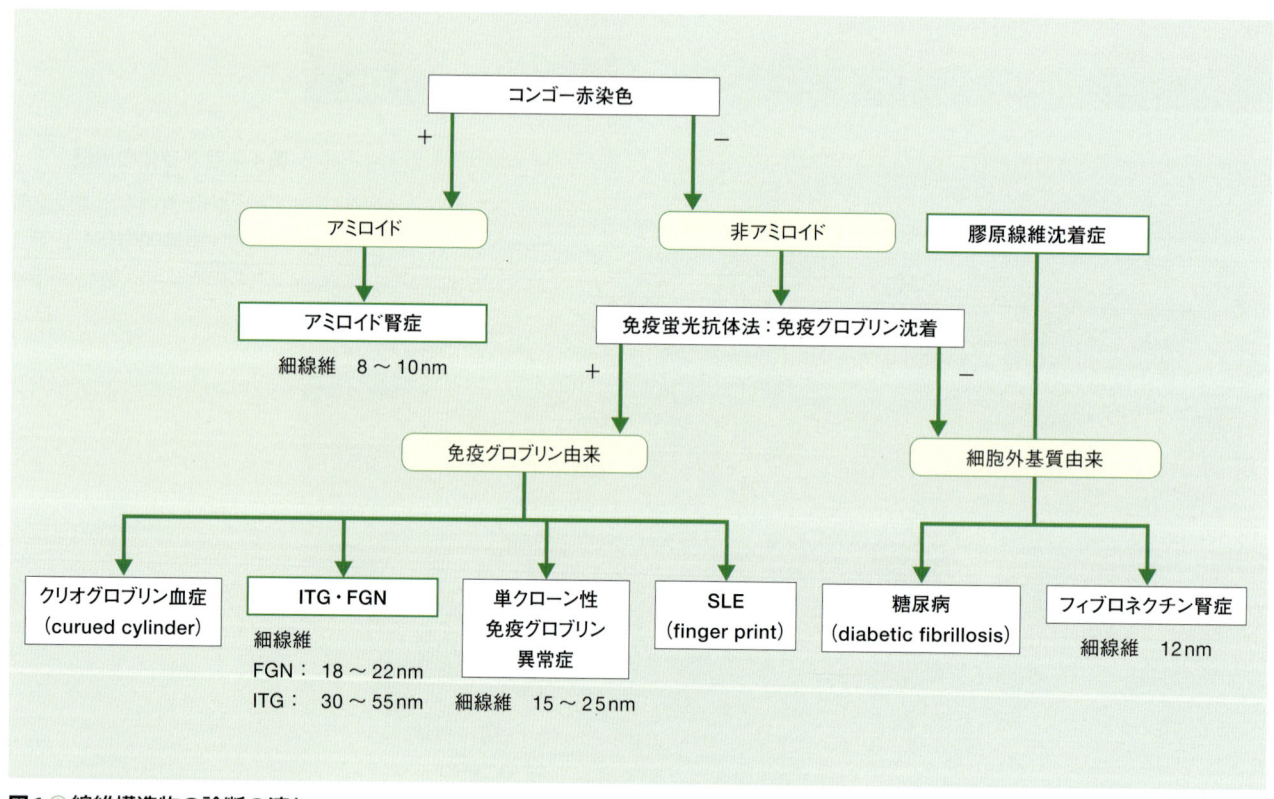

図1 ● 線維構造物の診断の流れ

```
                    コンゴー赤染色
                    +          −
                    ↓          ↓
                アミロイド    非アミロイド       膠原線維沈着症
                    ↓          ↓
                アミロイド腎症  免疫蛍光抗体法：免疫グロブリン沈着
                細線維 8〜10nm    +          −
                               ↓          ↓
                         免疫グロブリン由来  細胞外基質由来
```

- クリオグロブリン血症 (curued cylinder)
- ITG・FGN 細線維 FGN：18〜22nm ITG：30〜55nm
- 単クローン性免疫グロブリン異常症 細線維 15〜25nm
- SLE (finger print)
- 糖尿病 (diabetic fibrillosis)
- フィブロネクチン腎症 細線維 12nm

5-1. 膠原線維糸球体沈着症 ★

膠原線維糸球体沈着症（collagenofibrotic glomerulopathy）は，メサンギウム領域から内皮下にかけて大量のタイプⅢコラーゲンの線維が蓄積する特異な所見（図1）を呈する疾患である。nail-patella症候群とは異なる独立した腎疾患である。

1 臨床エッセンス

常染色体劣性遺伝形式をとる。ネフローゼ症候群を示し，進行性に腎機能が低下する稀な疾患で，本邦での報告がほとんどである。

2 臨床と病理の接点

身体症状に乏しく，腎生検する前には，"ネフローゼ症候群"や"慢性糸球体腎炎"の診断しかつかない。他臓器にはコラーゲン沈着物は明らかでないが，肝臓にも沈着が認められたという報告がある。

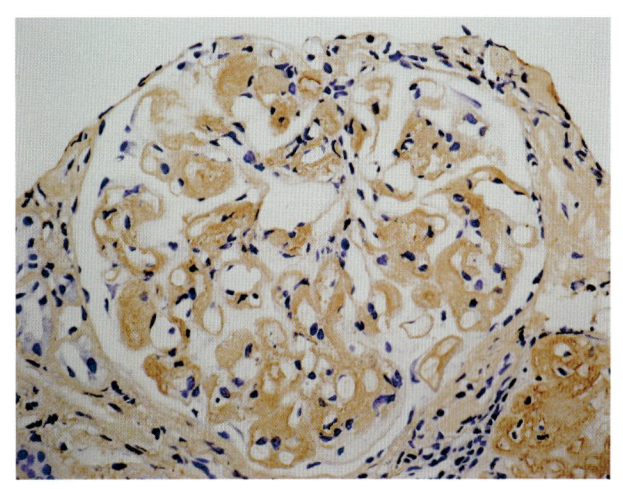

図1 ● タイプⅢコラーゲンの証明（酵素抗体法）
パラフィン切片での抗タイプⅢコラーゲン染色により係蹄壁内皮下からメサンギウム領域にかけて陽性の所見が確認される

腎生検所見

1 光顕所見

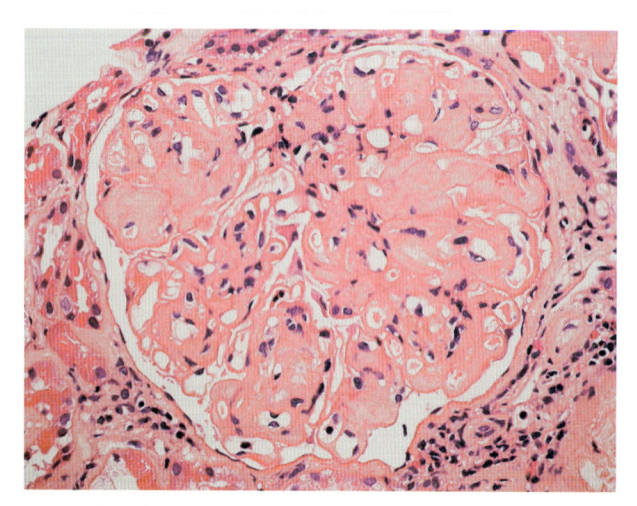

図2 ● 膠原線維糸球体沈着症（HE染色）
糸球体は腫大し，係蹄壁に塊状の沈着物を認める

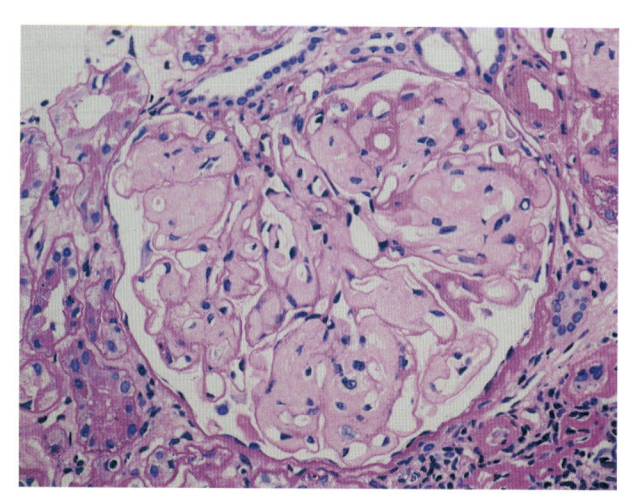

図3 ● 膠原線維糸球体沈着症（PAS染色）
同様に基底膜内皮下にやや不均一な沈着物が拡がっている

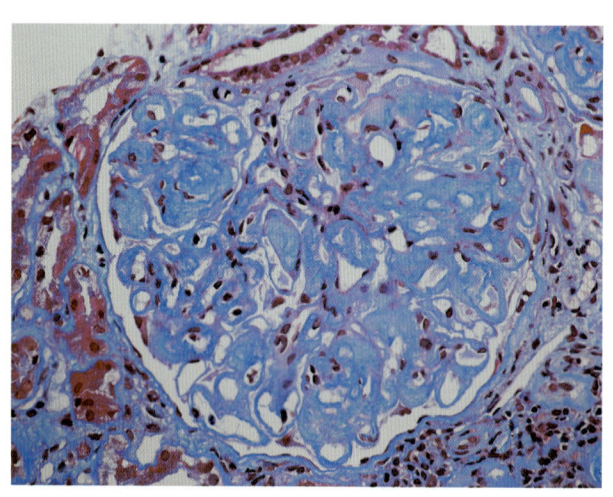

図4 ● 膠原線維糸球体沈着症（マッソン染色）
内皮下腔の膠原線維の蓄積が青色に染色される。基底膜との境界不明瞭

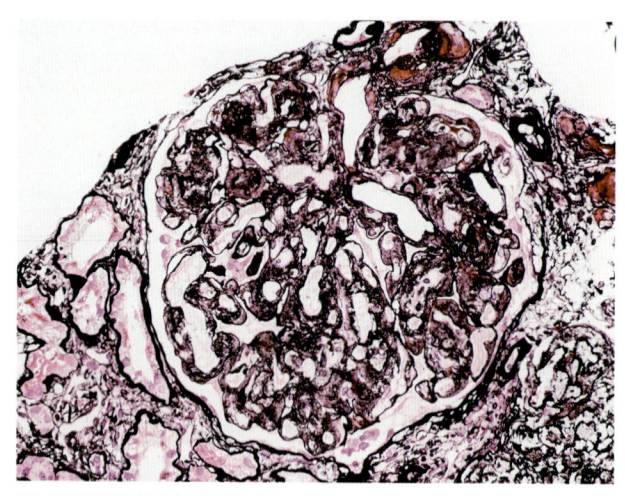

図5 ● 膠原線維糸球体沈着症（PASM-HE染色）
線維構造物が毛細血管係蹄内皮下腔を占拠し結節状にみえる

2 電顕所見

▶ ウラン・鉛染色では，膠原線維は白く抜けることが多い

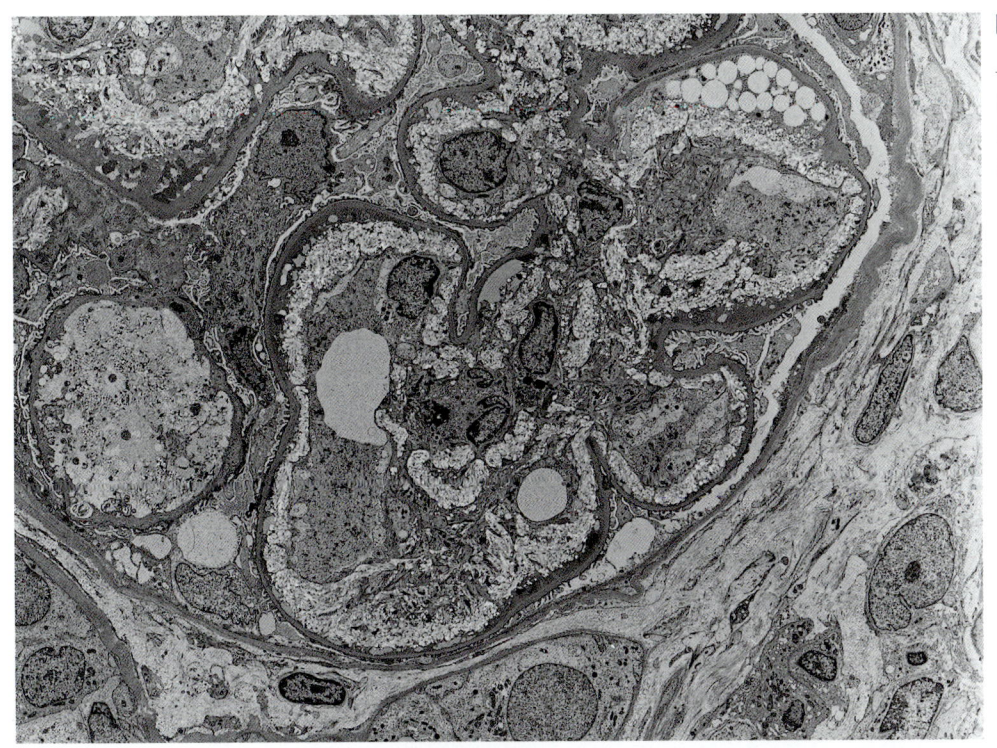

図6 ● 膠原線維糸球体沈着症

内皮下腔に蓄積する膠原線維が白く抜けている
（観察倍率：1,000倍）

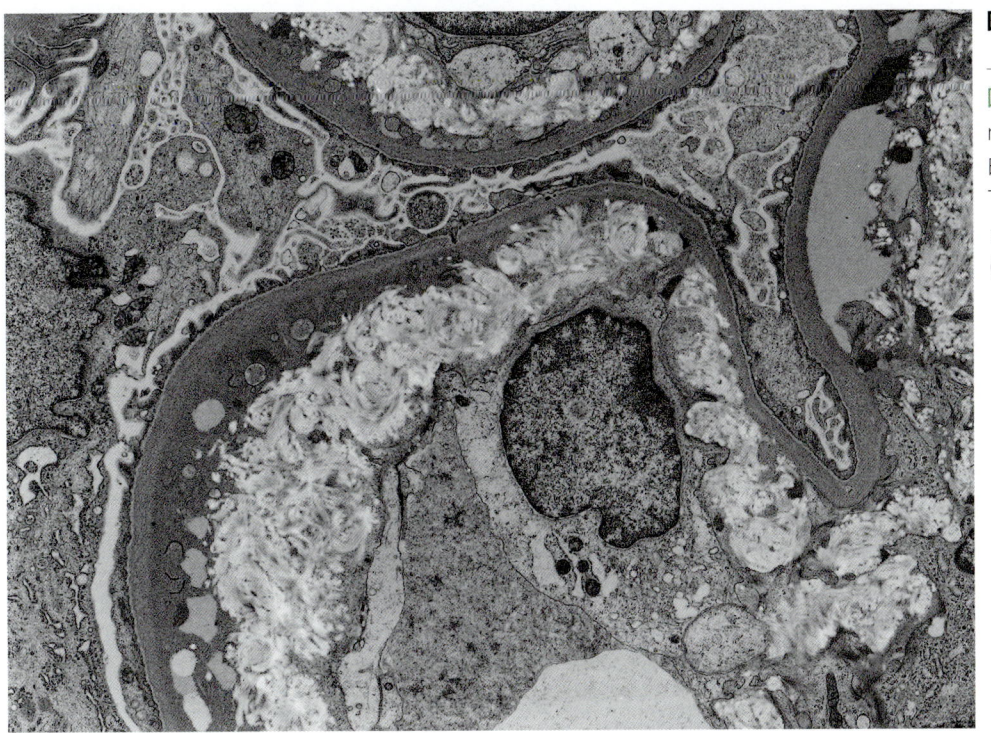

図7 ● 膠原線維糸球体沈着症

図6の拡大を上げると，negative stainで膠原線維が白いことがよくわかる。内皮下腔直下には血漿成分のトラップが認められる
（観察倍率：4,000倍）

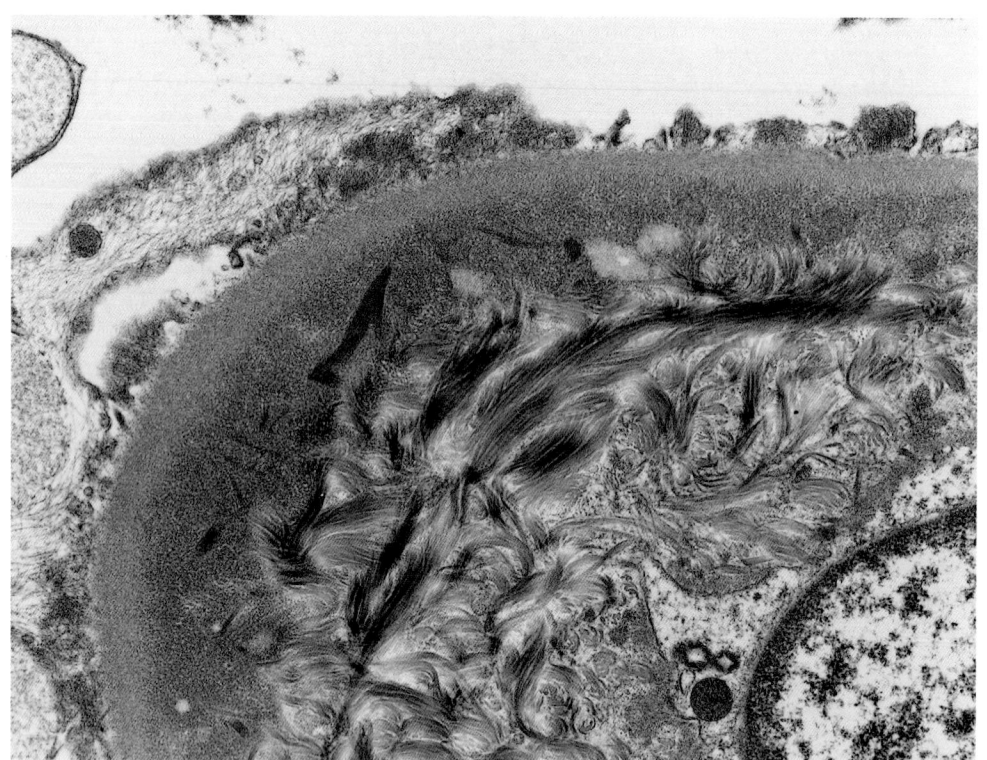

図8● 膠原線維糸球体沈着症（タンニン酸・鉛染色）

タンニン酸・鉛染色すると膠原線維が黒く染まり，線維構造が明瞭に把握できる
基本的にはこの疾患の膠原線維は束状で螺旋状（spiraled collagen）構造をとるのが特徴で，60 nmの周期性を持つ縞構造を示す
（観察倍率：10,000倍）

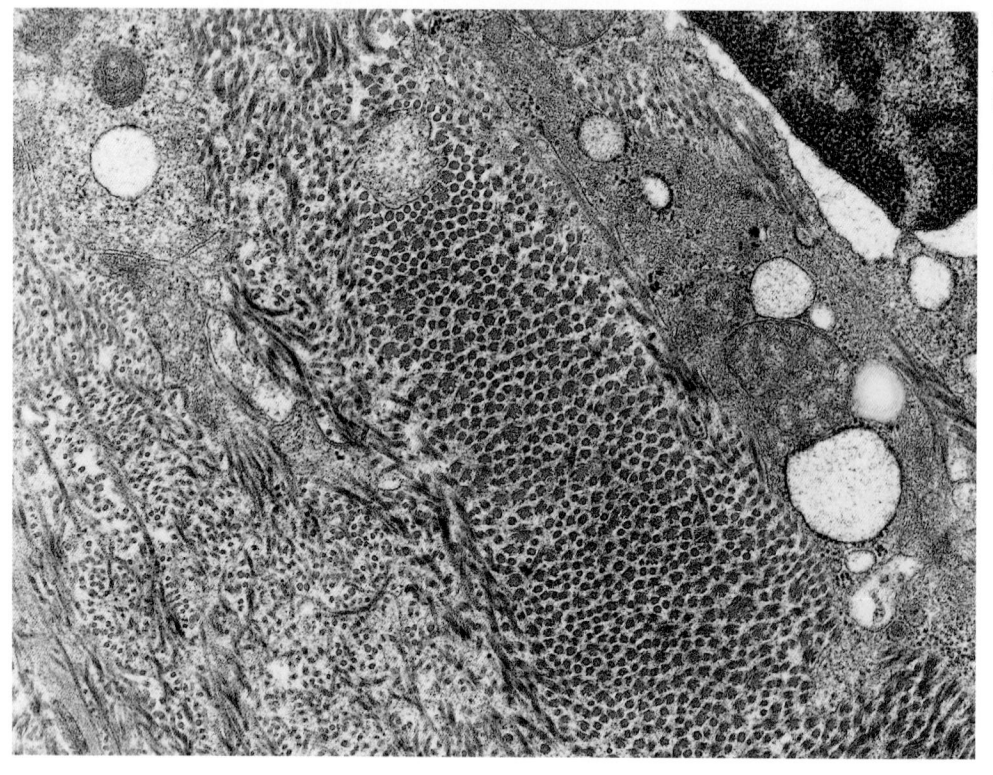

図9● 膠原線維糸球体沈着症

線維の水平断面像では，集簇した束状構造がみられる
（観察倍率：15,000倍）

5-2. Immunotactoid 腎症（ITG）と Fibrillary 腎症（FGN）★

1977年にRosenmann & Fliakimが報告し，非アミロイド性線維性沈着物を有する原発性腎疾患の概念が確立した。明らかなSLEやクリオグロブリン血症，パラプロテイン血症など原疾患が明らかな場合は原則として入れない。第3章Ⅲ5図1に示すように，コンゴー赤染色などアミロイド沈着は陰性であるが，電顕的な検索では微小管状構造物の沈着物を糸球体内細胞外基質に認める。

1985年にKorbetらによりITG，1987年にAlpersらによりFGNと，2種の病態があることが指摘され，現在この2つに分類して使われることが多い。このような線維構造は免疫グロブリン由来と考えられている。

1 臨床エッセンス

本邦では1988年にKobayashiらにより初めて報告された。"amyloid-stain-negative microfibrillar glomerular deposit"の表題のごとく，非アミロイド性線維性沈着物である。腎生検の0.1％程度の稀な疾患である。ネフローゼ症候群を示すことが多い。治療に抵抗性ではあるが，まったく反応しないわけではない。

電顕で発見される稀な疾患であり，臨床病態をまとめて述べることは難しいが，ITGでは血尿を認め，腎機能低下を認め，抗核抗体陽性や低補体血症を認めるなど多彩である。FGNも高血圧や腎機能低下例が多いとされる。

2 臨床と病理の接点

"ネフローゼ症候群"で発見されることが多い。光顕的には一定の所見はなく，しばしば膜性増殖性腎炎様であったり，巣状糸球体硬化症と診断されている。電顕所見により病理診断する。

腎生検所見 ▶ Immunotactoid 腎症（巣状糸球体硬化症様症例）

1 光顕所見

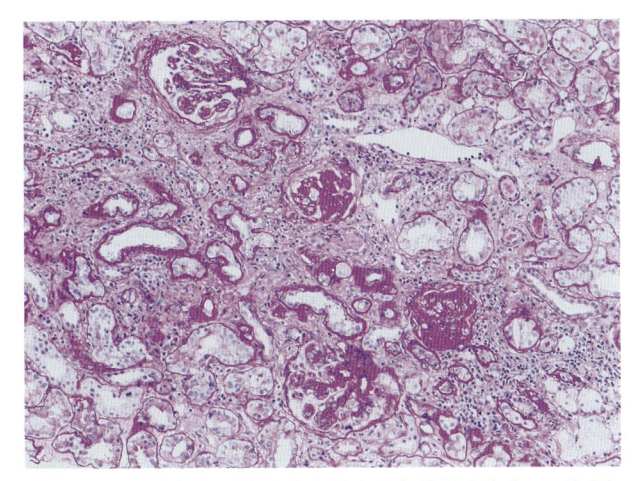

図1 ● ITGの巣状糸球体硬化を認める糸球体病変（PAS染色）
この例では，巣状糸球体硬化を認めるが，硬化していない糸球体にも変化がある

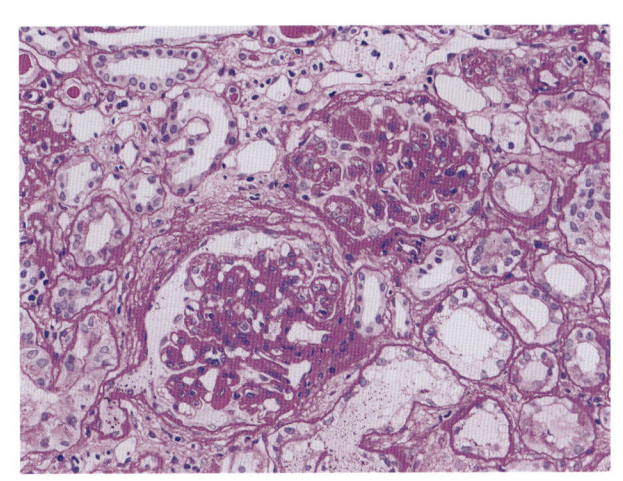

図2 ● ITGの膜性増殖性腎炎様糸球体病変（PAS染色）
いずれも増殖性変化を伴い硬化しつつある糸球体である

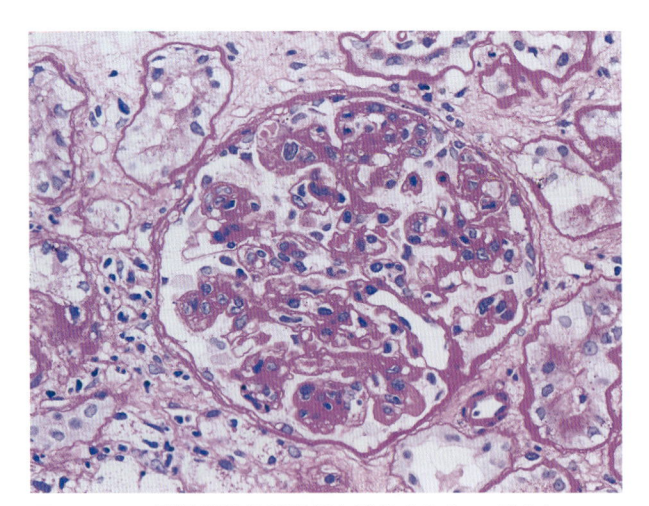

図3 ● ITGの膜性増殖性腎炎様糸球体変化（PAS染色）
増殖性病変，滲出病変，基底膜の二重化など多彩な病変が認められる

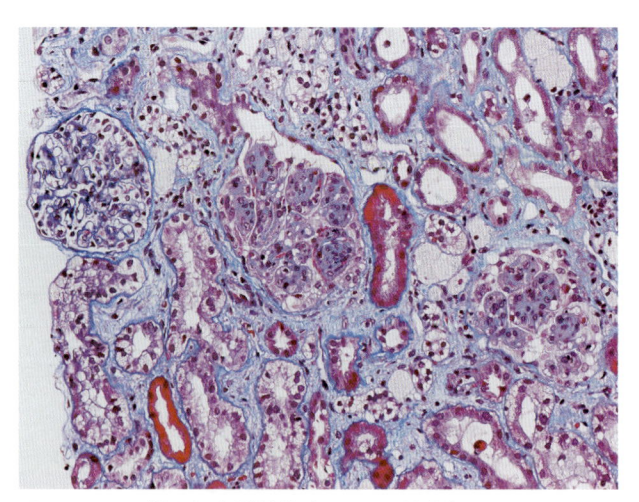

図4 ● ITGの様々な糸球体像（マッソン染色）
変化の少ない糸球体と膜性増殖性腎炎様変化を示す2個の糸球体を認める

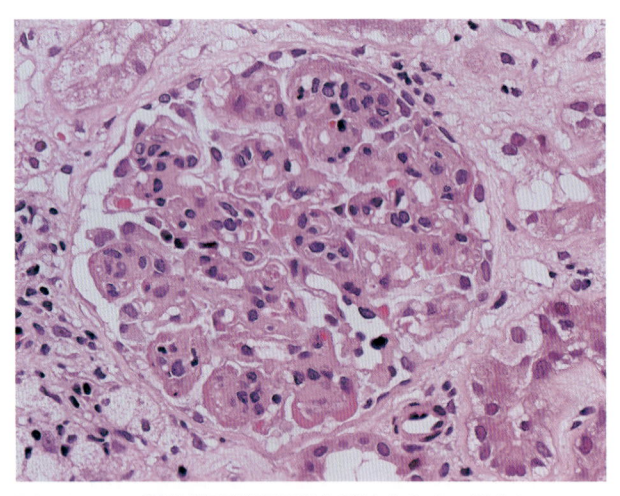

図5 ● ITGの膜性増殖性腎炎様糸球体変化（HE染色）
膜性増殖性腎炎様の糸球体で，HE染色でも沈着物の存在がわかる

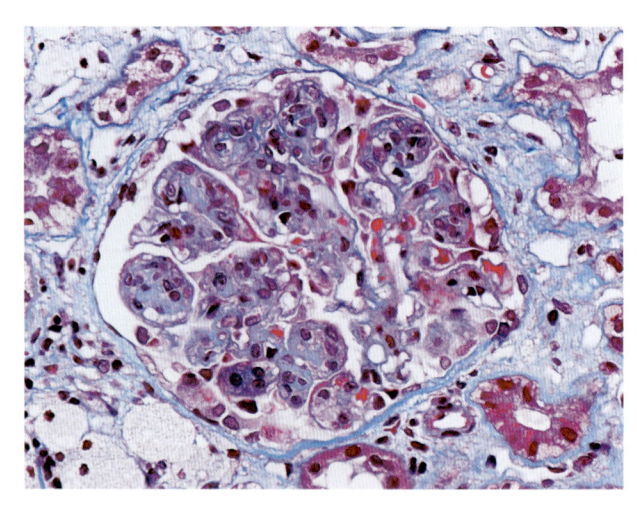

図6 ● ITGの膜性増殖性腎炎様糸球体変化（マッソン染色）
膜性増殖性腎炎様の糸球体であるが，マッソン染色のほうが沈着物は赤く染色され，わかりやすい

2 電顕所見

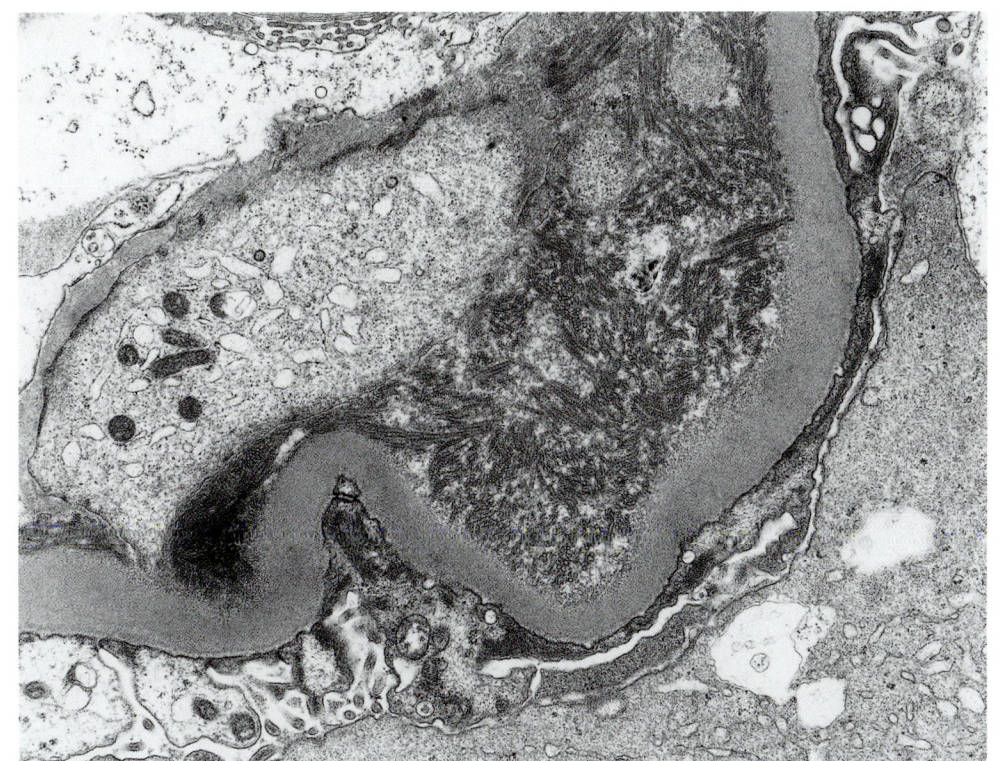

図7 ● ITG

糸球体基底膜内皮下に線維性の沈着を認め，線維の束は一定方向に間隔をおいてほぼ平行に配列している
（観察倍率：8,000倍）

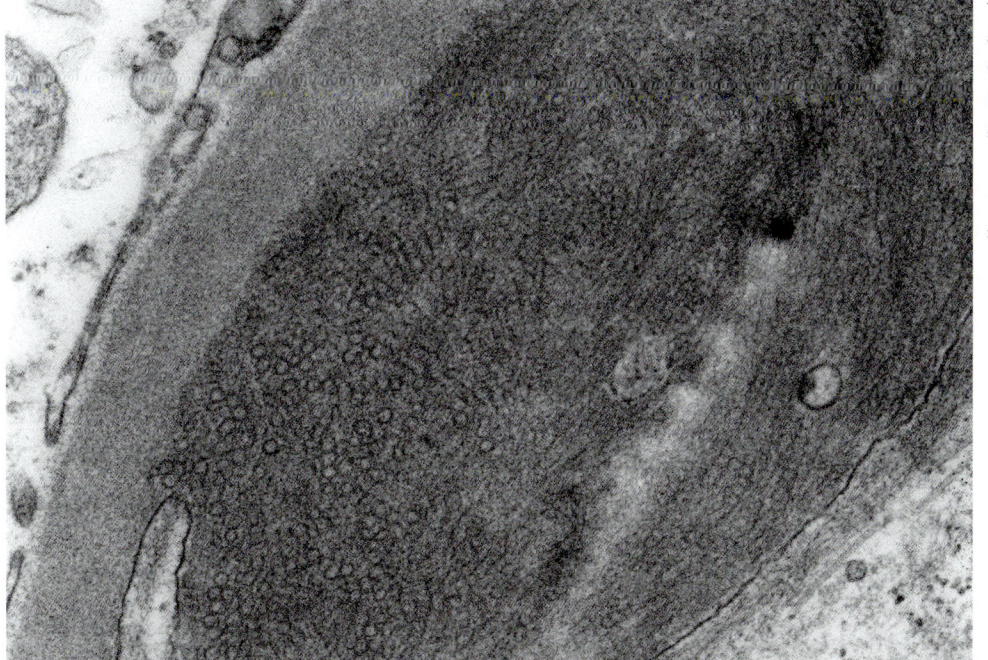

図8 ● ITG

広範囲の内皮下に太めの線維の束が一定方向に間隔をおいてほぼ平行に配列し，沈着物は30～50nmの幅でセントラルコアないしハローを持ち，中腔の部分がやや太く，微小管状構造を示す
（観察倍率：30,000倍）

> **腎生検所見** Fibrillary腎症（膜性腎症様症例）

1 光顕所見

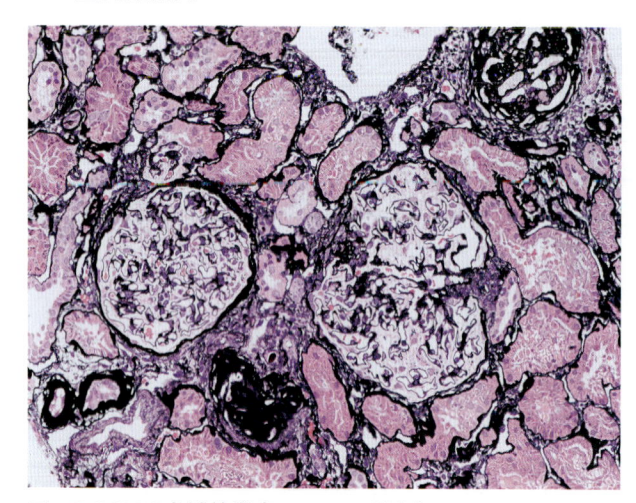

図9 ● FGNの糸球体像（PASM-HE染色）
ボウマン囊との癒着を伴い巣状糸球体硬化症様病変を示す糸球体や，完全に硬化した糸球体も認める

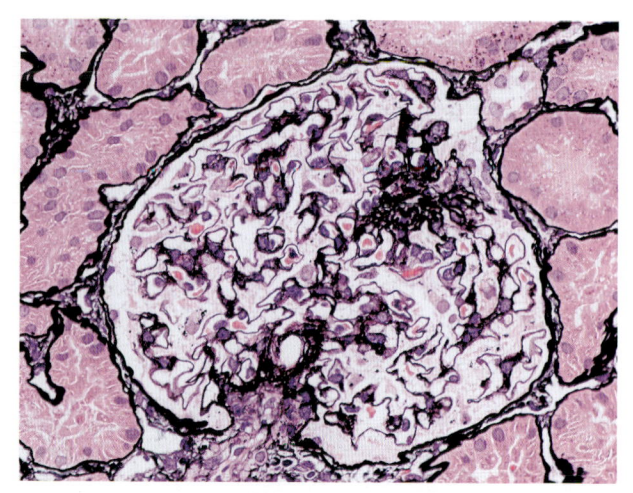

図10 ● FGNの硬化糸球体（PASM-HE染色）
膜の変化が認められ，膜性腎症に類似しているが，一部に巣状硬化像も認められる

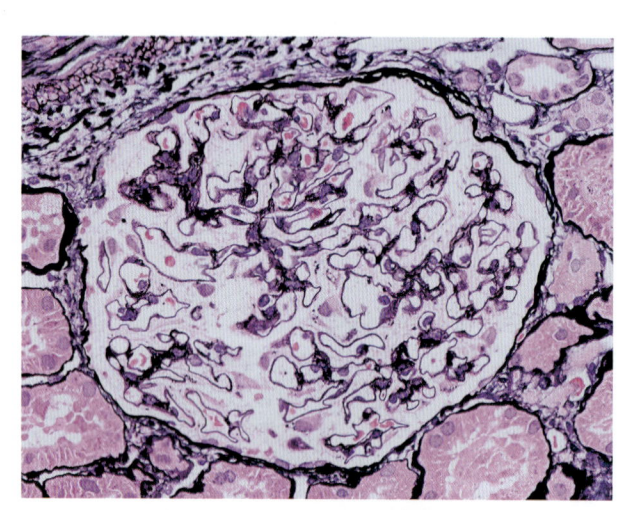

図11 ● FGNの基底膜変化（PASM-HE染色）
基底膜が虫食い様になっているが，膜性腎症の場合のように沈着物が平均的ではない

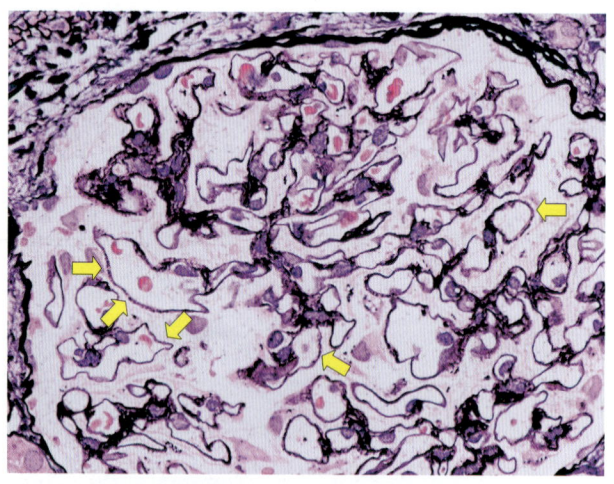

図12 ● FGNの基底膜変化（PASM-HE染色）
点刻様に基底膜が沈着物で抜けている（矢印）

② 電顕所見

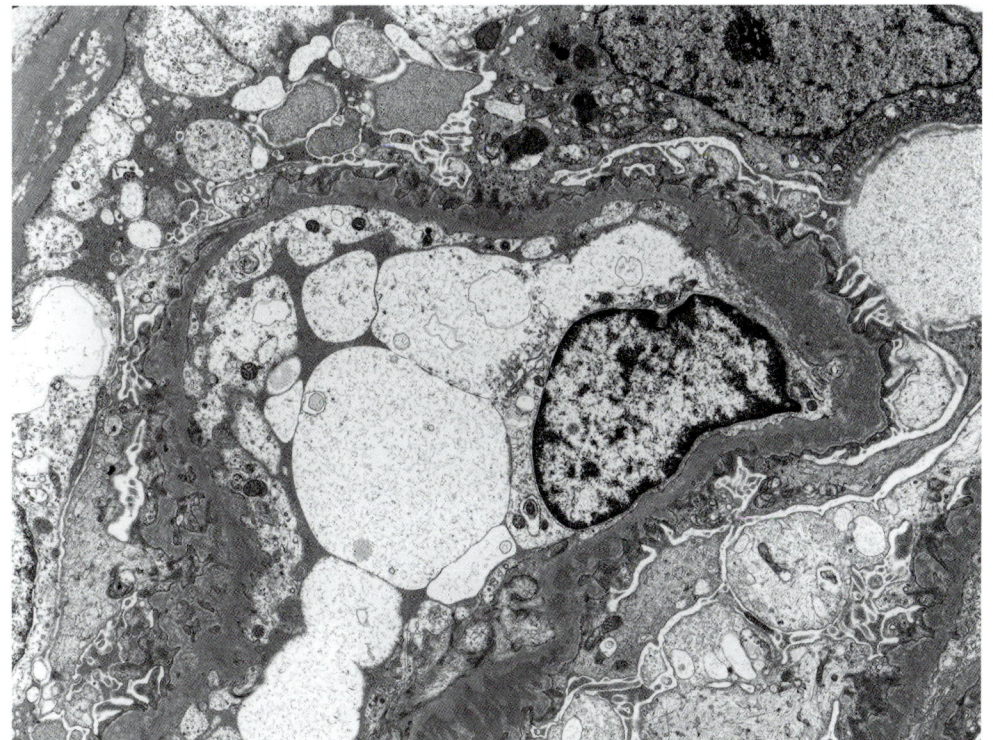

図13 ● FGN
波状の基底膜内に線維性構造物が認められる
（観察倍率：3,500倍）

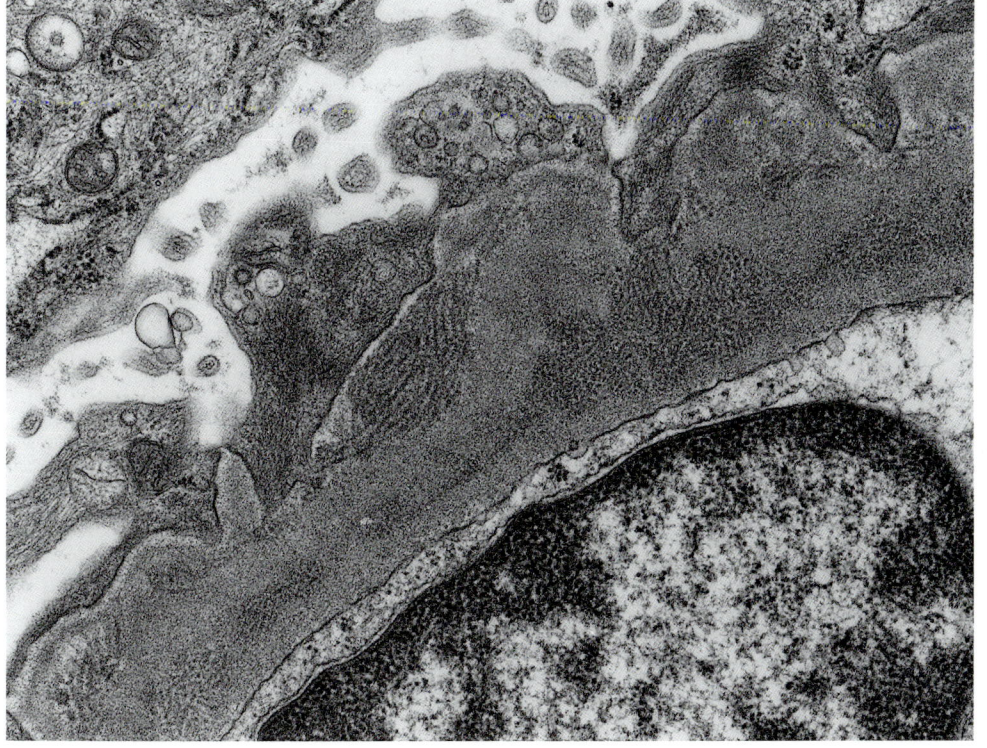

図14 ● FGN
基底膜内，上皮下の沈着物は形態的にはアミロイド細線維に似るが，線維の径は18〜22nmと太い
（観察倍率：20,000倍）

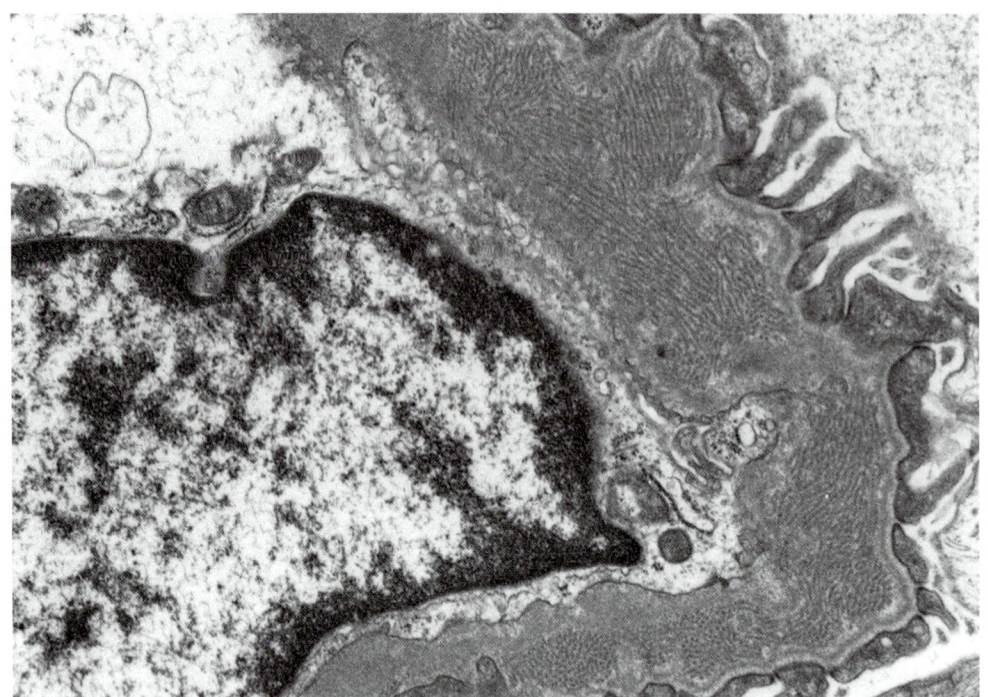

図15 ● FGN
塊状の細線維1本1本が不特定の方向に，時に交差または枝分かれする（random arrangement）
（観察倍率：21,000倍）

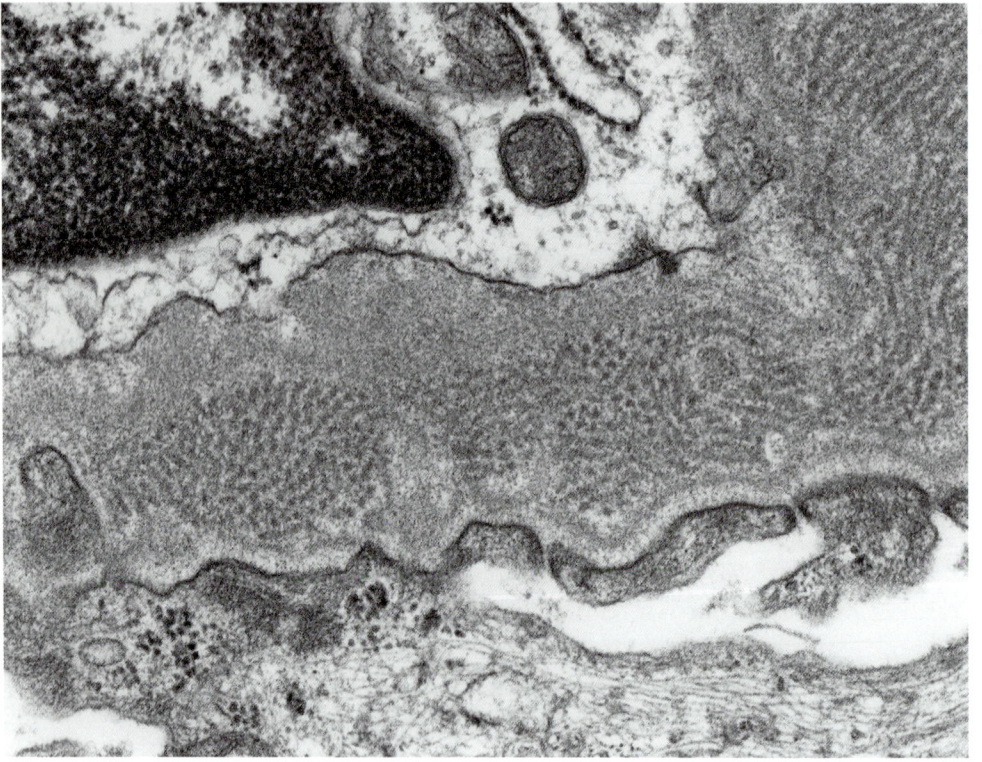

図16 ● FGN
沈着物の線維の径は18〜22nmである
（観察倍率：30,000倍）

5-3. アミロイド腎症★★

1 臨床エッセンス

アミロイド物質が腎臓に沈着して生じる腎障害であり，全身性アミロイドーシスの臓器障害の1つとして起こってくる。慢性炎症性疾患（関節リウマチが多い）に起因する反応性AAアミロイドーシスと骨髄腫に伴うような免疫細胞性ALアミロイドーシスによることが多い。発症は潜行的であり，無症状で尿蛋白，腎障害，浮腫で発見され，やがてネフローゼ症候群を発症することが多い。血尿はあっても軽度である。

治療は原疾患の治療を行う。最近では，関節リウマチに生物学的製剤を使用しているが，アミロイド腎症（amyroid nephropathy）にも有用との報告がある。

2 臨床と病理の接点

アミロイド腎症はコンゴー赤染色での証明が必須で，電顕でアミロイド細線維を確認する。アミロイド沈着は，極少量であっても，ネフローゼ症候群を示すことが多く，光顕でも注意してみると沈着物の存在がわかる。ただし，表1に示すように沈着部位によって尿所見は異なる。免疫グロブリン，補体などの沈着は様々に認められる（図1）。また，アミロイドPの沈着を認める（図2）。

反応性AAアミロイドーシスの場合は抗AA抗体陽性であり，コンゴー赤染色を過マンガン酸処理するとコンゴー赤陽性が消失する。骨髄腫では，免疫グロブリン軽鎖のκあるいはλのいずれかが強く染

表1 ● アミロイドの糸球体沈着部位と特徴

	蛋白尿	みられる頻度
mesangial nodular type	◎ネフローゼ	高い
mesangio-capillary type	◎ネフローゼ	高い
perimembranous type（上皮側優位）	ネフローゼ	低い
hilar type（血管極，血管の沈着が目立つ）	尿蛋白は少ない	低い

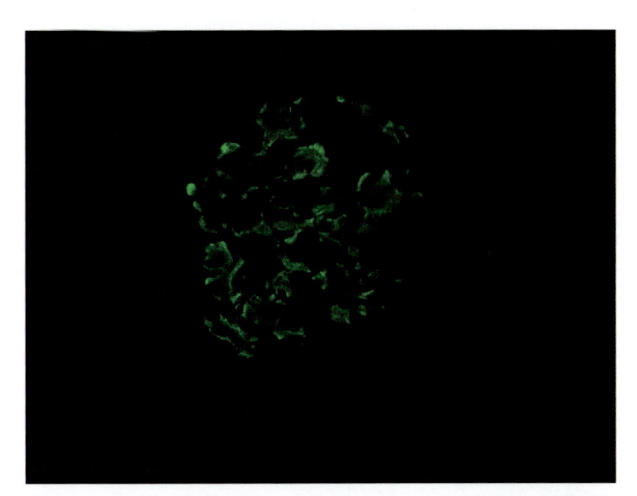

図1 ● アミロイド腎症での免疫グロブリン沈着（蛍光抗体法）
IgMの沈着を認め，アミロイド線維にトラップされた免疫グロブリンなどが染まる（ただし，間質や血管のアミロイド線維にはあまりトラップされない）

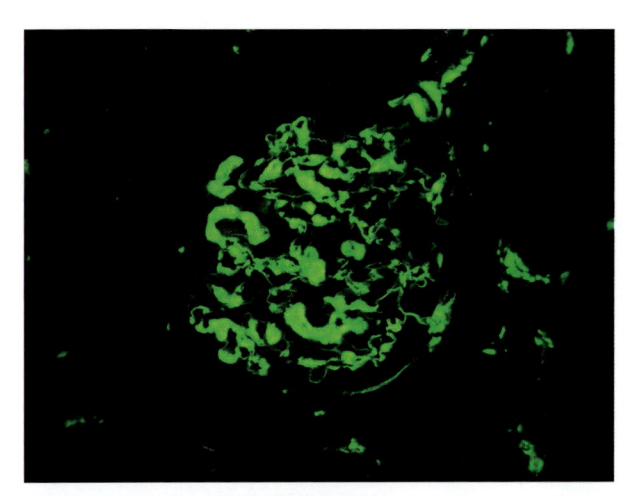

図2 ● アミロイドP沈着（蛍光抗体法）
アミロイドP成分をアミロイド沈着の部位に認める

色され，過マンガン酸処理抵抗性でコンゴー赤陽性は消失しない。

アミロイド腎症が疑われても，腎生検が施行できない場合もあり，採取されやすい障害臓器の組織で胃や直腸（最近は内視鏡が容易な胃生検を行うことが多い）あるいは腹壁脂肪組織でアミロイド沈着を証明し，診断に近づくことも可能である。

（湯村和子）

腎生検所見

1 光顕所見

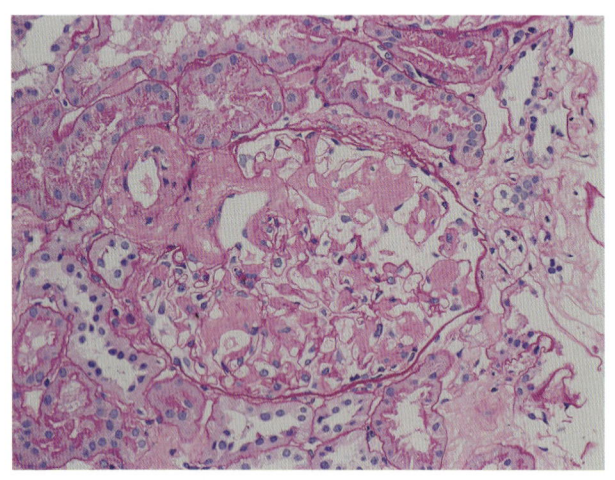

図3 ● アミロイド腎症（PAS染色）
mesangial nodularに沈着がみられ，血管極にもやや不均一な沈着物を認める

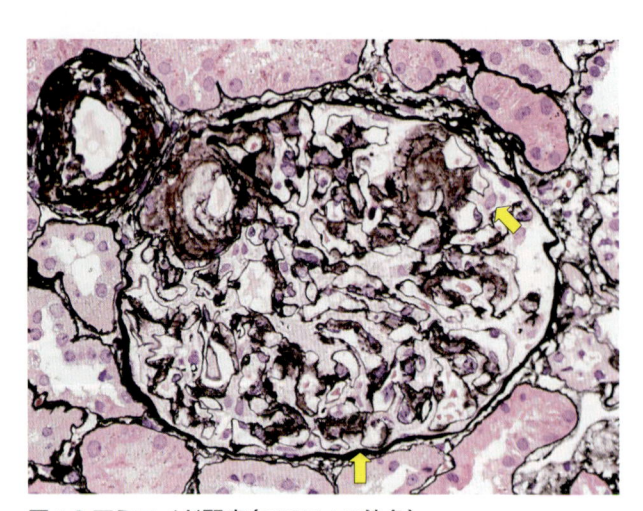

図4 ● アミロイド腎症（PASM-HE染色）
perimembranousにアミロイド沈着を認め，部分的に針状のspicula（スピクラ）形成（矢印）も認められる

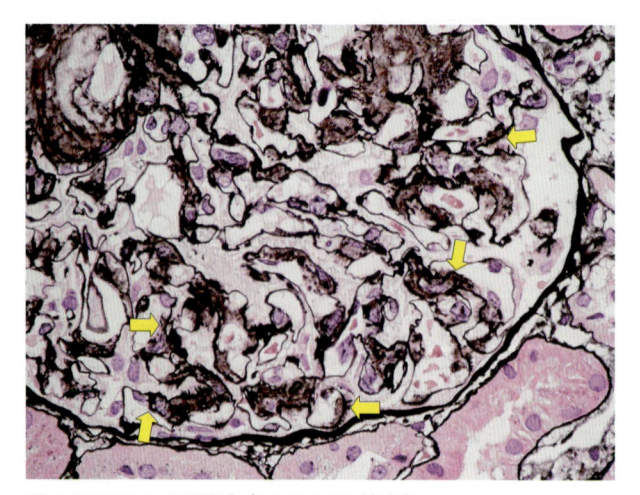

図5 ● アミロイド腎症（PASM-HE染色）
基底膜にスピクラと呼ばれる針状の細い突起（矢印）が形成される

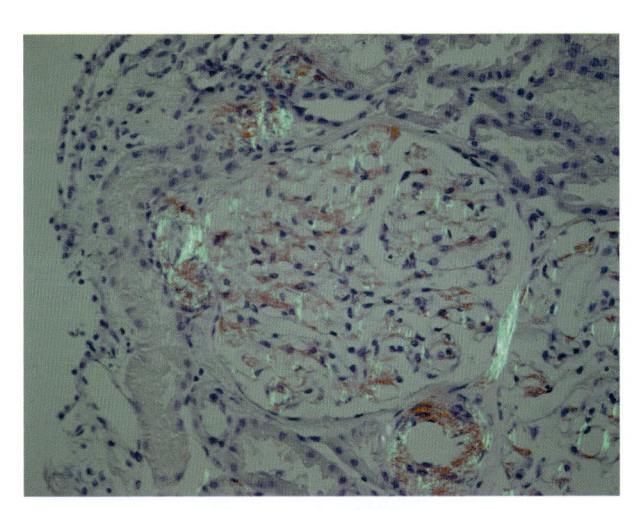

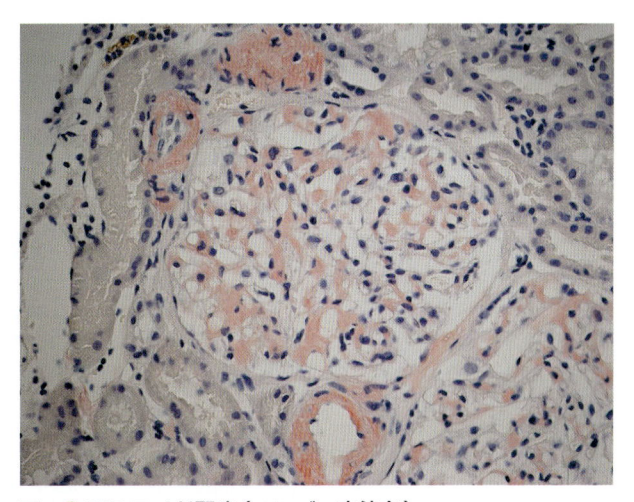

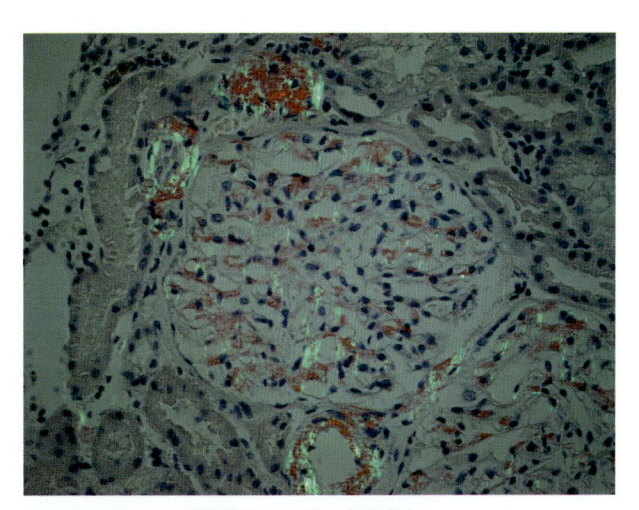

III 電顕所見が最終的な病理診断に有用な腎疾患／5-3．アミロイド腎症

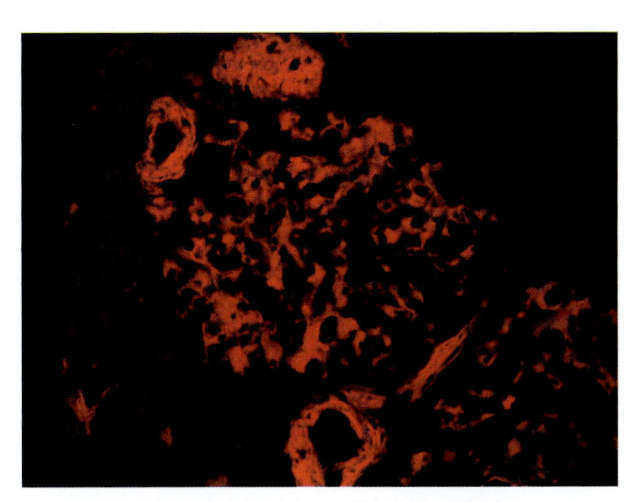

図6● アミロイド腎症（コンゴー赤染色蛍光所見）
図7, 9と同一のコンゴー赤陽性のアミロイド沈着を認める。蛍光顕微鏡で検鏡するとアミロイド沈着はこのように赤くみえる

図7● アミロイド腎症（コンゴー赤染色）
アミロイド沈着はコンゴー赤陽性で，橙赤色に染まっている

図8● アミロイド腎症（コンゴー赤染色）
偏光顕微鏡下で緑色の複屈折性の偏光を示す

図9● アミロイド腎症（コンゴー赤染色）
図8の偏光レンズの角度を変えると，視野は暗くなり，グリーンの色調が強調される

2 電顕所見

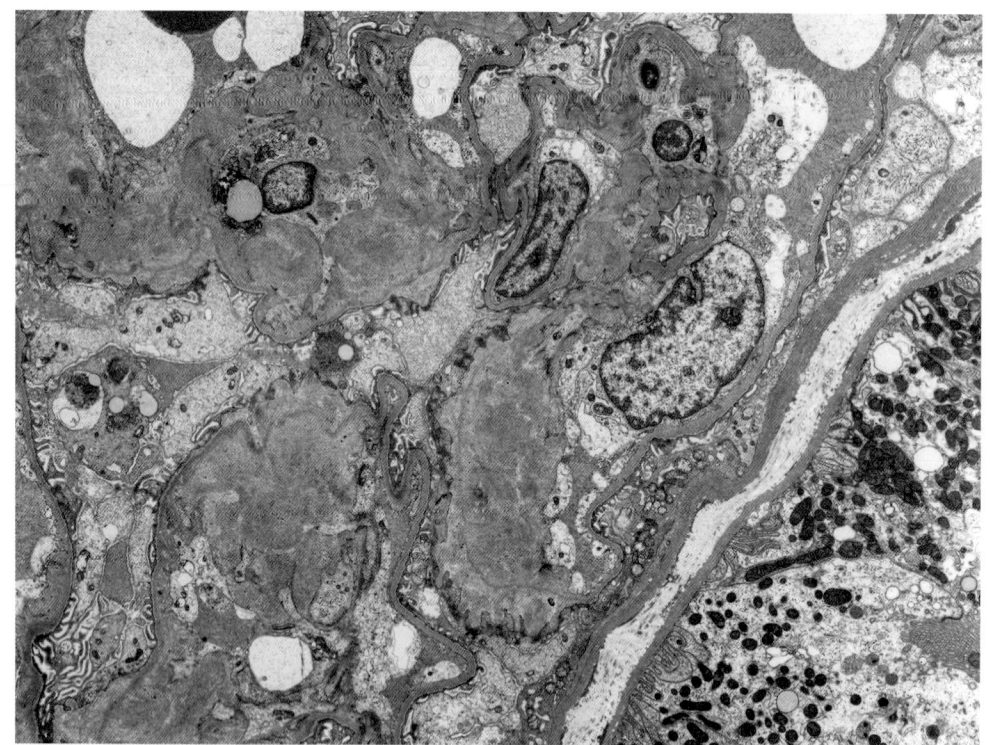

図10 ● アミロイド腎症

メサンギウム領域，基底膜にムラがある沈着物を認め，線維様である
（観察倍率：2,000倍）

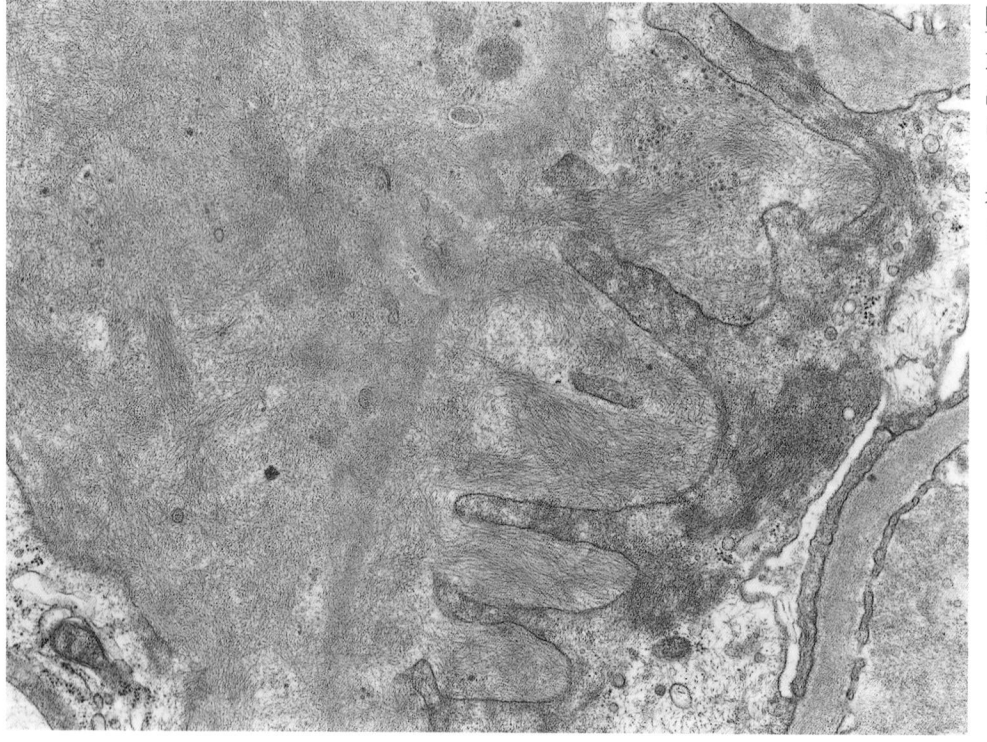

図11 ● アミロイド沈着

束状の細線維が基底膜上に突出している。光顕のスピクラに該当する。広汎なアミロイド細線維が基底膜を侵蝕・破壊している
（観察倍率：12,000倍）

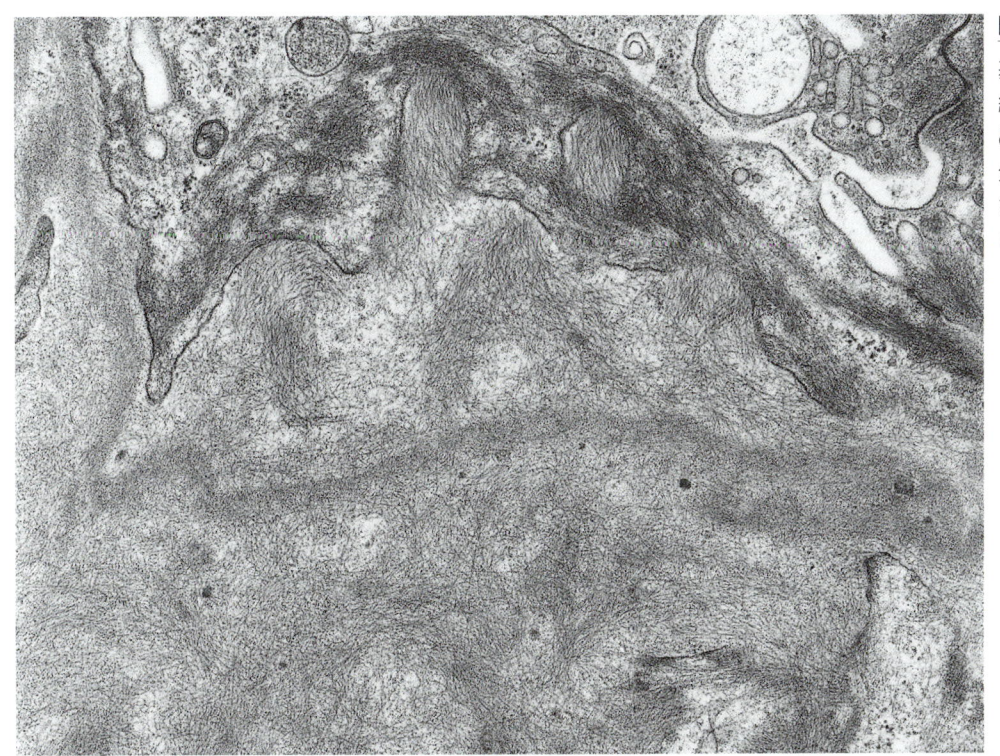

図12 ● アミロイド沈着

基底膜の上皮側，内側にも細線維（幅10nm前後）の束を認め，ランダムな配列を示すが，分岐あるいはラセン構造は示さない
（観察倍率：15,000倍）

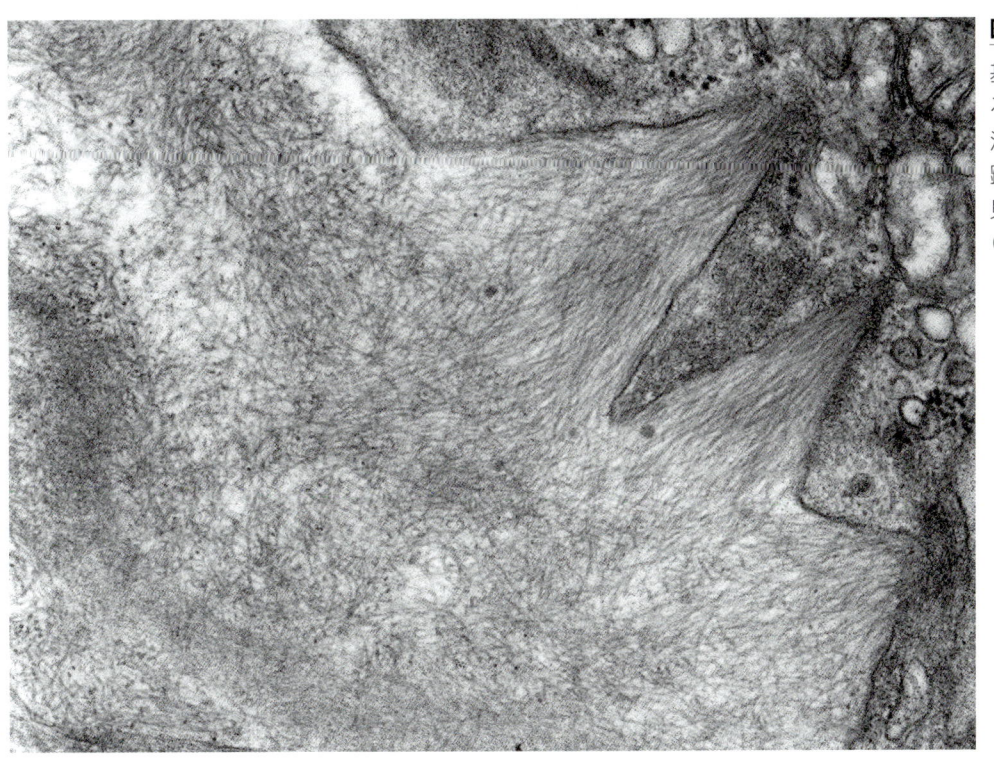

図13 ● アミロイド沈着

基底膜足細胞下腔に束状にあるいは互いに錯綜するように沈着し，上皮側に突起した光顕でのスピクラに相当する所見もみられる
（観察倍率：30,000倍）

Ⅳ 腎血栓および血管病変

腎病理では，血栓および血管病変は，表1に示すように9型に分類される。このうち腎生検と関係がある疾患を取り上げる。血栓症の病変は臨床的に重篤で腎生検を行うことは少ない。高血圧性腎疾患で腎生検の対象となることは少ない。糖尿病性腎症患者でも腎生検を行うことは少ないが，基礎疾患として糖尿病と診断されている患者も多いので，腎病理の知識が必要である。

また，移植腎生検は，機会も増えており，知っておくことが求められる時代となってきていることから，この2つの疾患にスポットをあてて述べる。

表1 ● 腎血栓および血管病変の分類

1. Hypertensive renal disease（高血圧性腎疾患）
2. Renal artery stenosis
3. Arteriosclerotic nephrosclerosis
4. Renal proliferative arteriopathy and thrombotic microangiopathy（血栓性微小血管症）
5. Renal arteritis（血管炎）
6. **Metabolic disease**（糖尿病性腎症）
7. Thrombosis, embolism and infarction
8. **Transplantation reaction**（移植腎生検の病理）
9. Miscellaneous condition

1. 糖尿病性腎症

1 糖尿病性腎症の組織所見の熟知がなぜ必要か

　糖尿病患者の尿所見異常や腎機能障害はいわゆる糖尿病性腎症（diabetic nephropathy）による場合が多く，通常，糖尿病患者にこれらの所見が認められたとしても直ちに腎生検が行われることはない。糖尿病症例に対する腎生検の適応は，施設によってその違いは多少あるが，糖尿病性腎症以外の腎疾患の合併が疑われる，あるいはそれが否定できない場合とされていることが多い。糖尿病症例の腎生検診断においては，腎組織に認められる病変が糖尿病性腎症によるものか，そうでないのかを鑑別することが重要である。

2 臨床エッセンス

　表1で示すように糖尿病腎症の進展に対応する腎病変の記載もあるが，時期と病変は確定したものではなくあくまで目安である。初期には，微量アルブミン（30〜300mg/g・Cr）が出現する。このような時期には，基底膜の肥厚や軽度のメサンギウム拡大がみられるとされているが，輸出，輸入細動脈の硬化性病変もこの時期から認めることもある。尿異常の出現（様々な程度の尿蛋白，ネフローゼ症候群も含む）が糖尿病性腎症としては早期の場合や血尿を伴っている場合には，腎生検を施行して治療方針を決めなければならない。

3 糸球体病変

　糖尿病性腎症では，ほぼ全例で糸球体基底膜の肥厚が認められる。
　蛍光抗体法でIgG（およびアルブミン）が糸球体基底膜に線状，あるいはリボン状に陽性となることがあるが，非特異的なしみこみ像と考えられている。糸球体基底膜に加えボウマン嚢や尿細管基底膜も線状に陽性となる（図1）。
　この所見は研究者によりびまん性糸球体硬化症の1つととらえる立場の者と，独立した別の病変ととらえる立場の者がいる。ただ，この病変はメサンギウム硬化が明らかでない初期にも認められることから，糖尿病性腎症の診断の上では重要な病変であることは間違いない。

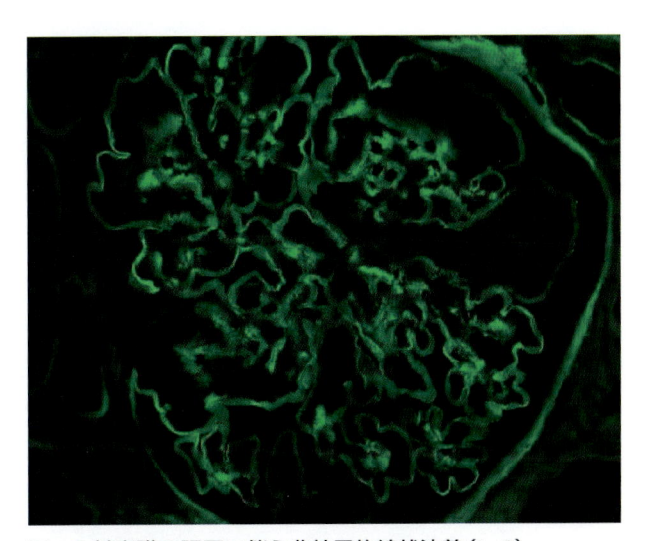

図1●基底膜の肥厚に伴う非特異的線状沈着（IgG）

表1●糖尿病の臨床病態と腎病変

病期	期間	腎機能	尿蛋白	主な病変
1. 腎症前期		正常，時に高値（?）	（−）	糸球体肥大
2. 早期腎症	数年	正常，時に高値	微量アルブミン尿	基底膜肥厚・メサンギウム拡大，細動脈の硝子化が出現していることが多い
3. 顕性腎症	10年〜	ほぼ正常〜やや低下	顕性蛋白尿（+〜2+）	びまん性病変中等度，結節性病変出現，細小動脈硝子化
4. 腎不全期	20年〜	著明低下	ネフローゼ状態	高度結節性病変と荒廃糸球体

〔日本糖尿病，腎臓学会糖尿病腎症合同委員会（2005年）分類，記載文，病変の出現時期，一部改変〕

糖尿病性腎症における糸球体病変は，光顕像で滲出性病変（図3）と硬化性病変に大別され，硬化性病変は糖尿病性糸球体硬化症と呼ばれる。

また，同様の滲出性病変はボウマン嚢上皮細胞とボウマン嚢基底膜との間に認められることがあり，こちらはcapsular dropと呼ばれる。

◎硬化性病変
組織学的特徴から，結節性（nodular glomerulo-

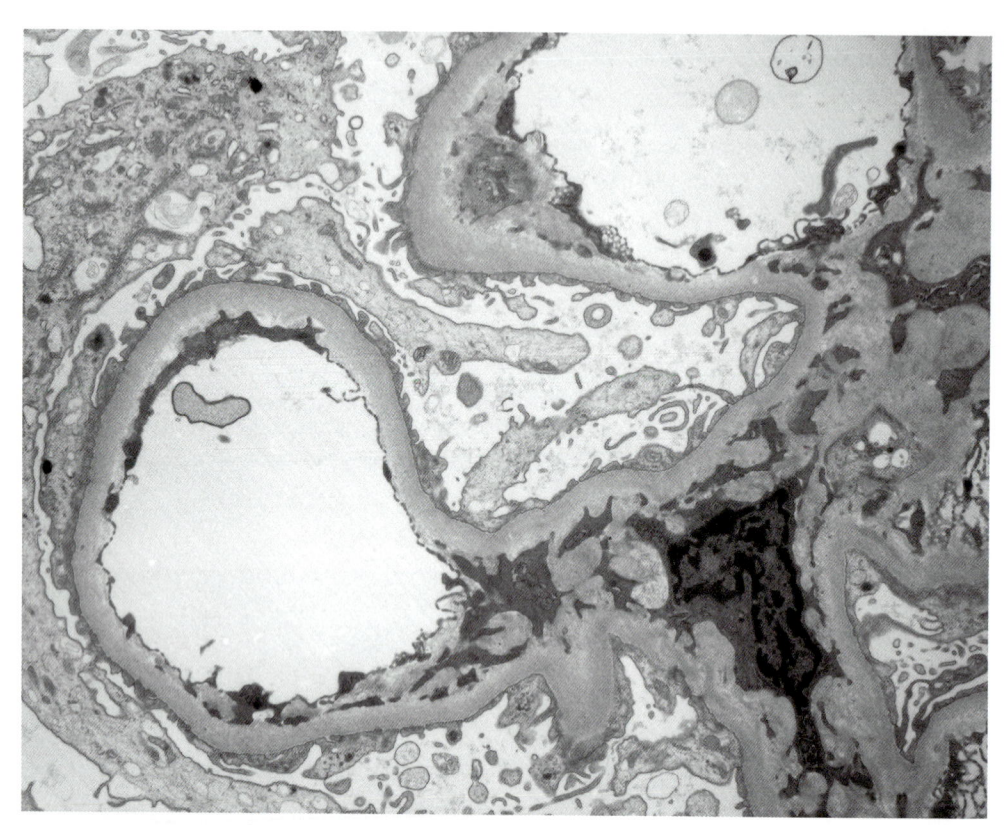

図2 ● 電子顕微鏡的に観察される糸球体基底膜の肥厚

糸球体基底膜にびまん性の肥厚が認められる。この病変は，基底膜が肥厚するのみでなく，特に緻密層が肥厚し，透明層が不明瞭になることがその特徴である

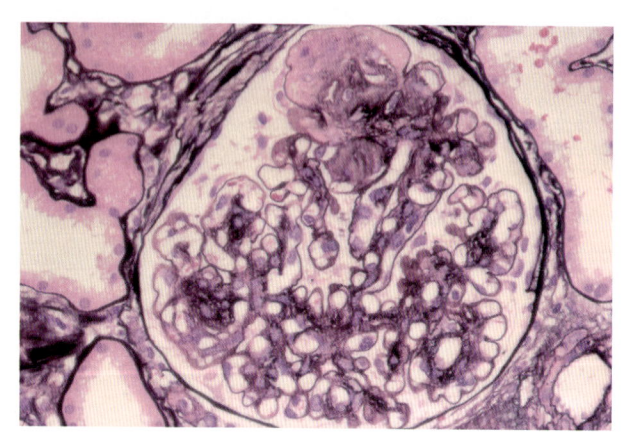

図3 ● 滲出性病変（exudative lesion）：fibrin cap

糸球体内皮細胞と糸球体基底膜の間に硝子様無構造物の蓄積として認識される

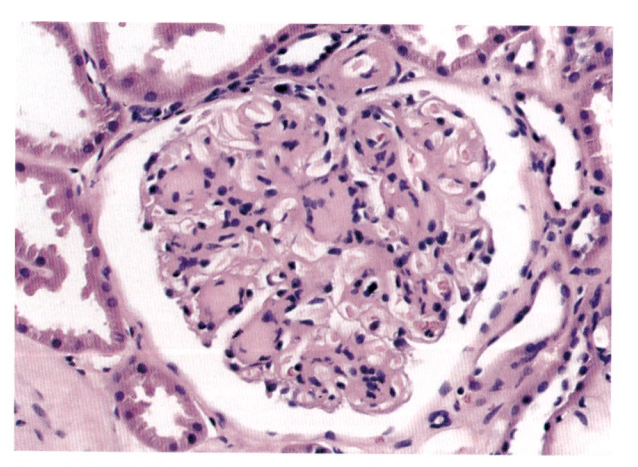

図4 ● 結節硬化（nodular sclerosis）

メサンギウム領域に一致して，細胞増殖の乏しいメサンギウム基質の増加が認められ，結節状構造を呈している。この病変はメサンギウム結節（mesangial nodule）と呼ばれる

sclerosis)とびまん性(diffuse glomerulosclerosis)に分類され，理解されている．両者とも，メサンギウム領域の細胞外基質の蓄積による硬化性病変で，細胞増殖が目立たないことを特徴とする．

[注意点]

糖尿病性結節性硬化症は，糖尿病性腎症に比較的特異的に認められる病変として知られているが，同様のmesangial noduleを形成する症例の中に耐糖能障害を示さないものがあることが指摘され，idiopathic nodular glomerulosclerosisと呼ばれている．この疾患は，喫煙との関連が示唆されている．また，light chain deposition disease(LCDD)でも糖尿病性腎症の結節性病変と区別できないmesangial noduleが形成されるので，診断に際しては注意を要する．

このように，糖尿病患者以外の症例の腎組織にmesangial noduleがみられた場合，LCDDを考慮して免疫グロブリン軽鎖(κあるいはλ)の免疫染色を施行してみる必要がある．

4 血管病変

糖尿病性腎症の血管病変における最も重要な所見は，細動脈の硝子様硬化arteriolar hyalinosisである．この病変は，糖尿病性腎症の糸球体病変に認められる滲出性病変と同様，内皮下への硝子様無構造物質の蓄積として認識される．この細動脈硬化病変を図5に示すが，高血圧症に伴って認められる細動脈硬化症と組織学的には区別できない．

また，糖尿病性腎症に特異性が高い血管病変として，図6で示すように細動脈硬化とは別に糸球体門部の小血管増生(polar vasculosis)が指摘されている．

5 尿細管間質病変

糖尿病性腎症に認められる尿細管間質病変のうち，最も頻度の高いものは糸球体硬化や血管病変に伴う二次的な尿細管萎縮と間質拡大あるいは線維化である．この病変は，その程度が腎機能障害の程度と相関するという点で重要である．しかし，この病変は特異的病変ではなく，他の糸球体疾患にみられる尿細管間質性病変と区別することはできない．

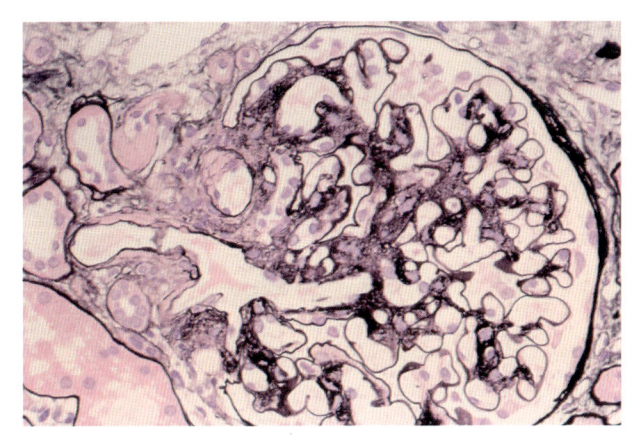

図5 細動脈硬化病変
病変の場が，高血圧症に伴うものでは主として輸入細動脈に認められるのに対して，糖尿病性腎症では輸出・入動脈の両方に認められることがある

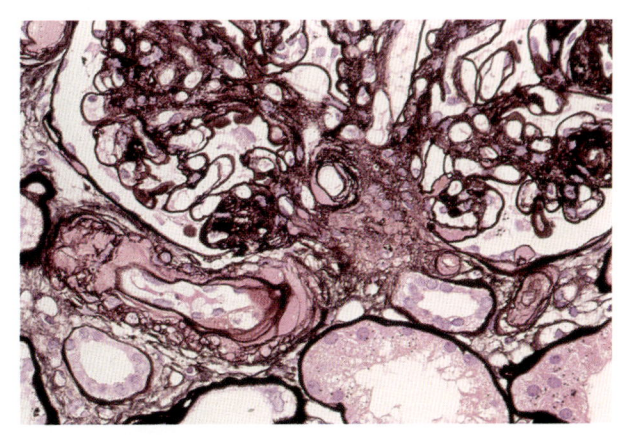

図6 微小血管増生(polar vasculosis)
糸球体血管極近傍の糸球体外に，毛細血管から薄い平滑筋層を有する小型細動脈レベルまでの微小血管が増生する病変を示す．この血管にもしばしば硝子様無構造物質の沈着がみられる

2. 腎移植生検病理像の話題の病変

本邦で腎移植は年間約1,000例実施されている。新規移植例での腎生検の時期は，①持ち込み病変の確認のため，移植0～1時間後に第1回目の定期腎生検（protocol biopsy）を実施，②移植後の経過中に，臨床的に移植腎機能障害や尿所見の異常が認められれば，原因検索のための移植腎生検（episode biopsy）を実施，また，③通常，移植後1年以内に数回，その後は数年に1回程度のprotocol biopsyを施行する。

拒絶反応の病理組織像はBanff分類で診断する（Banff'07，表1）。

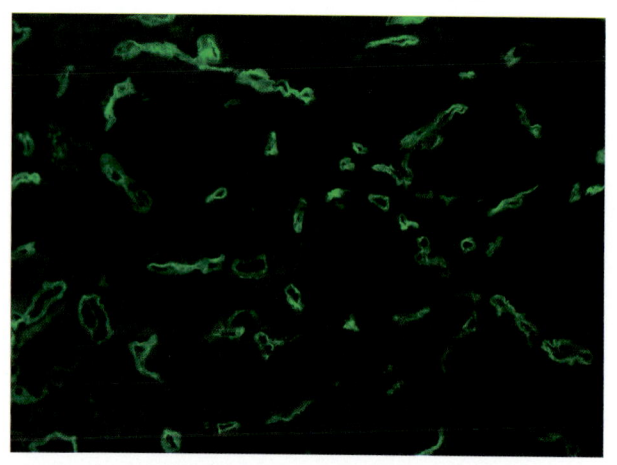

図1 ● PTCの内皮細胞におけるC4d沈着（蛍光抗体法）

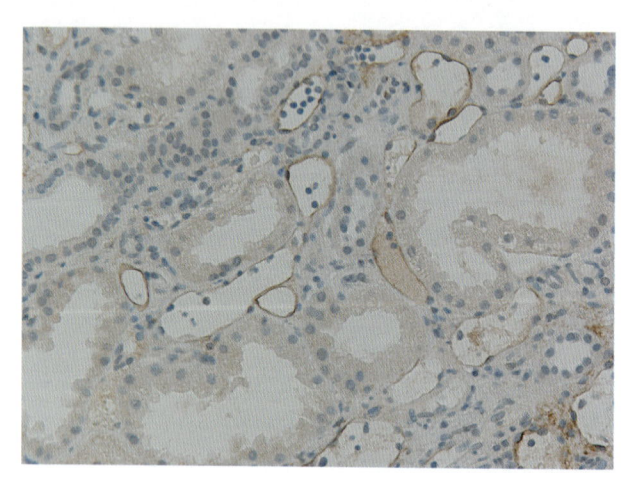

図2 ● パラフィン切片を用いた酵素抗体法によるPTCのC4d沈着

1 ドナー抗体関連拒絶反応（antibody-mediated rejection；AMR）の定義

移植腎の血管内皮細胞に発現している血液型抗原やhuman leukocyte antigen（HLA）に対してレシピエントの免疫系が抗体（抗ドナー抗体）を産生し，これらによる血管内皮細胞上での抗原抗体反応とそれに続発する補体の活性化および免疫担当細胞の動員による内皮細胞の破壊がその本態である。共通の臨床病理学的所見として，レシピエント血清中に抗ドナー抗体を証明し，移植腎組織の傍尿細管毛細血管（peritubular capillary；PTC）の血管内皮細胞に補体の代謝産物であるC4dの沈着が証明される。PTCでのC4d沈着の証明が重要である（図1，2）。

Cd4沈着陽性でありながら，拒絶反応としての組織障害（尿細管炎，動脈内皮炎，傍尿細管毛細血管炎，糸球体炎，傍尿細管毛細血管基底膜の多層化などの急性および慢性拒絶反応の所見）が欠如する場合をC4d deposition without morphologic evidenceという。

重症の急性期AMRの組織像を示す（図3～5）。

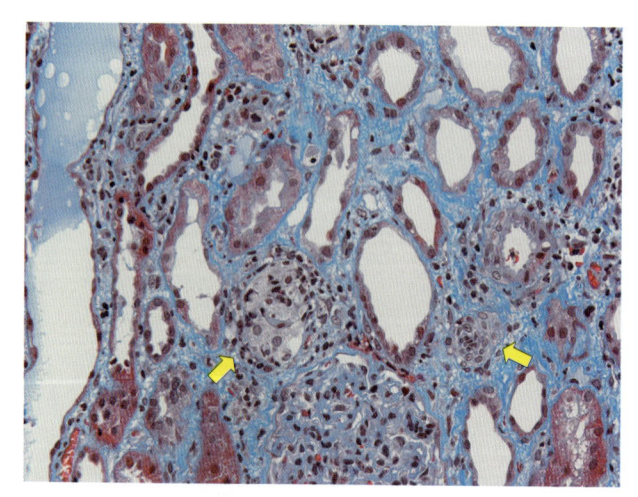

図3 ● ATN-likeの組織像
比較的大型の動脈に起こった狭窄や閉塞で，その末梢組織に引き起こされた循環障害に起因する虚血性変化。尿細管腔の拡大・尿細管上皮細胞の扁平化や剥離（矢印）が主体病変である

表1 ● 移植腎病理診断基準；Banff分類2007（2005年Banff会議からの改訂版）

1. **Normal**

2. **Antibody-mediated rejection**
   抗ドナー抗体関連，あるいは少なくとも一部は関与した拒絶反応
   抗ドナー抗体が存在すること（もし抗ドナー抗体が不明の際は疑いにとどめる）
   この分類の3，4，5，6のカテゴリーと同時に出現することもある

   Acute antibody-mediated rejection
   ［タイプ（重症度）］　Ⅰ　急性尿細管壊死様　傍尿細管毛細血管のC4d（＋）　炎症所見は軽微
   　　　　　　　　　　Ⅱ　毛細血管内への好中球，単核球の浸潤＆/or血栓，C4d（＋）
   　　　　　　　　　　Ⅲ　v3相当の動脈病変，C4d（＋）

   Chronic active antibody-mediated rejection
   　　Glomerular double contours and/or PTC basement membrane multilayering and/or interstitial fibrosis/tubular atrophy and/or fibrous intimal thikening in arteries，C4d（＋）

3. **Borderline changes**
   動脈内膜炎が存在せず，限局した軽度の尿細管炎（t1，t2 or t3 with i0 or i1）を認める
   Tリンパ球関連型急性拒絶反応が"疑わしい"状態
   カテゴリー2，5，6と同時に出現することもある

4. **T-cell-mediated rejection**：カテゴリー2，5，6と同時に出現することもある
   Acute T-cell-mediated rejection
   ［タイプ（重症度）］　　Ⅰ A　切片の25％以上を占める間質への細胞浸潤と，中等度の尿細管炎（t2）を伴う
   　　　　　　　　　　　Ⅰ B　切片の25％以上を占める間質への細胞浸潤と，高度な尿細管炎（t3）を伴う
   　　　　　　　　　　　Ⅱ A　間質細胞浸潤と，軽度から中等度の動脈内膜炎（v1）を伴う
   　　　　　　　　　　　Ⅱ B　血管腔の25％以上に及ぶ中等度から高度な動脈内膜炎（v2）を伴う
   　　　　　　　　　　　Ⅲ　　全層性の動脈炎か，中膜平滑筋細胞の壊死やフィブリノイド変性（v3）を伴う

   Chronic active T-cell-mediated rejection
   　　'Chronic allograft arterlopathy'（arterial intimal fibrosis with mononuclear cell infiltration in fibrosis，formation of neo-intima）

5. **Interstitial fibrosis and tubular atrophy（IF/TA），no evidence of any special etiology**
   ［重症度］　　　　　　Ⅰ　Mild interstitial fibrosis and tubular atrophy（＜25％ of cortical area）
   　　　　　　　　　　　Ⅱ　Moderate interstitial fibrosis and tubular atrophy（26〜50％ of cortical area）
   　　　　　　　　　　　Ⅲ　Severe interstitial fibrosis and tubular atrophy（＞50％ of cortical area）
   　　（may include non-specific vascular and glomerular sclerosis，but severity graded by tubulointerstitial features）

6. **その他**：急性・慢性拒絶反応によらない病変，カテゴリー2，3，4，5と同時に出現することもある
   Chronic hypertension
   CNI toxicity
   Chronic obstruction
   Bacterial pyelonephritis
   Viral infection

   スコアリングされた急性拒絶反応の各病変（t，i，g，v）に，ptcスコア（傍尿細管毛細血管への炎症細胞集積）が追加された。
   Peritubular margination of inflammatory cells（"ptc"）Score
   　　ptc 0：皮質PTCに炎症細胞集積を認めない
   　　ptc 1：皮質PTC内に3〜4個までの炎症細胞集積を認める
   　　ptc 2：皮質PTC内に5〜10個の炎症細胞集積を認める
   　　ptc 3：皮質PTC内に10個を超える炎症細胞集積を認める
   　　　　　炎症細胞が単核球のみで好中球を含まない場合は＊をつけて示す

（日本移植学会，日本病理学会 編：ヒト移植臓器拒絶反応の病理組織診断基準，第2版. 金原出版，2009，p23）

一方，慢性期AMRは，間質線維化と尿細管萎縮〔interstitial fibrosis（IF）/tubular atrophy（TA）〕を主体とする病変で，抗ドナー抗体が関与した変化である。

2 細胞性拒絶反応（cell-mediated rejection；CMR）

急性/活動性CMRは，①尿細管炎型（GradeⅠ）（図6），②動脈内皮炎型（GradeⅡ）（図7），③貫壁性動脈炎型（GradeⅢ）の3つのグレード（あるいはタイプ）に分類する。

グレードが低いほど拒絶反応の程度は弱く，グレードが高くなるにつれ強く，より強い免疫抑制療法を必要とすると考えられている。レシピエントの細胞障害性Tリンパ球が移植片を攻撃する反応はまず上皮細胞に対して発生するが，続いて血管内皮細胞を標的とすることになる。

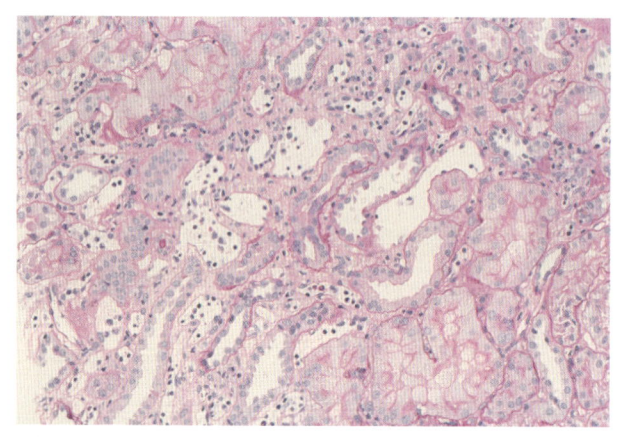

図4● Capillary type：傍尿細管毛細血管炎
腎皮質の尿細管と尿細管の間隙を埋める毛細血管のPTC内で，内皮細胞の腫大を伴いながら，多核白血球と単核球が停滞した所見

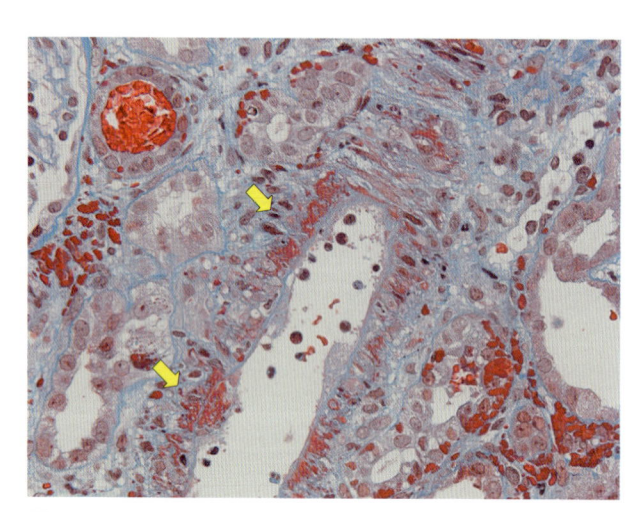

図5● Arterial type
軽度の動脈内皮炎から全周性の動脈内膜炎まで，様々な程度がある
代表的組織型はこのように貫壁性で，フィブリノイド壊死（矢印）を伴う動脈炎である

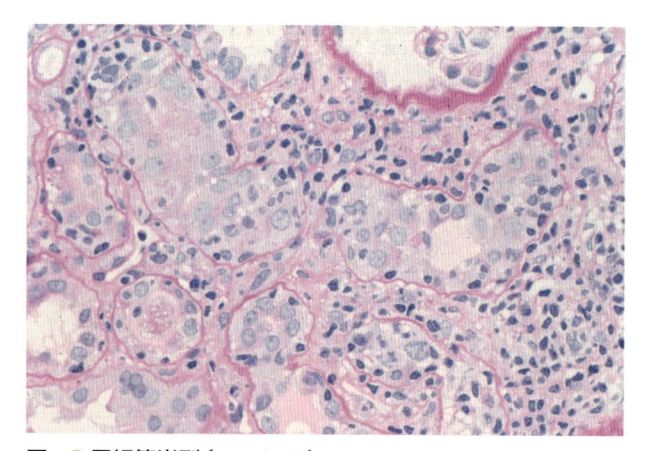

図6● 尿細管炎型（GradeⅠ）
間質の細胞浸潤を認める

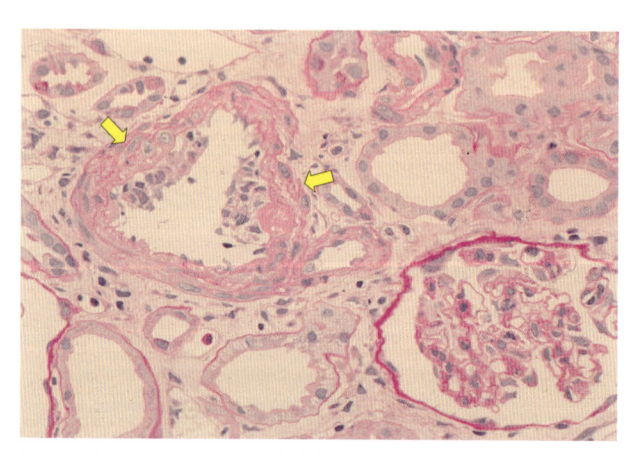

図7● 動脈内皮炎型（GradeⅡ）
動脈内皮側に炎症（矢印）がみられる

3 慢性移植腎に起こる変化

移植腎の長期生着例では，高頻度に緩徐な移植腎機能障害が認められる（図8）。

慢性活動性AMRは，図1～3のC4dの証明とともに，①弾性線維増生を伴わない硬化性動脈病変（proliferative vasculopathy）や，②間質線維化と尿細管萎縮（IF/TA）が認められる。図9や図10に示す所見も認められる。

一方，慢性活動性（CMR）＝慢性移植動脈症（chronic allograft arteriopathy）を図11に示す。

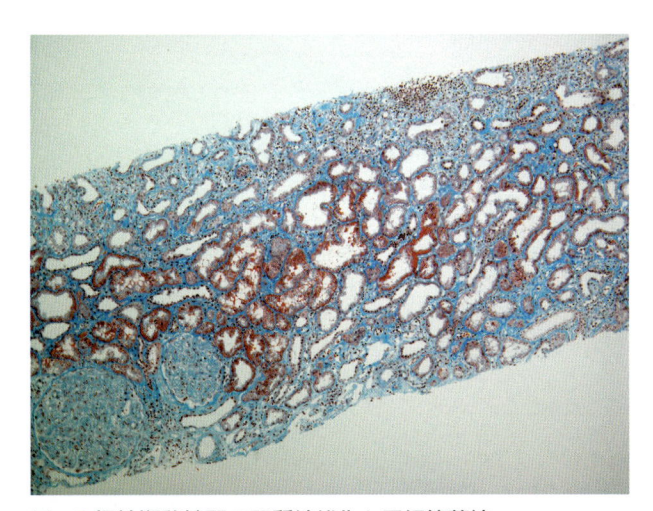

図8● 慢性期移植腎の間質線維化と尿細管萎縮

慢性線維性病変で，間質の線維化と尿細管萎縮（IF/TA）を認める

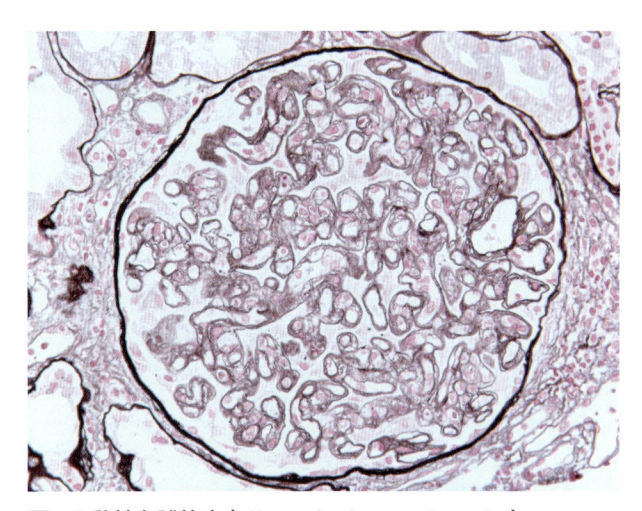

図9● 移植糸球体症（allograft glomerulopathy）

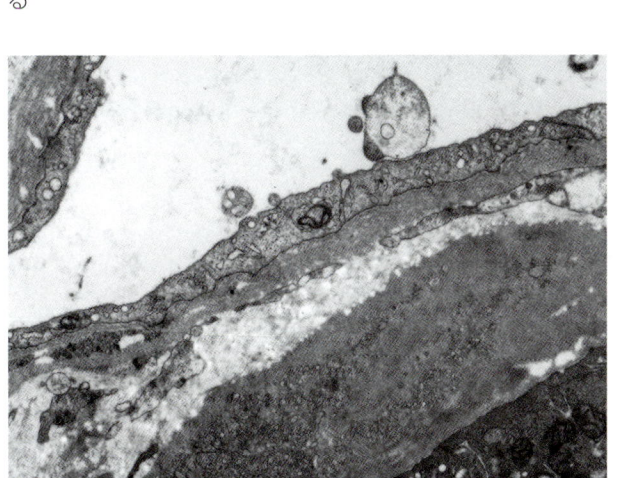

図10● PTC基底膜の多層化（電顕所見）

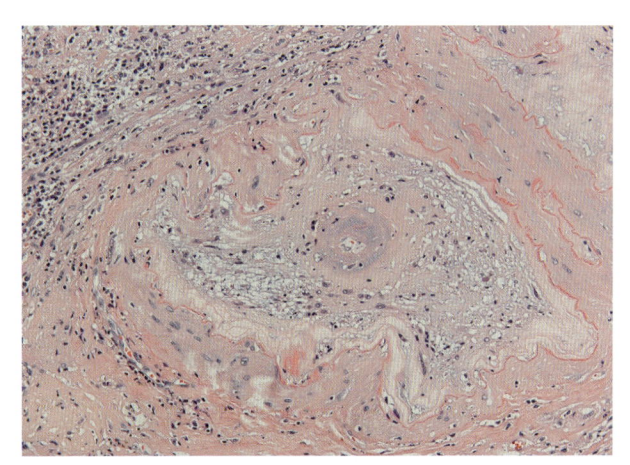

図11● 慢性活動性＝慢性移植動脈症

弾性線維増生を伴わない動脈内膜の線維性増生と周囲のリンパ球浸潤を認め，時に血管内腔の新生（neo-intima）もみられることがある

以下に拒絶反応とは直接は関係ないが，移植腎に起こる注目の腎病変を示す。

4 カルシニューリン・インヒビター（calcineurin inhibitor；CI）の腎障害

CIによる腎障害は，用量依存性に発生するが，この用量とは腎組織内での「用量」であり，血中濃度が治療域にあっても腎障害が発生する可能性がある。

1）急性尿細管障害

CIによる急性尿細管障害は，免疫抑制療法開始後1カ月以内に認められることが多いが，拒絶反応の治療を目的として投与量を増加させた後や，感染症などに伴って患者のCIに対する感受性が変化すれば慢性期にも出現する。本態は，尿細管上皮細胞の代謝障害であり，虚血で起こる非特異的な変化と類似する（図12，13）。

2）慢性血管障害

高血圧や血清クレアチニン値の上昇がみられることと関連し，病理学的には慢性毒性による細動脈硝子化で，CI慢性細小血管症（CI associated arteriolopathy；CAA）と呼ばれる。軽症例では，糖尿病，高血圧症，脂質異常症（高脂血症）などによる細動脈硬化症に類似している（図14）。

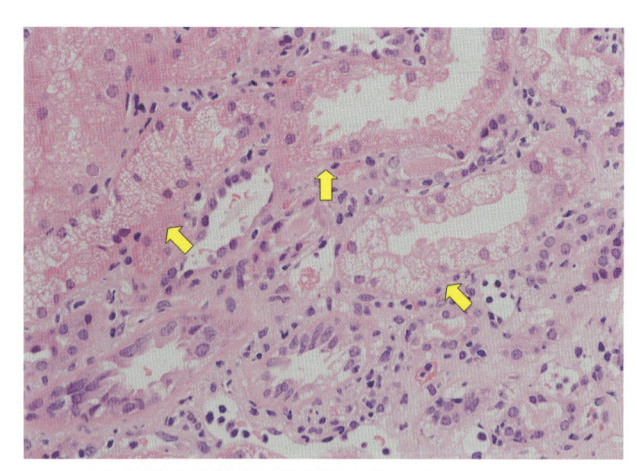

図12● 尿細管上皮細胞の微細空胞状変性（isometric vacuolization）（矢印）

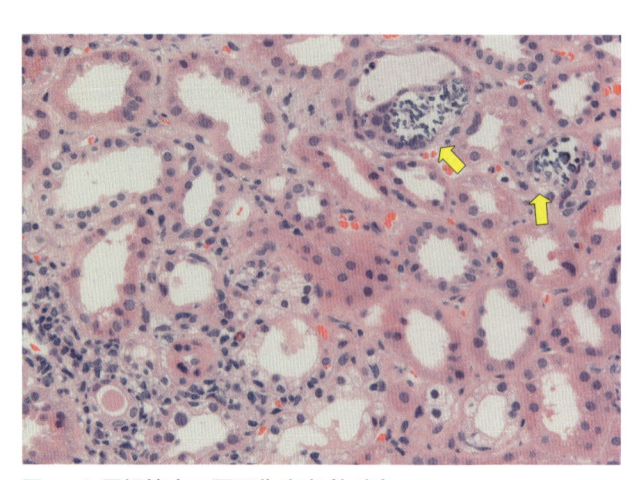

図13● 尿細管内の石灰化病変（矢印）

尿細管内の石灰化病変では，刷子縁が比較的よく保たれていることが特徴的である

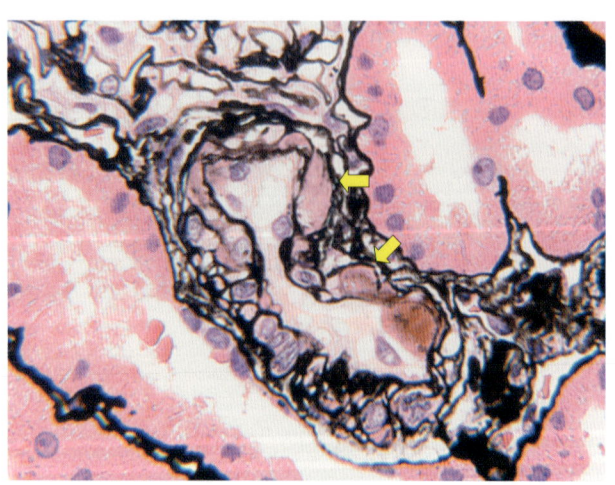

図14● CI慢性血管症

内膜下優位の硝子物の沈着が進行し，細動脈中膜の筋線維間に割り込む硝子物沈着から，外膜側に結節状に硝子物が突出（矢印）した特異的な所見が認められるようになる

5 移植腎に好発するPolyomaウイルス感染の組織所見

　Polyomaウイルスは，ヒトの尿路系に高頻度に認められる病原体で，出血性膀胱炎や間質性腎炎の原因ウイルスとなるが，健常者に対する病原性はきわめて弱い。免疫能の低下した患者以外では臨床上問題となることはほとんどなかった。最終診断は血清のBKウイルス遺伝子のPCR法による検出か，JCウイルス抗体価の上昇でPolyomaウイルス腎症の確定診断を得る。その頻度はBKウイルスのほうがJCウイルスより高い。

　Polyomaウイルス感染症による腎障害は間質性腎炎で，その所見を図15～18に示す。

（小池淳樹）

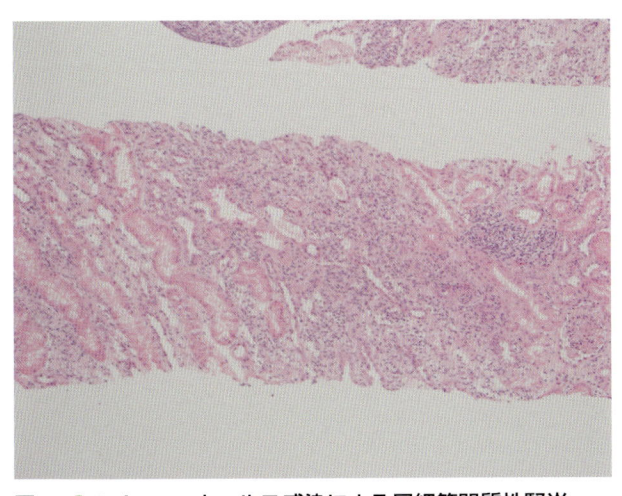

図15 ● Polyomaウィルス感染による尿細管間質性腎炎
ウイルスの尿細管上皮細胞への感染で起こるが，尿細管間質型拒絶反応との鑑別は困難である。図16～18の所見で鑑別することが重要

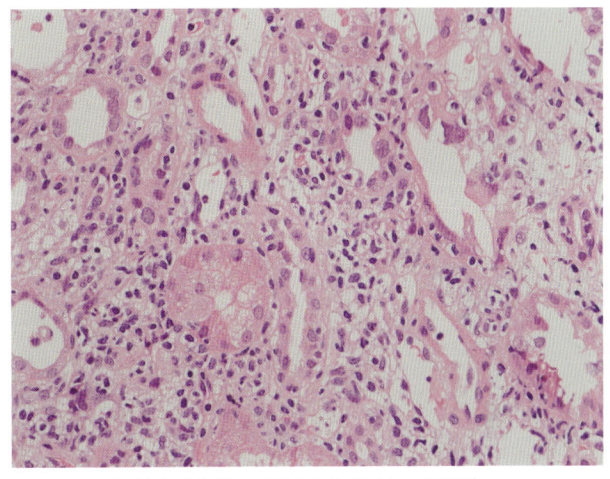

図16 ● 尿細管上皮細胞に認められる核の多形性
polyomaウイルス感染により尿細管上皮細胞の核内に特徴的な封入体が出現し，ウイルス感染診断の根拠となる

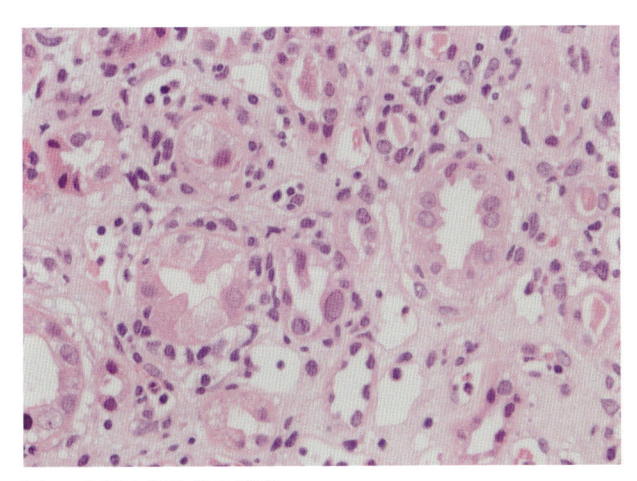

図17 ● 核内封入体の検出
polyomaウイルス感染により尿細管上皮細胞の核は様々な形態像を示す

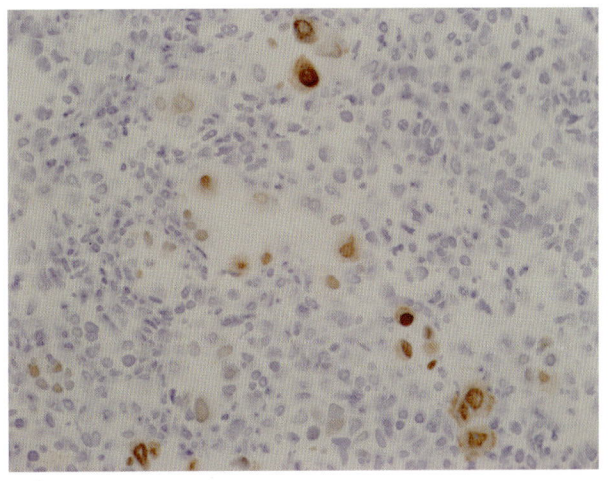

図18 ● SV-40の免疫染色像
サルPolyomaウイルスであるsimian virus (SV)-40に対する抗体を用いた免疫染色法によるウイルスの検出

臨床のための腎病理

第4章 ▶ 機器の進歩と活用

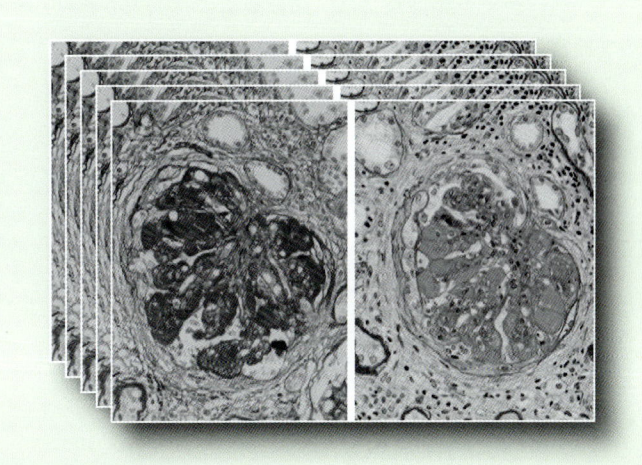

機器の進歩と活用

　コンピューター周辺技術の発展により，病理組織観察の領域においても，その応用による顕微鏡機能の拡大・向上や新しい機器の開発がみられる。既にこれらが導入されて日常の業務に活用されている施設も増加しつつあるが，とりわけ汎用性の高いバーチャル顕微鏡システムを中心に，このような現況につき若干の解説を加え，参考に供したい。

1　バーチャル顕微鏡とバーチャルスライド

1) バーチャル顕微鏡とは

　バーチャル顕微鏡とは，顕微鏡により拡大された通常の組織標本の全体像を高性能のCCDカメラでスキャン撮影し，その画像情報をコンピューターに取り込んで，ディスプレイ上で顕微鏡標本画像を観察できるようにしたものをいう。

　通常の画像写真と異なり，このシステムでは，まず1枚の組織標本を細分割してスキャン撮影し，その全画像情報をデジタル化してコンピューターに取り込む。Viewer Softwareにより，この画像をPC内に再生し，前後左右に自在に動かしたり，倍率を変えて拡大・縮小したりして観察することが可能である。すなわち，コンピューターの中に光学顕微鏡そのものをビルトインしたのと同様な機能を持たせることになるわけで，真の顕微鏡に対し，その機能をコンピューターに組み込んだ疑似の顕微鏡，すな

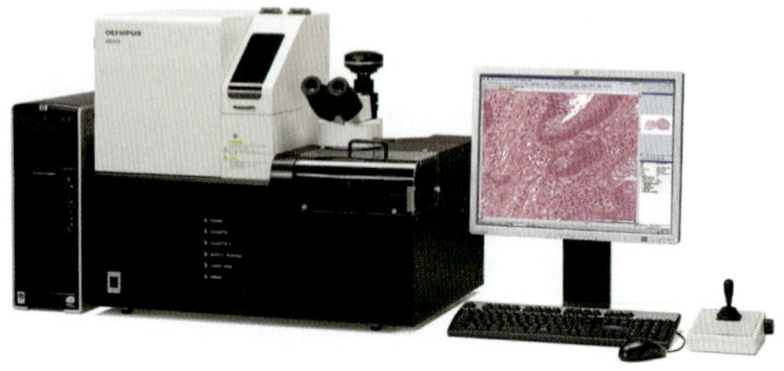

バーチャルスライドシステム「VS110」（オリンパス）	ライカスライドスキャナー「SCN400」（ライカ）
NanoZoomer 2.0-HT（浜松ホトニクス）	Compact Digital Slide Scanner「TOCO」（クラーロ）

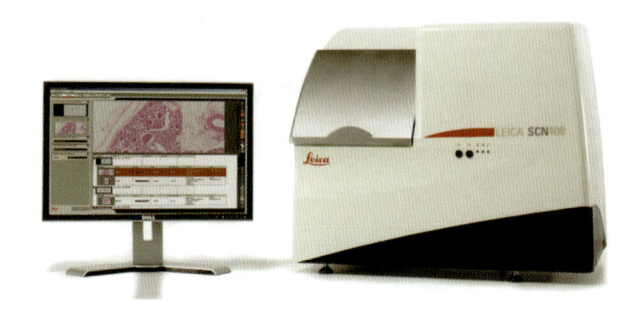

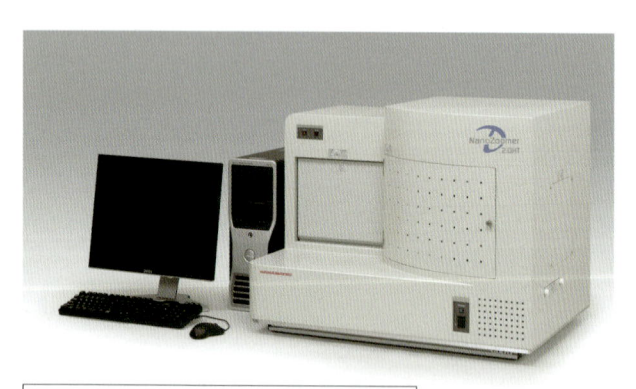

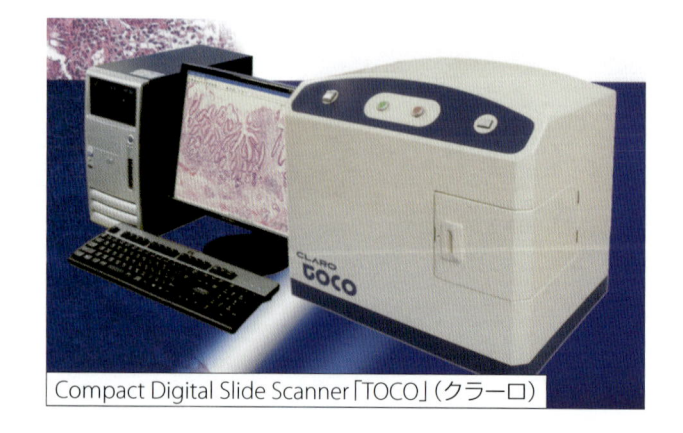

図1●バーチャル顕微鏡システム機器のいろいろ
いずれも卓上型サイズのもので，顕微鏡画像を取り込むための高性能のスライドスキャナーである

わち「バーチャル顕微鏡」と称される。

　この顕微鏡画像の取り込みには，このための専用の機器，すなわち高性能のスライドスキャナーが必要であり，国内および国外の数社から開発・販売されており，それぞれ独自の機能を競っているが，いずれも非常に高価であることが難点である．今後の機器の普及により，より入手しやすい価格に安定化することが期待される．

　現在，入手可能なバーチャル顕微鏡システムとしては，オリンパス，浜松ホトニクス，クラーロの国内各社によるもののほか，米国のアペリオテクノロジー，ドイツのツァイス社およびライカ社のものが販売されている（図1）．

2）バーチャル顕微鏡の実際

　この方式の実際は，ガラススライド上の組織標本全体を数百ないし数千に分割し，各部分をCCDカメラで連続的にスキャンして撮影し，デジタル情報に変換する．現在，各社から提供されている機器の組織標本画像取り込み方式には，基本的にタイルスキャン方式とラインセンサー方式の2つがある．前者は標本を小さな四角のタイル状に細分割し，その一つ一つをスキャンして撮影するが，後者は標本をライン状に分割し，各ラインを一気にスキャンして撮影していくという違いがある（図2）．それぞれ一長一短あり，前者は高精細の取り込みを志向し，後者は短時間での取り込みを利点としているが，技術の進歩により，いずれの方式でもその機能に大きな差異はみられなくなりつつある．

　デジタル化した画像情報は，圧縮してコンピューターに取り込まれ，ソフトウェアにより各分割画像がシームレスに継ぎ合わされて高精細画像としてコンピューターのディスプレイ上に再現され，任意の部位を任意の倍率に拡大あるいは縮小して観察することができる．このソフトウェアをViewer Softwareと称しているが，これが「バーチャル顕微鏡」の本体に相当し，取り込まれた顕微鏡画像情報はデジタル化されたファイルとして保存され，組織標本に相当する．つまりこちらのほうは「バーチャ

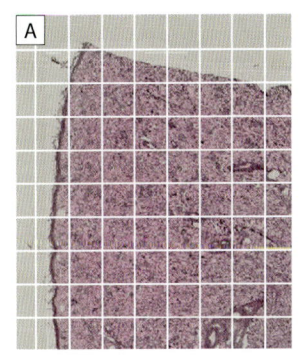

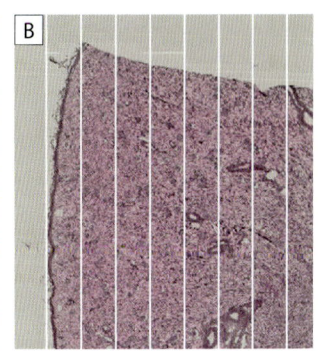

図2 ● タイルスキャン方式とラインセンサー方式
A：タイルスキャンでは，一つ一つのタイルをスキャンしながら次々に連続スキャン撮影する
B：ラインセンサースキャンでは，分割された1行のライン領域を上から下まで一気にスキャンし，次の行に移るので，タイル方式より短時間で撮影ができる

ルスライド」ということになる．

　いったんViewer Softwareをコンピューターの中に組み込んでしまえば，そのあとは標本ごとに作製された「バーチャルスライド」ファイルを開き，モニター上でファイルごとに種々の組織標本画像を顕微鏡と同じように操作して観察することができる．

　1つの問題は，各バーチャルスライドファイルの容量が著しく大きくなることである．標本の大きさや染色の種類によって差異はあるものの，剖検標本のような大きな切片では1.5GB前後，腎生検標本のような小さな切片でも250MBから300MBにも及ぶことがあり，記録媒体のメモリーとの兼ね合いが今後の課題として残されている．

　いったん，バーチャルスライド取り込み機器によって組織標本の顕微鏡画像をデジタル化してしまえば，あとは他のデジタル情報と同様に，様々なデジタル情報処理の方法論を応用してこのバーチャルスライド情報を利用していくことが可能となる．

　ファイルの記録媒体として，コンピューターに内蔵されたハードディスク，外付けのハードディスク，USBメモリー，DVD，ブルーレイディスクなどのほか，サーバーに収納してネットワークを介して閲覧することもできるわけで，大きなメモリーの処理は，各記録媒体の容量増大，クラウドコンピュ

ーティングの普及など，今後のコンピューターテクノロジーの発展により解消されていくものと考えられる．

3）バーチャル顕微鏡システムの特徴

バーチャル顕微鏡システムの大きな特徴は，なんと言っても自分自身のパーソナルコンピューターを顕微鏡化し，いつでもどこでも自在に顕微鏡画像の閲覧が可能となったことである．また，モニター上で画像が閲覧できるメリットの1つとして，1人の検鏡者が顕微鏡をのぞいているのと異なり，複数の人が同時に同じ画像をみて検討できることがあげられる．

カンファランスなどでは，プロジェクターでこの画像を大きく投影し，スクリーン上で顕微鏡所見を検討することができる．また，デジタル情報の利点として，もとの組織標本が1枚あれば，これをバーチャルスライド化することにより，その画像ファイルはいくらでもコピーが可能となるため，多数の人が容易に情報を共有できることになる．これは，組織標本実習や症例検討のカンファランスなどのために，同一標本の多数の組織標本を作製する必要がなくなるということにもなる．

ますます発展しつつあるインターネットやローカルネットワークの応用により，バーチャルスライドによる顕微鏡画像情報そのものを遠隔地にリアルタイムで送信することが可能であるため，バーチャル顕微鏡システムのテレパソロジーへの応用が急速に普及しつつある．また，医療系大学では，サーバーにデータを置いて各自の端末コンピューターに接続し，学生の組織実習や，臨床各科との連携に大きな効果をもたらしている．前述のごとく，1枚の標本があれば，これをバーチャルスライド化することにより全員が同じ標本を観察することができるため，従来は標本作製の枚数制限に規制されてほとんど利用することのできなかった腎生検標本の実習教育なども可能となった．

バーチャルスライドのデジタルデータは，情報の保存にも有利である．ガラススライド標本の染色性褪色による劣化や，標本の破損を避けることができ，種々の記録媒体への保存性にもきわめて優れている．従来，増え続けるガラススライド標本の保存のためには，しばしば保存場所の確保が問題となっていたが，デジタル情報の保存はスペースの削減にも貢献する．臨床応用との関連では，患者各位の組織標本の画像情報を病理診断の報告書や電子カルテに組み込むことが可能であり，さらには，各施設において作製したすべての標本をバーチャルスライド化して，膨大なデータベースを構築することが実現しうる．

図3 ● 2枚のバーチャルスライド画像の同時表示

ディスプレイ上に，同じ糸球体の異なる染色，たとえばマッソン染色像（A）とPAS染色像（B）を並べて表示することができる．これにより，両者を比較し，糸球体病変の詳細をより的確に把握することが可能となる．シンクロナイズ機能により，両画像を同時に動かすこともできる

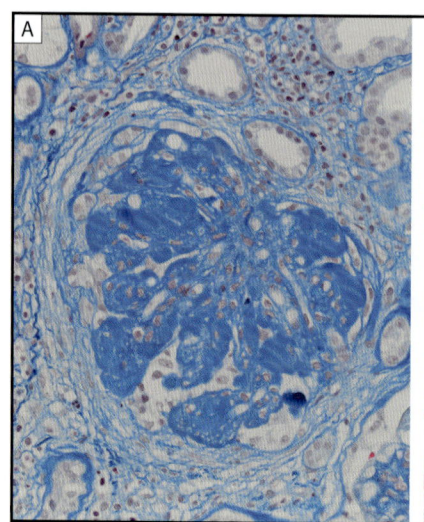

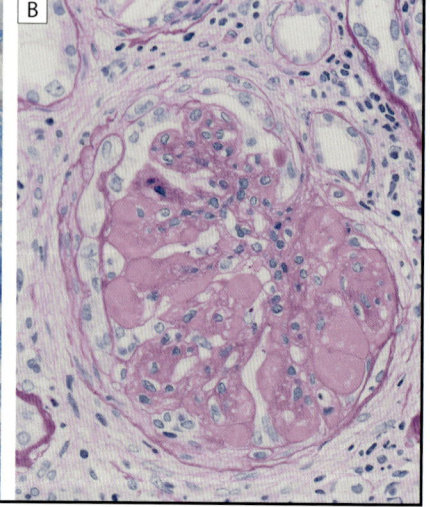

Viewer Softwareの機能向上や，新しい方法の開発により，画像の計測をはじめとして，取り込んだ顕微鏡組織情報を操作する様々な応用法が提供されているが，とりわけ便利な機能として，複数のバーチャルスライド画像をモニター上に並列して分割表示できるということがある．たとえば同じ糸球体の異なった染色像を表示し，両者を比べながら観察するといったことができる．HE染色標本と，パラフィン切片の免疫染色標本の同じ部位を並べて照合することにより，組織標本内における抗体反応陽性部位を的確に同定するなど，従来よりも容易にこのような所見の判断ができるという利点を有している（図3，4）．各画像のサイズは小さくなるが，2枚の画像の並列表示のみならず，さらに多くの枚数を並べることもできるので，連続切片による3次元立体像の検討にも有用であり，リアル顕微鏡よりも応用範囲の広い機能の展開がみられる．

4）ハードウェアの付加機能

　ハードウェアのほうにも工夫と発展がみられる．通常のバーチャルスライドは，顕微鏡情報を取り込む際には，焦点の最も合っている面の2次元情報をスキャンする．しかし，現実の場面では，厚い組織標本や細胞診の標本，血液細胞塗抹標本など厚みのある切片に対しては，顕微鏡の焦点を少しずつずらして観察することにより的確な情報が得られるわけである．このような状況への対応としてZ軸方向の情報取り込み機能がオプションとして付加され，上下方向に何層かに切り分けた断層面をそれぞれデジタル情報化して取り込むことが可能となっている．バーチャルスライド観察の際には，各層ごとの情報に切り替えることにより，焦点を変えるのと同様な操作ができるわけである．ただしその分だけ記録すべきデジタル情報の容量が増加することになる．

　1枚ずつの手動による顕微鏡画像情報の取り込み方式に対し，数十枚から200〜300枚に及ぶ多数の組織標本をセットして，連続的，自動的にその画像情報を取り込ませるオートスライドローダーも開発されており，多数の標本の処理には非常に有用であるが，このような装置のためには，高額の設備費用が付加されることになるのが難点である．

　腎生検組織の的確な診断のためには，蛍光抗体法による免疫染色情報が不可欠であるが，蛍光抗体法標本は蛍光顕微鏡による観察時の蛍光励起によって急速に褪色するため，標本作製後直ちに写真撮影して所見を記録することが必須である．このような状況に対し，蛍光標本を直ちにバーチャルスライド化することにより，蛍光情報の取り込みおよび保存に関し，多くのメリットが得られることになる．このため，2〜3の会社からは蛍光サンプルに対応した

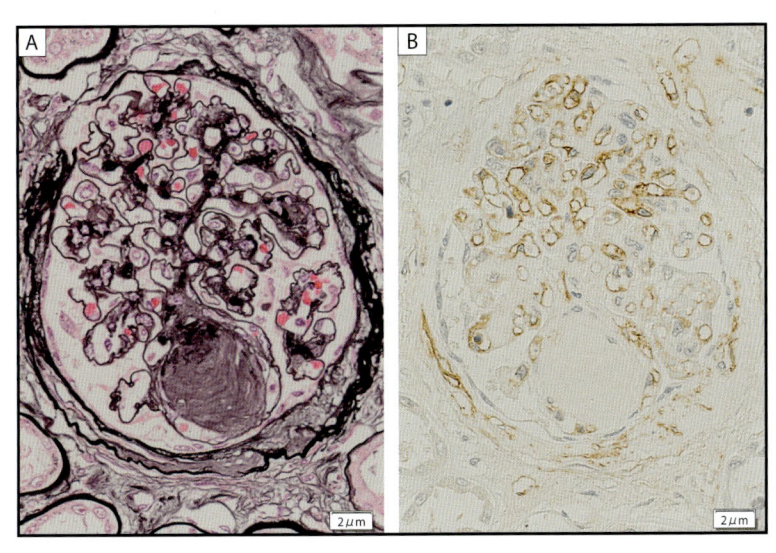

図4● 2枚のバーチャルスライド画像の同時表示（糖尿病性腎症）

たとえば同じ糸球体のPAM染色（A）と内皮細胞マーカーであるCD34のパラフィン切片免疫染色（B）を比較表示することにより，内皮細胞の組織内分布を容易に検討できる．KW結節内の血管分布が明確にみてとれる．

デジタル画像取り込み装置が開発されており，従来の光学顕微鏡標本画像取り込みのためのバーチャル顕微鏡システムにオプションとして組み込むことができる。腎臓病学の分野においては，強力な武器として今後の普及が期待される。

5）バーチャル顕微鏡システムの問題点

バーチャル顕微鏡システムは，なお今後の発展に期待されるところが大きい重要な機器であるが，もちろん利点ばかりではなく，いくつかの問題点も残されている。1つはバーチャルスライド画像のクオリティの問題である。画像取り込みの際の対物レンズの倍率は，高倍率であるほどバーチャルスライドの画像が精細になるが，倍率が高くなるほど記録すべきメモリーの容量が大きくなるため，取り込み倍率について妥協を強いられてしまうことがある。

オリンパスやツァイスのような顕微鏡会社の製品は，画像取り込みに際しての顕微鏡レンズの倍率の選択が考慮されているが，最初から取り込みのための対物レンズの倍率が固定されていて選択の余地のない機器もある。一方，バーチャルスライドを表示するディスプレイのほうの解像度も画像のクオリティに影響し，観察の際の情報の精度を規制することになる。

各社より発売されているバーチャル顕微鏡システムは，それぞれ独自の方式のシステム構築であるため，Viewer Softwareはそれぞれの機器専用のものであり，相互の互換性は考慮されていない。したがって，A社のシステムで取り込んだバーチャルスライド画像は，A社のシステム専用のViewer Softwareでしか見ることができず，B社の機器で取り込んだ画像を見るには，B社のシステム専用のViewer Softwareが必要となる。医学の進歩という観点からは，情報の共有化により多くの人がそれぞれの異なった視点からの問題を追及し，解決の糸口を得ようとする姿勢が求められるが，将来に期待される顕微鏡情報のバーチャルスライド化による共通のデータベース構築に際しては，各システム間のソフトの非互換性が問題となってくるものと思われる。

なお，バーチャル顕微鏡システムの応用による情報共有化を推進するに際しては，患者各位の個人情報としての腎組織標本の取り扱い，情報提供施設のプライオリティを侵害しないための基本的ルールの確立と遵守などが慎重な対応を要する重要課題として残されている。

2 デジタル顕微鏡

学生への講義などの教育の場において，あるいは症例カンファランスや研究会などで，顕微鏡画像をスクリーンに拡大投影して，多数の人を対象として検討を行うことが必要とされる場合がある。この目的に応ずるため，顕微鏡にCCDカメラをとりつけ，組織標本の顕微鏡拡大画像をモニターに表示したり，プロジェクターを介してスクリーンに投影する方式がとられてきたが，デジタル情報処理技術の進歩に伴い，顕微鏡とCCDカメラ，コンピューターを一体化したコンパクトな機器が登場し，効率の良い情報処理環境の形成に貢献している（図5）。

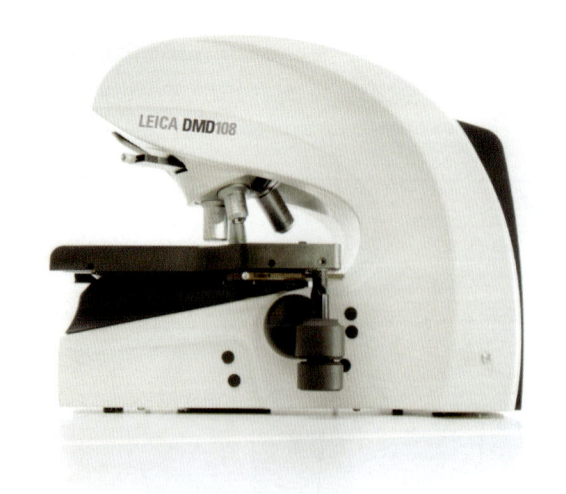

図5 ● デジタル顕微鏡の1例

ドイツのライカ社の製品で，組織標本のガラススライドをセットし，顕微鏡による拡大像をモニターに表示したり，あるいはプロジェクターに接続してスクリーンに大きく投影することができる

今のところ，ドイツのライカ社の製品が代表的なものであるが，カンファランスへの用途のみならず，従来の光学顕微鏡に代わって日常の顕微鏡による診断あるいは研究業務をこのデジタル顕微鏡で行うことも可能であるとされており，接眼レンズで小さな視野の標本を覗く代わりに，モニターに大きく表示された精細なデジタル画像を観察することで，より快適に作業を進めることが期待できる。

このほか，観察中の静止画像撮影や，インターネットに接続して遠隔地との診断コンサルテーションにも利用できるなど，様々なデジタル情報処理技術の成果が応用されており，このように今後の顕微鏡によるミクロ情報の処理に関して，新たな方向性がうかがわれる機器が誕生しつつある。

3 暗室不要の蛍光顕微鏡

腎疾患には免疫反応の関与するものが多く，特に糸球体病変の解析に際しては，免疫反応との関連を見定めていくことがきわめて重要である。このため，腎生検組織診断においては，蛍光抗体法による検索がほぼ必須のものとなっている。蛍光情報の判定は，蛍光励起装置が組み込まれた蛍光顕微鏡により行われるが，この装置はかなりの場所をとるのみならず，暗室内で行わなければならないという制約がある。このような状況への対応として，近年，暗室不要の蛍光顕微鏡が開発され，しだいに普及しつつある。

これは，卓上型のボックス内部を密閉することによって暗室状態とし，この中に蛍光顕微鏡を組み込んだもので，小型化による省スペースと，暗室設置不要という利点を有している。さらに蛍光顕微鏡機能のみならず，画像解析のためのデジタル情報処理技術を応用した様々な機能が付加され，蛍光画像処理に関わる研究支援機器としての汎用性も視野に入れた，きわめて実用性の高い機器といえる。

キーエンス社のBIOREVOが代表的なものであるが，その後オリンパス社などからも同様なコンセプトの機器が出されている（図6）。

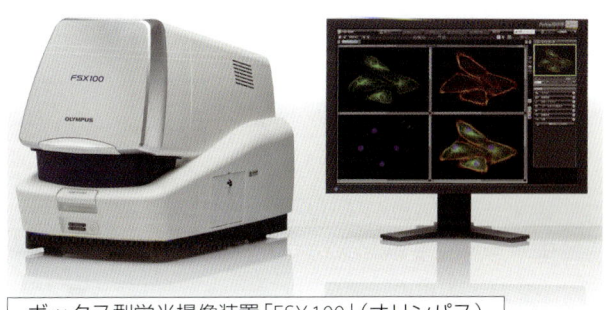

ボックス型蛍光撮像装置「FSX100」（オリンパス）

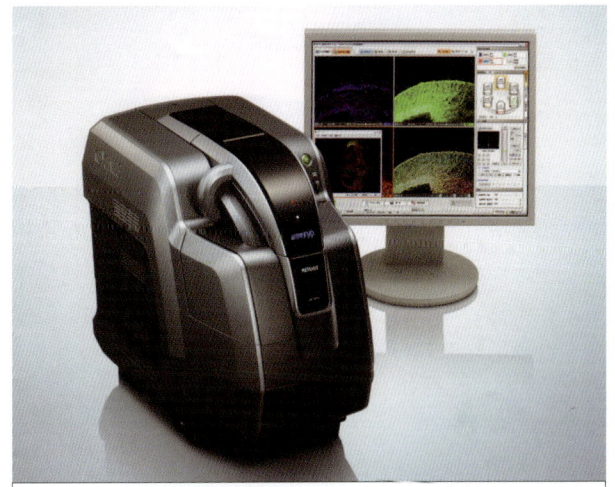

ボックス型蛍光撮像装置「BIOREVO-BZ9000」（キーエンス）

図6 ● 暗室不要の蛍光顕微鏡の1例
暗室不要なので，簡単に蛍光画像を撮影できる

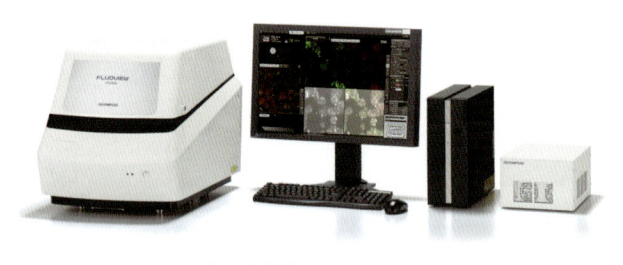

4 共焦点レーザー顕微鏡

　共焦点レーザー顕微鏡は，これまで日常の診断業務に関わることはほとんどなく，研究のための大型かつ著しく高価な機器としての存在であったが，最近オリンパス社により卓上型のワンボックス共焦点レーザー走査顕微鏡が開発され，注目を集めている（図7）。専用の設置室が不要となり，操作性も簡便化したことをうたっており，これまで研究のための機器として少数の研究者にゆだねられていた領域が開放され，日常的な応用への範囲が広がっていくことが予想される。

　腎生検材料などにおいても，厚い蛍光抗体染色標本を焦点位置を変えて撮影することにより，精細な蛍光所見が得られ，実際的な応用により診断精度の向上の可能性が期待される。さらには，腎生検標本検索における新しい方法論の展開も考えられるのではないかと思われる。

5 簡易走査電子顕微鏡

　新しく開発される機器の1つの傾向として，小型化，卓上型化が志向されているようであり，走査電子顕微鏡も小型で，操作も簡便なタイプの機器が開発されている。

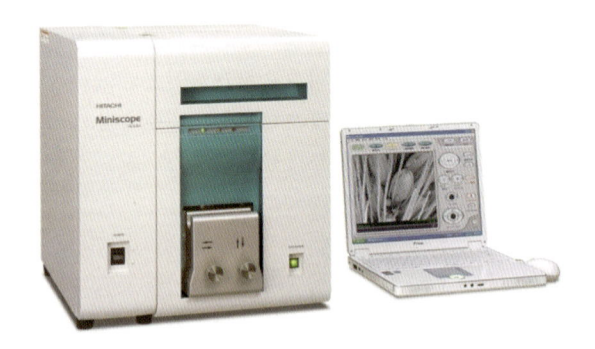

　日立の卓上走査電子顕微鏡（ミニスコープ）は，縦横高さがそれぞれ50cm強の立体ボックスで，これに接続したコンピューターで画像の観察を行うものである。低真空，無蒸着を特徴とし，組織片をプラチナブルーで金属導電染色をすることにより試料の電顕観察が可能となる。この機器の大きな利点は，臨界点乾燥の操作を必要とせず，通常のガラススライドの組織標本をそのまま試料室に挿入して観察することもできる。日常の生検標本を走査電子顕微鏡により1万倍までの超微形態像のレベルで観察しうるなど，診断レベルへの応用の可能性もうかがわれ，今後の利用方法についての検討が期待される。

（山中宣昭）

図7● 共焦点レーザー顕微鏡
共焦点レーザー走査型顕微鏡「FV10i」（オリンパス）
ワンボックス共焦点レーザー走査型顕微鏡。除震台や暗室も不要となり，簡単に効率よく共焦点画像が撮影できる

図8● 卓上走査電子顕微鏡
「ミニスコープ」（日立）

文献

腎病理全般

1) 臨床医のための腎生検診断. 上田善彦, 藤盛孝博, 飯高和成 編. 新興医学出版社, 1998.
2) 木村健二郎 編著：腎生検から学ぶ腎臓病学（増補版）. 診断と治療社, 2002.
3) 新腎生検の病理. 坂口 弘, 北本 清, 中本 安 編. 診断と治療社, 2003.
4) 冨野康日己：腎生検アトラス―腎組織からみた治療へのアプローチ（新版）. 医歯薬出版, 2004.
5) 片渕律子：腎生検診断 Navi. メジカルビュー社, 2007.

第1章　腎生検の適応となる腎疾患

1) CKD 診療ガイド. 日本腎臓学会 編. 東京医学社, 2007.
2) 腎生検ガイドブック. 日本腎臓学会・腎生検検討委員会. 東京医学社, 2004.
3) 湯村和子：Ⅵ 腎生検. 第32版 臨床検査法提要. 金井正光 編. 金原出版, 2005, p1451-1454.

第2章　腎生検組織標本作製手順と所見の基本的読み方

Ⅰ 光顕標本の作り方

1) 両角國男：腎生検ガイドブック. 日本腎臓学会誌（日腎会誌）47 (7)：776-782, 2005.
2) 腎生検病理診断標準化への指針, 日本腎臓学会・腎病理診断標準化委員会 編. 東京医学社, 2005, p65-95.
3) 三浦裕士：染色法のすべて. 医歯薬出版, 1990.
4) 浅井宏祐：病理標本の作り方. 文光堂, 1992.
5) 横田忠明：アミロイド染色法. 病理と臨床 3：185-188, 1985.

Ⅱ 腎生検の光顕所見の読み方のポイント

1) Churg J, Bernstein J, Glassock RJ：Renal disease. *Classification and atlas of glomerular disease*. Igakushoin, 1995.
2) 腎生検病理診断標準化への指針, 日本腎臓学会・腎病理診断標準化委員会 編. 東京医学社, 2005.
3) Weening JJ, D'Agati VD, Schwartz MM, et al：The classification of glomerulonephritis in systemic lupus erythematosus revisited. *J Am Soc Nephrol* 15：241-250, 2004.
4) Weening JJ, D'Agati VD, Schwartz MM, et al. The classification of glomerulonephritis in systemic lupus erythematosus revisited. *Kidney Int* 25：689-695, 2004.
5) A working group of the international IgA nephropathy network and the renal pathology society：The Oxford classification of IgA nephropathy：pathology definitions, correlations, and reproducibility. *Kidney Int* 76：546-556, 2009.

Ⅲ 腎生検に頻用される免疫組織化学（蛍光抗体法・酵素抗体法）

1) Coons AH, et al：*J Immunol* 45：159, 1942.
2) Kohler G and Milstein C：*Nature* 265：495, 1975.
3) 渡辺慶一, 中根一穂：酵素抗体法, 改訂3版. 学際企画, 1992.
4) 堀田 茂：酵素抗体法, 分子腎臓病学 実験ノート. 文光堂, 1997, p10-13, 78-88.
5) 亀谷光則：蛍光抗体法, 分子腎臓病学 実験ノート. 文光堂, 1997, p63-72.
6) 服部 進：蛍光抗体二重染色法について. 病理技術 36：22-25, 1987.
7) 陳 英輝：腎癌のレクチンによる糖組織化学的研究. 日泌尿会誌 77：1405-1415, 1986.
8) 長濱清隆, 原 茂子：腎生検における蛍光抗体法. 検査と技術 29：1069-1075, 2001.
9) 鈴木孝夫：熱湯処理を用いた免疫組織化学多重染色法. *Medical Technology* 32：1298-1301, 2004.

Ⅳ 蛍光抗体法と酵素抗体法の使い分けと所見の読み方

1) 新腎生検の病理. 坂口 弘, 北本 清, 中本 安 編. 診断と治療社, 2003.
2) Joh K, Aizawa S, Matsuyama N, et al：Morphologic variations of dense deposit disease：Light and electron microscopic, immunohistochemical and clinical findings in 10 patients. *Acta Pathol Jpn* 43：552-565, 1993.

3) 城　謙輔：1. 各臓器・領域で用いられる抗体とその応用. 7) 腎炎. 免疫組織化学とin situ hybridizationのすべて. 病理と臨床（臨時増刊号）. 長村義之, 笹野公伸 編, 文光堂, 2000, p142-145.
4) Naito I, Ninomiya Y, Nomura S：Immunohistochemical diagnosis of Alport's syndrome in paraffin-embedded renal sections-Antigen retrieval with autoclave heating. *Med Electron Microsc* 36：1-7, 2003.

V　電顕情報を得るための試料作製法
▶固定から包埋まで
1) 串田　弘：超薄切片法. 文光堂, 1971, p11-160.
2) 医学・生物学研究のための電子顕微鏡学Ⅰ. WHO電子顕微鏡診断額研究研修センター 編. 藤田企画出版, 1987, p2-15.
3) よくわかる電子顕微鏡技術. 医学・生物学電子顕微鏡技術研究会 編. 朝倉書店, 1992, p1-27.
4) 電顕入門ガイドブック. (社)日本電子顕微鏡学会 編. 学会出版センター, 2004, p25-38.

▶超薄切片作製法
1) 串田　弘：超薄切片法. 文光堂, 1971, p161-192.
2) 坂口　弘, 酒井俊男：腎臓の広視野電子顕微鏡アトラス. 診断と治療社, 1984.
3) よくわかる電子顕微鏡技術. 医学・生物学電子顕微鏡技術研究会 編. 朝倉書店, 1992, p65-79.
4) 電顕入門ガイドブック. (社)日本電子顕微鏡学会 編. 学会出版センター, 2004, p39-50.
5) 北　重夫：薄切・試料支持・電子染色におけるトラブルシューティング. 顕微鏡 42(1)：7-9, 2007.

▶観察から写真の焼付けまで
1) 平光厲司, 宮本博泰：臨床検査講座別巻　電子顕微鏡法. 医歯薬出版, 1988, p159-168.
2) よくわかる電子顕微鏡技術. 医学・生物学電子顕微鏡技術研究会 編. 朝倉書店, 1992, p185-198.
3) 電顕入門ガイドブック. (社)日本電子顕微鏡学会 編. 学会出版センター, 2004, p130-137.

▶電子染色法
1) 串田　弘：超薄切片法. 文光堂, 1971, p196-226.
2) よくわかる電子顕微鏡技術. 医学・生物学電子顕微鏡技術研究会 編. 朝倉書店, 1992, p82-86.
3) 電顕入門ガイドブック. (社)日本電子顕微鏡学会 編. 学会出版センター, 2004, p56-60.

▶膠原線維の特殊染色
1) 病理技術マニュアル5病理学領域における電顕応用. 日本病理学会 編. 医歯薬出版, 1985, p355-356.
2) Sato S, Sasaki Y, Adachi A, et al：Use of oolong tea extract(OTE)for elastin staining and enhancement in ultrathin sections. *Med Electron Microsc* 36：179-182, 2003.

▶PATSC-GMS染色
1) Namimatsu S, Nakamura S, Hattori Y：Electron Microscopic Studies on Application of PATSC-GMS Staining in Kidney Basement Membranes. *Jpn J Clin Electron Microsc* 29：15-21, 1996.

▶スケールの方法
1) 平光厲司, 宮本博泰：臨床検査講座別巻　電子顕微鏡法. 医歯薬出版, 1988, p174-187.
2) 相原　薫, 安達公一, 広畑泰久 編著：電子顕微鏡技術マニュアルⅠ. 藤田企画出版, 1990, p148-151.
3) よくわかる電子顕微鏡技術. 医学・生物学電子顕微鏡技術研究会 編. 朝倉書店, 1992, p299.

▶もどし電顕法
1) 永野俊雄 監訳：透過電子顕微鏡生物試料作製ハンドブック. 丸善, 1990, p95-97.
2) よくわかる電子顕微鏡技術. 医学・生物学電子顕微鏡技術研究会 編. 朝倉書店, 1992, p35.

Ⅵ　電顕レベルでの構成要素と疾患との関連
1) Haas M：A reevaluation of routine electron microscopy in the examination of native renal biopsies. *J Am Soc Nephrol* 8：70-76, 1997.
2) *Robbins Pathologic Basis of Disease*. 6th ed, ed by Cotran RS, Kumar V, Collins T, W B Saunders Company. Philadelphia, 1999.
3) Zollinger HU, Mihatsch MJ：Renal Pathology in Biopsy. *Light, Electron and Immunofluorescent Microscopy and Clinical Aspects*. Splinger-Verlag, Berlin, Heidelberg, New York, 1978.

4) Matsuyama M, Joh K, Yamaguchi Y, et al: Crystalline inclusions in the glomerular podocyte in a patient with benign monoclonal gammopathy and focal segmental glomerulosclerosis. Am J Kidney Dis 23：859-865, 1994.
5) 城　謙輔, 服部元史：腎障害における脂質関与の形態的証明. Nephrology Frontier 2：34-44, 2003.
6) 城　謙輔：Immunotactoid glomerulopathy/Fibrillary glomerulonephritis. 腎と透析 53：189-202, 2002.

第3章　腎生検で診断できる腎疾患

▶全般
1) 図説腎臓病学, 第3版. 二瓶　宏・湯村和子 監. 日本医事新報社, 2005.

▶急速進行性腎炎
1) Joh K, Muso E, Shigematsu H, et al: Renal pathology of ANCA-related vasculitis: proposal for standardization of pathological diagnosis in Japan. Clin Exp Nephrol 12：277-291, 2008.
2) 板橋美津世, 湯村和子, 塚田三佐緒 他：MPO-ANCA関連血管炎の臨床病理学的アプローチによる腎病態の解析. 日腎会誌 50：927-933, 2008.
3) 小島智亜里, 湯村和子, 板橋美津世 他：感染を契機に増悪した顕微鏡的多発血管炎の一例. 日腎会誌 47：876-881, 2006.
4) 湯村和子：グッドパスチャー症候群. 血管炎アトラス（厚生労働省難治性疾患克服研究事業科学研究費補助金難治性疾患克服研究事業）. 難治性血管炎に関する調査研究班, 2005, p49-50.

▶膜性腎症
1) 鎌田貢壽：膜性腎症と免疫. 免疫学からみた腎と腎疾患. 杉崎徹三, 吉田孝人 編. 日本医学館, 1997, p145-147.

▶ループス腎炎
1) 湯村和子, 板橋美津世：ループス腎炎患者のための腎組織評価と臨床情報との関連性. 医学のあゆみ 29：583-586, 2006.
2) 菅沼信也, 湯村和子, 内田啓子 他：膜性ループス腎炎の臨床病理学的検討. 東女医学会誌 72：680-689, 2004.
3) 湯村和子：新しいループス腎炎組織分類に基づく腎生検診断のアプローチ. 病理と臨床23（臨時増刊）：234-240, 2005.

4) 城　謙輔：足細胞陥入糸球体症は新たな糸球体疾患か？. Annual review腎臓. 御手洗哲也, 東原英二, 秋澤忠男 他編. 中外医学社, 2009, P76-86.
5) 湯村和子：抗リン脂質抗体症候群（劇症型を含む）. 腎疾患・透析最新の治療2008-2010. 槙野博史, 飯野靖彦, 秋澤忠男 編. 南江堂, 2007, p208-212.

▶ファブリー病
1) ファブリー病診断治療ハンドブック2009. 日本ファブリー病フォーラム世話人 監. A.M.S.

▶糸球体沈着症── Collagenofibril GN
1) 湯村和子：膠原線維沈着症糸球体症. 腎臓学Key Notes. 東京医学社, 1992.
2) Colagenofibrotic glomerulonephropathy. ed by Arakawa M, Yamanaka N, Niigata, Nishimura/Smith-Gordon, 1991.

▶糸球体沈着症── Fibrillary GN/Immunotactoid GN
1) 戸澤亮子, 湯村和子：パラプロテイン腎症. 腎と透析 64：958-962, 2008.
2) 湯村和子：Immunotactoid glomerulopathy/Fibrillary glomerulonephritis. 専門医のための腎臓病学, 第2版, 下条文武, 内山 望, 富野康日己 編. 医学書院, 2009, p342-348.
3) 森山能仁, 本田一穂, 塚田三佐緒 他：ステロイド治療により改善したIgA2, κ沈着型Immunotactoid Glomerulopathyの1例. 日腎会誌45：449-456, 2003.
4) Yumura W: Fibrillary glomerulonephiritis (Editorial). Clin Exp Nephrol 9：260-261, 2005.

▶アミロイド腎症
1) 湯村和子, 内田啓子, 菅沼信也 他：アミロイド腎症の最近の話題. 腎と透析 53：181-188, 2002.
2) 湯村和子：アミロイドーシス. 今日の診断指針（第5版）, 亀山正邦, 高久史麿 編. 医学書院, 2002, p1151-1154.

Ⅳ　腎血栓および血管病変

▶糖尿病性腎症（diabetic nephropathy）
1) Markowitz GS, et al: Idiopathic nodular glomerulosclerosis is a distinct clinicopathologic entity linked to hypertension and smoking. Hum Pathol 33(8) 826-835, 2002.
2) 北村博司：糖尿病性腎症の組織分類. 腎生検病理診断標準化への指針. 日本腎臓学会・腎病理診断標準化委員会 編. 東京医学社, 2005.

3) Gilbert RE, Cooper ME：The tubulointerstitium in progressive diabetic kidney disease：More than an aftermath of glomerular injury？. *Kidney Int* 56；1627-1637, 1999.

▶ 腎移植生検病理像の話題の病変

1) 日本臨床腎移植学会：腎移植臨床登録集計報告（2007）-2 2006年実施症例の集計報告-（2）. 移植 42：414-422, 2007.
2) Solez K, et al：International standerdization of nomenclature and criteria for the histologic diagnosis of renal allograft rejection：The Banff Working Classification of Kidney Transplant Pathology. *Kidney Int* 44：411-422, 1993.
3) Racusen LC, et al：The Banff' 97 working classification of renal allograft pathology. *Kidney Int* 55：713-723, 1999.
4) Solez K, et al：Banff' 05 classification of renal allograft pathology：updates and future directions. *Am J Transplant* 8：753-760, 2008.
5) Monga, et al：Intertubular capillary changes in kidney allografts：an ultrastructural study in patients with transplant glomerulopathy. *Ultrastruct Pathol* 14：201-209, 1990.
6) 両角國男, 武田朝美：カルシニューリンインヒビターの腎への作用. 移植腎 臨床病理アトラス, カルシニューリンインヒビターと腎, 両角國男, 山口 裕 編. 東京医学社, 2005.
7) Nickeleit V, Michael M：Polyomavirus allograft nephropathy and concurrent acute rejection：A diagnostic and therapeutic challenge. *Am J Transplant* 4：838-839, 2004.

第4章　機器の進歩と活用

1) 山中宣昭：バーチャル顕微鏡に期待するもの. 医学のあゆみ 219：593-596, 2006.
2) 清水 章：バーチャル顕微鏡の腎病理への応用. 日腎会誌 51：544-549, 2009.
3) 平山 香：ワンボックス型共焦点レーザー走査型顕微鏡 FLUOVIEW FV10i. 細胞 41：545-548, 2009.

索引

欧文索引

A

acute glomerulonephritis；AGN　106
　　　──IgG沈着（蛍光抗体法）　109
　　　──C3沈着（蛍光抗体法）　109
　　　──回復期（PAS染色）　108
　　　──極期　107
　　　──の尿細管所見（マッソン染色）　108
allograft glomerulopathy　199
Alport症候群　61, 166
ANCA関連腎炎　113
　　　──（細胞性半月体）（PASM-HE染色）　28
　　　──染色像　32
antibody-mediated rejection；AMR　196
arteriolar hyalinosis　195
ATN-likeの組織像　196
avidin-biotin peroxidase complex（ABC）法　49

B

Banff分類2007　197
biotin-avidin（BA）法　42
Birmingham vasculitis activity score（BVAS）2003　122
　　　──加点表および注釈　123

C

calcineurin inhibitor；CI
　　　── associated arteriolopathy；CAA　200
　　　──の腎障害　200
　　　──慢性血管症　200
　　　──慢性細小血管症　200
catalyzed signal amplification（CSA）法　50
cell-mediated rejection；CMR　198
CKDのステージ分類　4

collagenofibrotic glomerulopahty　60, 177
Congo-red染色　22
Crow-Fukase症候群　91

D

DAB発色　58
dense deposit disease, DDD　28
dense patch　92

E

Elastica Masson染色　21
electron dense deposit　92, 136
epimembranous or subepithelial depositと基底膜の関係　143
exudative lesion　194

F

Fabry disease　174
Fibrillary腎症；FGN　181
　　　──のPASM-HE染色　184
　　　──電顕所見　185
fibrin cap　194
fibroelastosis　32
focal segmental glomerulonephritis；FSGS　100
　　　──虚脱型亜型　102
　　　──細胞型亜型　102
　　　──糸球体尖部亜型　101
　　　──電顕像　103
　　　──門部周囲型亜型　101
foot process effacement　96, 98

G

GFR値早見表　6, 7
glomerular deposition disease　176
Goodpasture症候群　114

H

Hematoxylin-Eosin（HE）染色　13
heterogeneous type　137
homogeneous type　137
hump　106

I

IF（蛍光抗体法）用　10
IgAのメサンギウム領域への沈着　128
IgA腎症　59, 128
　　　──：C3　133
　　　──：IgA　133
　　　──患者の透析導入リスク　129
　　　──実体顕微鏡像　35
　　　──染色像　29, 30
　　　──電顕像　134
　　　──と半月体形成　132
IgG4　127
IgG4関連間質性腎炎
　　　──染色像　127
IgGサブクラスの沈着パターン　137
Immunotactoid腎症（ITG）　181
　　　──の巣状糸球体硬化を認める糸球体病変（PAS染色）　181
　　　──の膜性増殖性腎炎様糸球体変化・染色像　181, 182
Interstitial nephritis　126

J

Jennetteらによる血管炎症候群の分類　113

K

Kearns-Sayer症候群（KSS）を含む慢性進行性外眼筋麻痺　170

L

labelled streptavidin biotin（LSAB）法　50
Luftの処方量　82

M

Masson染色　15
membranolysis　91
membranous nephropathy　136
MERRF　170
minimal change nephrotic syndrome；MCNS　96, 97
　　　──電顕像　98

——と巣状糸球体硬化症の鑑別点 96
mitochondrial encephalomyopathy 170
mitochondrial myopathy, encephalopathy, lactic acidosis, and stroke-like episodes；MELAS 170
MPGN（PASM-HE染色） 29

N
nodular sclerosis 194

O
OTE（ウーロン茶抽出物）染色 77
OTE溶液 83

P
PASM-HE染色 17
PATSC-GMS染色 78
Periodic Acid Schiff（PAS）染色 14
peroxidase-antiperoxidase（PAP）法 49
podocyte 90
podocytic infolding glomerulopathy 151
polar vasculosis 195
Polyomaウイルス 201
——感染による尿細管間質性腎炎 201
PTCの内皮細胞におけるC4d沈着 196
PTC基底膜の多層化（電顕所見） 199

R
rapidly progressive glomerulonephritis；RPGN 112

S
SLEの分類基準 148
spike 27

T
TG電顕所見 183
thin basement membrane disease 164
tip variant 100

V
virus like particle 157

和文索引

あ
アニリン青液 24
アミロイド
——沈着電顕所見 190
——の糸球体沈着部位と特徴 187
アミロイドP沈着（蛍光抗体法） 187
アミロイド腎症 187
——染色像 188, 189
——での免疫グロブリン沈着（蛍光抗体法） 187
——電顕所見 190
アルポート症候群 61, 166
——電顕所見 168
暗室不要の蛍光顕微鏡 209

い
移植糸球体症 199
移植腎生検例 60
移植腎に好発するPolyomaウイルス感染の組織所見 201
移植腎病理診断基準 197

え
エオジン液 23
エポキシ樹脂の作製法 82
エラスチカ・マッソン染色 21
壊死性血管炎 33
壊死性糸球体炎所見
——染色像 118, 119, 121
壊死性動脈炎所見
——染色像 121

か
カラッチのヘマトキシリン液 23
カルシニューリン・インヒビターの腎障害 200
ガラスナイフ 69
加熱処理法 56
過マンガン酸処理 22
核内封入体の検出 201
活動性病変と慢性病変の定義 149
簡易走査電子顕微鏡 210
管外増殖（半月体） 29

間質炎症細胞浸潤 31
間質性腎炎 126
——染色像 31, 126
——の診断基準 127
間質線維化 31, 199
間接蛍光抗体法の流れ 41
間接法
——移植腎（抗体関連拒絶反応） 41
——と間接法 45
——と直接法 44
——と直接法の応用 44
管内増殖 28
管内増殖性腎炎 107

き
基底膜
——新生（スパイク）を認める電顕像 144
——の厚さの比較 164
——の二重化 28
——の肥厚 140
——の肥厚に伴う非特異的線状沈着（IgG） 193
基底膜菲薄病 164
基底膜融解 91
逆流性腎症 58
急性糸球体腎炎 106
急性尿細管壊死（PAS染色） 31
急性尿細管障害 200
急速進行性腎炎 2, 112
共焦点レーザー顕微鏡 210
近位尿細管
——の腫大変性（PAS染色） 171
——の蛋白再吸収像 96
銀反応 18

く
クリオグロブリン血症の細線維 93
グルタールアルデヒド固定 67

け
蛍光抗体染色の手順 40
蛍光抗体法 35
——が重要な腎疾患 61
——で主に使用する抗体 34

──と酵素抗体法の使いわけと所見の読み方 64
蛍光色素の種類 34
蛍光標識抗体および蛍光色素の種類 34
血管炎症候群 112
──の分類 113
結節硬化 194
顕微鏡的多発血管炎の診断基準 114

こ
コールドシッフ試薬 23
コレステロール塞栓 33
──（PASM-HE染色） 32
コンゴー赤染色 22
固定から包埋までの手順 66
固定時間 11
抗GBM腎炎 114
──例の抗基底膜抗体の証明（蛍光抗体法） 114
抗カルジオリピン（リン脂質）抗体症候群 150
抗カルジオリピン抗体陽性時にみられる病変糸球体（PASM-HE染色） 151
抗原賦活化処理 56
抗リン脂質抗体症候群の分類改訂基準 151
硬化性ループス腎炎 150
高感度酵素標識ポリマー法 52
高電子密度沈着物 92, 136
光顕標本の作り方 10
膠原線維糸球体沈着症 177
──染色像 178
──電顕所見 179
膠原線維の特殊染色 77
酵素抗体法
──（ABC法） 49
──（CSA法） 50
──（LSAB法） 50
──（PAP法） 49
──（酵素標識ポリマー法） 52
──（直接法・間接法） 48
──実施の重要なポイント 56

──による半月体形成とフィブリノイド血管炎 120
──の原理・種類 48
骨髄腫腎（HE染色） 31

さ
細線維構造 92
細動脈の硝子様硬化 195
細胞性拒絶反応 198
細胞性半月体と虚脱糸球体・染色像 115
細胞線維性半月体 116
三重染色 44

し
シグマ 20
糸球体基底膜の肥厚 28, 193
──電顕所見 194
糸球体基底膜菲薄化電顕所見 165
糸球体係蹄壁の壊死性病変 118
糸球体腎炎のWHO臨床分類と特徴 3
糸球体尖部亜型 100
糸球体沈着症 176
糸球体の基本構築 26
糸球体病変の分布記載の用語 27
糸球体門部の小血管増生 195
紫斑病性腎炎 129
──例（PASM-HE染色） 129
試薬の作製方法 23, 82
準超薄切片作製の手順 70
女性推算GFR値早見表 7
硝子化糸球体の出現（マッソン染色） 167
硝子様細動脈硬化 32
常染色体劣性型アルポート症候群例（腎臓） 62
上皮側沈着物と基底膜の関係 143
進行膜性腎症 141, 147
滲出性病変 194
腎移植生検病理像の話題の病変 196
腎血栓および血管病変の分類 192
腎糸球体沈着症 93
腎糸球体の超微形態的構成成分とその変容 90

腎生検作製に適した固定液 10
腎生検組織の検討に使用される主な特異抗体と所見 54
腎生検組織の処理および凍結法 35
腎生検組織の分配と固定 10
腎生検用薄切（連続切片） 11
腎組織の包埋 36
腎動脈狭窄症 58

す
スパイク 27
──病変 141
スフィンゴ糖脂質の沈着 174

せ
ゼブラ体 175
正常糸球体（PASM-HE染色） 26
正常糸球体基底膜の電顕写真 89
正常糸球体電顕写真 88
切片の回収手順 73
線維構造物の診断の流れ 176
線維性半月体 117
線維弾性症 32
全身性IgG4関連疾患と間質性腎炎 127
全身性エリテマトーデス（SLE）の腎障害 148
全節性硬化 27
──（PASM-HE染色） 30

そ
早期膜性腎症
──染色像 138
早期膜性変化 143
巣状糸球体硬化症 100
──様症例 181
巣状ループス腎炎 150
足細胞 90
──陥入糸球体症 151
──の部分的剥離 103
足突起消失 96, 98
足突起物増加 90

た
タイプⅢコラーゲン線維蓄積 177

タイプⅢコラーゲンの証明（酵素抗体法）　177
タンニン酸染色液　83
タンニン酸染色法　77
退色防止剤　35
蛋白分解酵素処理法　56
男性推算GFR値早見表　6
弾性線維の検出　21

ち
チオセミカルバジド処理の染色ポイントと染色性　20
チオ硫酸ナトリウム　24
超薄切片作製法の手順　68
直接蛍光抗体法の流れ　40
直接法
　——IgA腎症　40
　——と直接法，膜性腎症とIgA腎症の合併例　43
　——膜性腎症　40
沈着パターンの記載　64

て
デジタル顕微鏡　208
点刻像　27
電顕情報を得るための試料作製法　66
電顕レベルでの糸球体の構成要素と疾患との関連　88
電子顕微鏡での観察　84
電子染色法　76

と
トリミング完了ブロック　72
トルイジン青染色した準超薄切片から得られる情報　74
トルイジン青染色の手順　71
ドナー抗体関連拒絶反応　196
鍍銀の状態　18
凍結切片蛍光抗体法とパラフィン切片酵素抗体法との比較　64
凍結のしかた　36
凍結標本の薄切　37
凍結ブロックおよび切片の保存法　39
糖尿病性腎症　193
　——の血管病変　195

糖尿病の臨床病態と腎病変　193
動脈炎の所見　121
動脈硬化　32
動脈内皮炎型（GradeⅡ）　198

な
内因性アルカリホスファターゼ阻止　57
内因性ビオチン阻止　57
内因性ペルオキシダーゼ阻止　57
内皮下浮腫　91

に
二重染色法　42
　——（間接法と間接法）　45
　——（間接法と直接法）　43
　——（直接法と直接法）　42
尿細管萎縮　31, 199
尿細管炎　31
尿細管炎型（GradeⅠ）　198
尿細管上皮細胞の微細空胞状変性　200
尿細管上皮障害　31
尿細管での血尿所見（マッソン染色）　120
尿細管内の石灰化病変　200

ね
ネフローゼ症候群
　——（実体顕微鏡像）　35
　——をきたす基礎疾患　3

は
ハンプ　106, 109
　——電顕像　110
バーチャル顕微鏡　204
　——システムの特徴　206
バーチャルスライド　205
パラフィン切片を用いた酵素抗体法によるPTCのC4d沈着　196
薄切のポイント　12
針状結晶　90
半球状沈着物　130
半月体形成　112, 118, 120
　——（酵素抗体法）　120
　——を伴う壊死性糸球体炎（マッソン染色）　119

　——所見（PASM-HE染色）　120
半月体形成腎炎の病理所見分類　113

ひ
びまん性ループス腎炎　150
　——classⅣ（PASM-HE染色）　153
　——classⅣ（PAS染色）　153
　——classⅣ（マッソン染色）　152
　——電顕所見　158
ビオチン・アビジン法　42
微小血管増生　195
微小変化型ネフローゼ症候群　96
微小メサンギウムループス腎炎　150

ふ
ファブリー病　174
　——（HE染色）　174
　——（PASM-HE染色）　174
フィブリノイド血管炎（酵素抗体法）　120
封入剤および蛍光色素による退色の比較　47
封入剤の種類　35

へ
ヘマトキシリン・エオジン染色　13

ほ
ボックス型蛍光撮像装置　209
包埋　11
泡沫細胞の出現（マッソン染色）　167
傍尿細管毛細血管炎　198

ま
マッソン染色　15
　——膠原線維　15
　——糸球体の免疫複合体　16
　——腎生検標本　15
膜性腎症　59, 136
　——（IgG染色）　46
　——（PAS染色）　139
　——（PASM-HE染色）　139
　——（マッソン染色）　139
　——電顕像　144
　——のChurgのステージ分類　136
　——のIgGサブクラスの沈着　142
　——のスパイク形成　17

膜性増殖性腎炎様病変 29
膜性ループス腎炎 150
　　――C1q 155
　　――C3 155
　　――class V（PASM-HE染色） 154
　　――IgA 155
　　――IgG 155
　　――IgGサブクラスの沈着 156
　　――電顕所見 161
慢性移植腎に起こる変化 199
慢性移植動脈症 199
慢性期移植腎の間質線維化と尿細管萎縮 199
慢性血管障害 200
慢性糸球体腎炎 2
慢性腎臓病（CKD）と腎生検時期 4

み
ミトコンドリア所見 172
ミトコンドリア脳筋症 170

め
メサンギウムに変化がある腎炎の染色像 130
メサンギウム増殖 29
メサンギウム増殖性腎炎 128
メサンギウム増殖性ループス腎炎 150
メサンギウム病変と癒着（染色像） 131
メサンギウム領域の変化 130
メサンギオリーシス 129
メセナミン銀液 83
メセナミン銀溶液 18, 24
メタ重亜硫酸溶液 23
免疫染色の沈着パターンの記載 64

も
もどし電顕法 79

よ
4％酢酸ウラン染色 76, 83
Ⅳ型コラーゲンα鎖の遺伝子的欠損 166

溶連菌感染後急性糸球体腎炎（PASM-HE染色） 28

ら
ライソソーム酵素αガラクトシダーゼA欠損 174

り
良性腎硬化症 32
両側感音性難聴 166

る
ループス腎炎 148
　　――蛍光抗体法 155
　　――電顕所見 157
　　――の組織分類のポイント 150
　　――の尿細管所見 154
　　――分類簡略版 149

監修者紹介

湯村和子(Wako Yumura)
自治医科大学腎臓内科教授

1972年	東京女子医科大学卒業
	内科助手を経て
1984年	順天堂大学医学部第二病理助手
1989年	東京女子医科大学第四内科医局長
	(1997年まで)
1991年	東京女子医科大学第四内科講師
1995年	同助教授
2009年4月	より現職

臨床のための腎病理
―標本作製から鑑別診断まで―

定価(本体7,000円+税)

2010年3月15日　第1版

監　修	湯村和子
発行者	梅澤俊彦
発行所	日本医事新報社　www.jmedj.co.jp
	〒101-8718　東京都千代田区神田駿河台2-9
	電話(販売)03-3292-1555　(編集)03-3292-1557
	振替口座　00100-3-25171
印　刷	ラン印刷社

©Wako Yumura 2010　Printed in Japan
ISBN978-4-7849-5184-0　C3047　¥7000E

・本書の複製権は㈱日本医事新報社が保有します。
・**JCOPY** <(社)出版者著作権管理機構　委託出版物>
　本書の無断複写は著作権法上での例外を除き禁じられています。複写される場合は，そのつど事前に，(社)出版者著作権管理機構(電話 03-3513-6969, FAX 03-3513-6979, e-mail:info@jcopy.or.jp)の許諾を得てください。